KRANK
WAS TUN?

KRANK
WAS TUN?

Ein Ratgeber für
Vorbeugung · Selbstbehandlung
Selbstmedikation · Arztbesuch

von
Prof. Dr. med. Fritz Beske,
Dr. rer. nat. Hubertus Cranz,
Prof. Dr. med. Klaus Jork

Bibliographisches Institut Mannheim/Wien/Zürich
Meyers Lexikonverlag

Prof. Dr. med. Fritz Beske, Arzt für öffentliches Gesundheitswesen, Direktor des Instituts für Gesundheits-System-Forschung, Kiel, Beselerallee 41, 2300 Kiel 1

Dr. rer. nat. Hubertus Cranz, Apotheker u. Dipl.-Ökonom, Mailänder Straße 16, 6000 Frankfurt/Main 70

Prof. Dr. med. Klaus Jork, Direktor des Instituts für Allgemeinmedizin, Klinikum der Johann-Wolfgang-Goethe-Universität, Theodor-Stern-Kai 7, 6000 Frankfurt/Main 70

CIP-Kurztitelaufnahme der Deutschen Bibliothek

Beske, Fritz:
Krank, was tun?: Ein Ratgeber für Vorbeugung, Selbstbehandlung, Selbstmedikation, Arztbesuch/ von Fritz Beske; Hubertus Cranz; Klaus Jork. – Mannheim; Wien; Zürich: Bibliographisches Institut, 1986.
ISBN 3-411-02428-3
NE: Cranz, Hubertus; Jork, Klaus

Nachdruck 1987
Satz: Bibliographisches Institut (DIACOS Siemens) und Mannheimer Morgen Großdruckerei und Verlag GmbH (Digiset 40 T 30)
Druck und Einband: Klambt-Druck GmbH, Speyer
Printed in Germany
ISBN 3-411-02428-3

Vorwort

Etwa 60% bis 80% aller Beschwerden, leichteren Gesundheitsstörungen oder Unpäßlichkeiten werden entweder gar nicht oder von den Betroffenen selbst mit Hausmitteln oder Medikamenten behandelt. Daran wird sich auch in Zukunft wenig ändern, denn die meisten Menschen wollen bewußt zunächst einmal sich selbst helfen.

Selbstbehandlung setzt Selbstdiagnose voraus. Wer sich selbst behandeln will, muß beurteilen können, ob seine Erkrankung voraussichtlich so leicht ist, daß er sie zunächst selbst behandeln kann, und wann er den Rat eines Arztes suchen sollte. Diese Beurteilungsfähigkeit setzt Erfahrungen, setzt Wissen, setzt Kenntnisse über Behandlungsmethoden voraus.

Dieses Buch will helfen, richtige Entscheidungen treffen zu können. Es wurde von einem Arzt für Allgemeinmedizin, einem Arzt für öffentliches Gesundheitswesen und einem Apotheker geschrieben.

Im ersten Teil des Buches werden in allgemeinverständlicher Form vorbeugende Maßnahmen sowie Anzeichen (Symptome), Ursachen und Möglichkeiten der Selbstbehandlung und Selbstmedikation häufiger Gesundheitsstörungen und Krankheiten beschrieben. Dabei wird immer darauf hingewiesen, wann ein Arzt aufgesucht werden sollte. Dem Leser soll also geholfen werden, seine Gesundheit zu erhalten oder wiederherzustellen.

Zur leichteren Einprägsamkeit und zur schnellen Information werden folgende Fragen behandelt:

- *Was ist das*
- *Was selbst tun*
- *Wann zum Arzt.*

Im zweiten Teil des Buches werden Arzneimittel zur Selbstmedikation angeführt. Um diese Arzneimittel wirkungsvoll und sicher anwenden zu können, werden die in

Arzneimittelgruppen zusammengefaßten Arzneimittel unter folgenden Gesichtspunkten erläutert:

- *Wirkung*
- *Wirkstoffe*
- *Anwendung*
- *Achtung!*

Dieses Buch soll damit helfen

- *gesund zu bleiben*
- *gesund zu leben*
- *gesund zu werden.*

F. BESKE H. CRANZ K. JORK

Der Berufsverband der Praktischen Ärzte und Ärzte für Allgemeinmedizin Deutschlands (BPA) e. V. begrüßt das vorliegende Buch als einen sinnvollen Beitrag zur sachgerechten Abgrenzung von Selbstmedikation und ärztlicher Behandlung.

DR. HELMUTH KLOTZ
Bundesvorsitzender

Die Bundesvereinigung Deutscher Apothekerverbände (ABDA) sieht in der Selbstmedikation einen wichtigen Faktor zur Kostendämpfung im Gesundheitswesen. Mit dem vorliegenden Buch wurde ein Ratgeber geschaffen, der die Möglichkeiten, aber auch die Grenzen der Selbstmedikation aufzeigt.

KLAUS STÜRZBECHER
Präsident

Die Autoren danken dem Bundesfachverband der Arzneimittel-Hersteller e. V. (BAH) für die Unterstützung bei der Arbeit an diesem Buch.

Inhaltsverzeichnis

Ausgewählte Arzneimittelgruppen der Selbstmedikation

Wie finden Sie Informationen über Ihr Arzneimittel?

Einleitung

Was ist Selbsthilfe

Dieses Buch ist in erster Linie eine Anleitung zur Selbsthilfe bei gesundheitlichen Störungen. Mit gesundheitlichen Störungen sind vorzugsweise Beschwerden gemeint, die bei vielen Menschen alltäglich auftreten. Sie beeinträchtigen das Wohlbefinden, privat wie im Beruf. Viele Menschen haben den Wunsch, diese Beschwerden zunächst selbst zu beheben oder zu lindern. Sie betreiben *Selbsthilfe* durch Selbstbehandlung.

Was ist Selbstbehandlung

Selbstbehandlung ist Behandlung in eigener Verantwortlichkeit. Dies setzt voraus, daß derjenige, der sich selbst behandeln will oder andere – Familienangehörige, Freunde, Bekannte – in der Selbstbehandlung unterstützen will, bestimmte Kenntnisse besitzen muß. Er muß zunächst in der Lage sein, bestimmte Störungen oder Veränderungen *wahrzunehmen* und sich bewußt zu machen. Beispielhaft genannt seien Atembeschwerden, Sehstörungen oder Anschwellen der Knöchel. Diese Erscheinungen sollten beobachtet werden, z. B. ob die Knöchel schon bei salzarmer Diät wieder abschwellen.

Der nächste Schritt ist das *Einschätzen* der Beschwerden und die *Prüfung,* ob man eine befristete Selbstbehandlung für möglich hält und auch erfolgreich durchführen kann, oder ob man sofort oder später den Arzt aufsuchen sollte. Dies ist oft keine leichte Entscheidung. Bei dieser Entscheidung muß man deutlich die Grenzen sehen, die der eigenen Beurteilung von Gesundheitsstörungen und der Selbstbehandlung gesetzt sind. Darum gilt:

Im Zweifelsfall den Arzt aufsuchen.

Schließlich muß man die weitere Entwicklung einer Gesundheitsstörung, muß man den Verlauf sorgfältig beobachten. Dies gilt bei der Selbstbehandlung ebenso wie für den Fall, daß man zunächst einmal abwartet, ohne etwas zu tun, weil sich viele Beschwerden in kurzer Zeit von selbst verlieren. Andernfalls ist zu gegebener Zeit die Entscheidung zwischen »Selbstbehandlung« und »Arztbesuch« zu treffen.

Jede Selbstbehandlung, ob mit bewährten Hausmitteln oder mit Arzneimitteln, setzt ein Mindestmaß an Wissen und Erfahrung voraus.

Was ist Selbstmedikation

Selbstmedikation ist die Selbstbehandlung von körperlichen oder psychischen Beschwerden mit nichtrezeptpflichtigen Arzneimitteln. Die meisten dieser Arzneimittel dürfen wegen ihrer Besonderheiten nur in Apotheken verkauft werden. Sie sind, wie es heißt, *apothekenpflichtig*. Andere Arzneimittel können außer in der Apotheke auch in anderen Verkaufsstellen wie Drogerien, Reformhäusern oder auch in Supermärkten erworben werden. Sie sind, wie es heißt, *freiverkäuflich*.

Wann Selbstmedikation

Selbstmedikation ist bei Beachtung ihrer Grenzen unschädlich. Sie kann angewendet werden:

- zur Vorbeugung, d. h. zur Verhinderung von Beschwerden,
- zur Beseitigung von Befindensstörungen,
- zur Selbsthilfe in Notfällen, bis der Hausarzt oder der Notarzt erreichbar ist,
- als befristete Maßnahme bei chronischen Krankheiten nach der Diagnose durch den Arzt und dann, wenn bereits Erfahrungen mit Medikamenten der Selbstmedikation vorliegen.

Befindensstörungen sind Beeinträchtigungen des Wohlbefindens ohne Krankheitswert. Sie können aber bei entsprechender Schwere und Dauer auch Anzeichen einer Krankheit sein, die vom Arzt behandelt werden muß. Auch hier gilt:

Im Zweifelsfall den Arzt fragen.

So bleiben Sie gesund

Gesund zu bleiben und Krankheiten zu verhüten liegt zu einem großen Teil bei Ihnen selbst. Hier einige wichtige Regeln:

Gesunde Lebensweise

- Ausgeglichenes Verhältnis zwischen Arbeit und Freizeit.
- Ausreichender Schlaf.
- Lernen, mit Streß umzugehen.
- Nicht rauchen.
- Mäßig Alkohol.
- Ausreichend körperliche Bewegung.

Gesunde Ernährung

- Regelmäßige Mahlzeiten in ausgeglichener Zusammensetzung.
- Übergewicht vermeiden. Daher regelmäßige Kontrolle des Körpergewichtes.

Rechtzeitiges Erkennen von Zeichen gestörter Gesundheit

- Wahrnehmen und Beachten von Körpersignalen wie Übelkeit, Schlafstörungen oder anhaltende Unlust als mögliche Anzeichen von Störungen körperlicher und seelischer Funktionen.

Aneignung von Wissen über Möglichkeiten zur Selbsthilfe und von Hilfen im Krankheitsfalle

- Was kann ich selbst tun, und wie bereite ich mich darauf vor?
- Welche Hilfe kann ich von meiner Familie, von Nachbarn, von Freunden und Bekannten erwarten?
- Habe ich einen Hausarzt, der mich, meine berufliche und soziale Situation und meine Familie kennt?
- Was habe ich von meiner gesetzlichen Krankenkasse oder meiner privaten Krankenversicherung zu erwarten? Was leistet sie?
- Kann ich Sozialhilfe in Anspruch nehmen, und wie hilft mir die Sozialhilfe im Krankheitsfall?
- Was können bei Bedarf die Stadt oder die Gemeinde, freigemeinnützige Verbände wie das DRK, die Caritas, die Innere Mission, die Arbeiterwohlfahrt, der Arbeiter-Samariter-Bund z. B. über ambulante Hilfen wie Krankenpflege zu Hause oder in Form von Haushaltshilfen für mich tun? Wo ist die nächste Sozialstation?

Besonders wichtig: Anschriften und Telefonnummern des Hausarztes, des Zahnarztes, des Apothekers, des Notarztes, des Unfallrettungsdienstes immer griffbereit haben.

Sie können viel für sich selbst tun, und Sie können sich auf Notsituationen vorbereiten – je eher, desto besser.

10 Regeln zur Selbstmedikation

Bei der Selbstmedikation sollten folgende Regeln beachtet werden:

1. Nicht immer gleich zur Tablette greifen. Die Natur heilt vieles von selbst.
2. Vor der Selbstmedikation versuchen, möglichst die Ursache der Beschwerden herauszufinden, also eine Diagnose zu stellen. Das richtige Einordnen der Beschwerden ist Voraussetzung der Selbstmedikation.
3. Niemals ein »beliebiges Medikament« nehmen. Nur eine gezielte Therapie ist erfolgreich.
4. Nicht zur Selbstbehandlung mehrere Medikamente gleichzeitig nehmen. Wirksamkeit, Unwirksamkeit und Nebenwirkungen können sich überlagern.
5. Jede Beschwerde mit einer möglichst niedrigen Dosis eines Medikamentes behandeln. »Viel hilft viel« ist ein falsches Prinzip. Es birgt durch Nebenwirkungen die Gefahr zusätzlicher und neuer Beschwerden in sich.
6. Selbstmedikation nur kurzfristig anwenden. Bei längerer Anwendung können Dauerschäden auftreten. Beginnende Krankheiten können unerkannt bleiben.
7. Nicht alles »Pflanzliche« und »Natürliche« ist unschädlich. Entscheidend sind immer Art des Wirkstoffes, Dosierung bzw. Konzentration und Dauer der Anwendung.
8. Bei erstmalig auftretenden Beschwerden Zurückhaltung mit der Selbstmedikation. Ungewohnte Befindensstörungen weisen häufig auf ernstere Erkrankungen hin.
9. *Nicht mit Selbstmedikation behandeln:*

- Bewußtseinstrübungen und Bewußtseinsstörungen.
- Lähmungen.
- Erstmals auftretende Herzrhythmusstörungen.

- Unklare Schmerzzustände im Brust- und Bauchraum.
- Alle Beschwerden während der Schwangerschaft.

  Bei Beschwerden, die über »Alltagsbeschwerden« hinausgehen, den Arzt aufsuchen.

10. Bei länger anhaltenden Beschwerden auf jeden Fall zum Arzt gehen. Erfolglosigkeit der Selbstmedikation kann verschiedene Ursachen haben. Wichtig ist es, chronische Schäden zu vermeiden.

Umgang mit Arzneimitteln

Jede noch so gründliche und aufwendige Untersuchung ist nutzlos, wenn die vom Arzt verordnete Therapie nicht befolgt wird.

Das beste Arzneimittel bleibt wirkungslos,

- wenn es gar nicht eingenommen wird,
- oder wenn es seine Wirkung nicht entfalten kann, weil es nicht in der verschriebenen Dosierung, also in der richtigen Menge, und in der vorgeschriebenen Häufigkeit, eingenommen wird.

Fast die Hälfte aller verordneten Arzneimittel wird nicht eingenommen oder angewendet. Die Ursache für dieses Verhalten liegt oft darin, daß der Patient nicht weiß,

- wie und
- warum

er die verordneten Arzneimittel anwenden soll.

Das *Wie* erfährt der Patient von dem verordnenden Arzt. Er sollte sich daher genau merken, was ihm der Arzt zu der medikamentösen Behandlung sagt, und er sollte danach fragen.
Hat der Patient Zweifel, wie er das Arzneimittel einnehmen oder anwenden soll, so kann er sich auch aus dem sog. *Beipackzettel* des Arzneimittels informieren oder den Apotheker fragen. Bei schwereren Erkrankungen empfiehlt es sich jedoch, erneut beim Arzt nachzufragen.

Das *Warum* ergibt sich aus dem Behandlungsziel, auf das jede medikamentöse Therapie gerichtet ist. Die wichtigsten Behandlungsziele sind:

- Beseitigung der Krankheitsursache (kausale Therapie).
- Ganz oder teilweise Ersatz körpereigener Wirkstoffe (Substitutionstherapie).
- Lindern und Beheben von Beschwerden (symptomatische Therapie).
- Vorbeugende Arzneimittelanwendung.

Die Behandlungsziele der vier Therapiearten sollen anhand einiger Beispiele erklärt werden.

Kausale Therapie

- Sie soll die Krankheits*ursache* beseitigen (kausal = ursächlich).

Beispiel: Bei Infektionskrankheiten können Antibiotika (z. B. Stoffe aus der Gruppe der Penicilline) Bakterien töten oder sie in ihrer Vermehrung entscheidend beeinträchtigen, so daß die körpereigene Abwehr die Erreger der Krankheit überwinden kann. Körperliche Schonung, vitaminreiche Kost, wenig tierisches Eiweiß und wenig Fett begünstigen dabei die Abwehrlage des Körpers.

Achtung: Die Einnahme von Medikamenten zur Beseitigung einer Infektion muß in ausreichender Dosierung über einen genau angegebenen Zeitraum erfolgen. Zuviel schadet ebenso wie zuwenig. Die Verwendung von Antibiotika nach eigenem Gutdünken, z. B. bei einfachen Erkältungen, kann gefährlich sein und setzt unbedingt Rücksprache mit Ihrem Arzt voraus.

Substitutionstherapie

- Sie soll die unzureichende Produktion körpereigener Wirkstoffe unterstützen (substituieren = ersetzen).

Beispiel: Das Zuführen von Insulin bei Zuckerkrankheit oder von Hormonen bei Unterfunktion der Schilddrüse. Diese Therapieform beeinflußt verschiedene Stoffwechsel- oder Drüsenfunktionen und erfordert oft eine Langzeit- oder Dauertherapie. Sie bedarf immer ärztlicher Kontrolle, um mögliche Organschäden, z. B. von Leber oder Nieren, und um Gewöhnung (Abhängigkeitsbildung) zu vermeiden bzw. frühzeitig zu erkennen.

Symptomatische Therapie

- Sie soll Krankheiten und Alltagsbeschwerden lindern und beheben und ist auf die entsprechenden Anzeichen (Symptome) der Erkrankung gerichtet. Diese Therapie bezieht sich in gleicher Weise auf eine ärztliche Behandlung wie auch auf die Selbstbehandlung und Selbstmedikation des Laien. Dabei wird unterschieden in:

- Behandlung von *Krankheiten* wie z. B. von Herz und Kreislauf, von Abnutzungserscheinungen der Gelenke und Knochen, von Fehlleistungen des Stoffwechsels. Häufig ist dabei eine Langzeittherapie oder Dauertherapie nötig, die *ärztlicher Kontrolle* bedarf.

- Behandlung von *Befindensstörungen* wie z. B. Kopfschmerzen, Schlaflosigkeit, wiederholte Rücken- und Gelenkschmerzen, Erkältungsbeschwerden, Verstopfung. Diese Beschwerden sollen im allgemeinen nur kurzfristig und mit möglichst niedriger Dosierung behandelt werden. Sie sind überwiegend der Selbstmedikation zugänglich. Auf sie wird in diesem Buch ausführlich eingegangen.
  Nicht alle pharmazeutischen Präparate zur Behandlung von Befindensstörungen können auf Kosten der Krankenkassen verordnet werden.

- Behandlung frischer *Verletzungen* wie kleine Wunden, leichte Verbrennungen oder Verbrühungen, Insektenstiche. Auch hier ist oft Selbstbehandlung ausreichend.

Vorbeugung

- Vorbeugen von Gesundheitsstörungen und Erkrankungen. Hierzu zählen Vitaminpräparate, »Aufbaumittel«, Präparate mit Spurenelementen und infektionsvorbeugende Mittel.

  Auch diese Präparate sind in der Regel *nicht* auf Kosten der Krankenkassen verordnungsfähig.

Krankheiten und Beschwerden

Kopf und Hals
Augen

Bindehautentzündung
Konjunktivitis

Was ist das

- Rötung eines Auges oder beider Augen mit juckendem, brennendem oder reibendem Gefühl, das mehr unangenehm als schmerzhaft ist.
- Die Bindehaut über dem Weißen im Auge und an der Innenseite der Augenlider ist leicht bis stark gerötet. Oft sind erweiterte Blutgefäße sichtbar.
  - Meist wäßrige Absonderung (vermehrter Tränenfluß),
  - Lichtempfindlichkeit (Augenbeschwerden beim Sehen in helles Licht).
- Eine Bindehautentzündung kann hervorgerufen werden durch:
  - Reizungen wie Zigarettenrauch, chemische Dämpfe, Chlor z. B. im Schwimmbeckenwasser.
  - Allergien wie Heuschnupfen (siehe weiße Seite 34).
  - Virusinfektionen wie Erkältungen oder Masern.
  - Bakterielle Infektionen des Auges mit zähflüssiger Absonderung und Eiter. Augenlider können dabei verkrusten und vor allem während des Schlafens verkleben.
  - Bei Kindern sind bakterielle Infektionen besonders häufig.
- Bindehautentzündungen treten selten auf bei anderen ernsthaften Erkrankungen im inneren Auge wie Grüner Star (siehe weiße Seite 28), Regenbogenhautentzündung oder Geschwüren in der Hornhaut.

Was selbst tun

- Bei schmerzhaftem, gerötetem Auge gleich welcher Ursache:
  - Augen schonen und helles Licht meiden.
  - Keine unbekannten oder zu alten Augentropfen verwenden: Mindesthaltbarkeitsdatum beachten.
  - Bekannte Reizstoffe meiden.
  - Bei Empfindlichkeit gegenüber Chlor im Wasser eventuell Schwimmbrille tragen.
- Handtücher und Waschlappen des Patienten getrennt von denen der Familie halten, denn bakterielle Bindehautentzündungen können sich schnell ausbreiten.
- Bei Lichtempfindlichkeit sollten dunkle Brillengläser (Sonnenbrille) getragen werden.
- Keine Kompressen auf die Augen legen.
- Bei gleichzeitigem Heuschnupfen s. weiße Seite 34.

Wann zum Arzt

- Wenn das Auge stärker schmerzt als juckt oder brennt.
- Wenn irgendeine Störung des Sehens auftritt.
- Bei zähflüssiger (eitriger) Absonderung.
- Wenn eine flüssige Absonderung bei einer Erkältung nicht in zwei Tagen zurückgeht.
- Wenn die Beschwerden zunehmen.

Fremdkörper im Auge

Was ist das

- Jede Substanz, die auf das Auge oder in das Auge gelangt:
  - Flüssigkeit,
  - fester Körper,
  - Gas.
- Bewirkt Fremdkörpergefühl mit
  - Tränen,
  - Rötung,
  - Brennen,
  - Schmerzen.
- Fremdkörper können zu finden sein
  - in der Bindehaut (vor dem Weißen im Auge),
  - auf der Hornhaut (durchsichtig, vor der Linse),
  - im Inneren des Auges.

- Fremdkörper werden meist rasch durch die Tränenflüssigkeit hinausgespült.

Was selbst tun

- Bei chemischen Flüssigkeiten Auge sofort mit großen Mengen sauberen Wassers ausspülen, z. B.
  - Kopf unter den Wasserhahn halten,
  - Kopf in einen großen Behälter mit Wasser eintauchen,
  - unter die Dusche gehen.
- *Augen nicht ständig reiben.*

Wann zum Arzt

- Wenn das Fremdkörpergefühl mit tränenden Augen und Brennen nicht nach wenigen Minuten nachläßt.
- Bei starker Gewalteinwirkung auf das Auge.
- Wenn das Auge stark blutunterlaufen oder geschwollen ist.
- Wenn eine andere Person einen nicht nur harmlosen Fremdkörper feststellt.
- Bei Chemikalien (Säuren, Laugen, aber auch Kalk- und Zementstaub) können bei Nichtbehandlung schnell ernste Schäden auftreten.
- Sachkundiger Behandlung bedürfen vor allem Verletzungen der Hornhaut, in der Narbenbildungen oder Trübungen die Sehfähigkeit bei Nichtbehandlung dauerhaft beeinträchtigen können, vor allem nach Metallsplitterverletzungen.

Gerstenkorn
Hordeolum

Was ist das

- Akut auftretende, begrenzte, eitrige Entzündung von Drüsen
  - im Ober- oder Unterlid der Augen,
  - an der Wurzel von Augenwimpern.
- Meist durch Bakterien (Staphylokokken) verursacht mit Neigung zur Wiederholung.
- Kein Anzeichen einer inneren Erkrankung.

Was selbst tun

- Manchmal hilft Auszupfen einer Wimper zum Öffnen des Gerstenkorns.
- Warme Augenbäder mit Kamillentee und Mull-Läppchen, um
  - Schmerzen zu lindern,
  - Gerstenkorn reifen zu lassen.

Wann zum Arzt

- Wenn ein Gerstenkorn größer wird und sich nicht selbst öffnet.
- Wenn Schmerzen durch ein Gerstenkorn sehr stark sind.
- Wenn Gerstenkörner wiederholt auftreten.

Schielen
Strabismus

Was ist das

- Eine Fehlstellung der Augen, so daß die Sehlinien beider Augen nicht in ein- und demselben Blickpunkt zusammentreffen.
- Jedes Auge wird in der Augenhöhle durch sechs Augenmuskeln bewegt. Das korrekte Zusammenspiel der Augen ermöglicht die Schätzung von Entfernungen, von Geschwindigkeiten sich bewegender Gegenstände und das räumliche bzw. dreidimensionale Sehen.
- Schielen kann angeboren oder im Laufe des Lebens durch Krankheiten erworben sein.
- Schielen betrifft meist nur ein Auge, das dabei nach außen (divergierendes Schielen) oder innen (konvergierendes Schielen) von der Blickrichtungsgemeinschaft beider Augen abweicht.
- *Kleine Kinder,* die schielen, vernachlässigen die Eindrücke des einen Auges, so daß sich beidäugiges und damit räumliches Sehen nicht entwickeln kann. Wird diese Störung nicht frühzeitig korrigiert, bleibt der Sehschaden für das ganze Leben bestehen.
- Schielen kann bei *Kindern* auch durch unterschiedliches Sehvermögen der Augen bedingt sein, z. B. dadurch, daß das eine Auge kurzsichtig und das andere weitsichtig ist. Diese Unterschiede lassen sich leicht durch Augenlinsen (Brillen) korrigieren und beseitigen damit die Ursache dieses Schielens.

- Erworbenes Schielen bei *Erwachsenen* durch Verletzung von Augenmuskelnerven oder die Lähmung von Augenmuskeln bewirkt den Verlust der Blickrichtungsgemeinschaft beider Augen und hat Doppelbilder zur Folge.

Was selbst tun

- *Keine Selbstbehandlung*. Jedes Schielen muß ärztlich geklärt werden.

Wann zum Arzt

- Wenn Schielen zum ersten Mal festgestellt wird.
- *Kinder* lernen häufig erst im Laufe des ersten Lebensjahres, Gegenstände beidäugig zu fixieren. Vor allem bei Ermüdung kann vorübergehendes Schielen beobachtet werden und bedarf keiner ärztlichen Behandlung.
- Weicht jedoch die Blickrichtung eines Auges bei *Neugeborenen* oder *Kleinkindern* konstant von der gemeinsamen Blickrichtungslinie beider Augen ab, muß unbedingt *frühzeitig* ärztliche Untersuchung und Korrektur erfolgen. Nur die frühzeitige Behandlung sichert beidäugiges Sehen und vermeidet dauerhafte Sehschäden. Korrekturen sind durch Brillen, eventuell auch mit einem verklebten Glas einer Brillenseite, in seltenen Fällen auch durch Operation möglich.
- *Erwachsene* mit erworbenem, neu auftretendem Schielen bedürfen unbedingt ärztlicher Behandlung. Häufige Ursachen sind Nervenschäden bei Diabetes, Druck durch Blutgefäßneubildungen und Gewalteinwirkung auf das Gehirn.

Verklebte Augen
Lidentzündung

Was ist das

- Entzündung der Ränder der Augenlider.
- Die Augenlider überziehen sich an ihrem Rand mit einer gelben oder grünlichen Absonderung und verkleben häufig während des Schlafens. Im Gegensatz zur Augenbindehautentzündung (siehe weiße Seite 21) ist das Weiße im Auge nicht betroffen und nicht gerötet.

- Tritt manchmal auf bei
  - Säuglingen wenige Tage nach der Geburt,
  - Kleinkindern in Verbindung mit einer Erkältung.
- Kann auch bei Erwachsenen auftreten: Lidränder röten sich und jucken.
- Beeinträchtigt nicht die Sehkraft.

Was selbst tun

- Bei Säuglingen und Kindern Augen mit Baumwoll-Läppchen und Warmwasser reinigen. *Jedes Läppchen nur einmal verwenden.* Nicht wiederholt wischen!
- Bei Erwachsenen Krusten und Absonderungen von den Wimpern und dem Augenrand mit warmer Flüssigkeit oder Kamillentee entfernen.

Wann zum Arzt

- Bei Lidentzündungen von Säuglingen.
- Bei wiederholtem Verkleben der Augenlider bei Kindern. Dabei kann der Tränenkanal (Gang vom inneren Augenwinkel in die Nasenhöhle) verklebt sein.
- Bei grünlichen oder gelben Absonderungen.

Verminderte Sehschärfe
Sehstörungen

Was ist das

- Herabsetzung der Sehschärfe auf einem Auge oder auf beiden Augen. Kann langsam zunehmen oder plötzlich einsetzen.
- Fortschreitende Herabsetzung der Sehschärfe ist am häufigsten bei:
  - Kurzsichtigkeit, die durch Brille ausgeglichen werden kann.
  - Älteren Menschen, meist mit Entwicklung eines Grauen Stars (siehe weiße Seite 27).
  - Grünem Star (siehe weiße Seite 28).
  - Anderen Augenerkrankungen.

- Plötzlicher Verlust des Augenlichts kann bedingt sein durch
  - Erkrankung der Augenlider: Schwellung und Verschluß des Augenlids durch Bluterguß, Entzündung, Insektenstich, Infektion.
  - Erkrankungen des Auges selbst: Gewalteinwirkung, Netzhautablösung, Sehnervenschädigung.
- Ein Schleier vor den Augen oder andere Schwierigkeiten beim Sehen können auch durch Arzneimittel hervorgerufen werden oder Teil einer allgemeinen Gesundheitsstörung sein wie Diabetes, Migräne, Durchblutungsstörungen.

Was selbst tun

- Brille sauber halten.
- Bei Augenbrennen Augen nicht ständig reiben.

Wann zum Arzt

- Bei nachlassender Sehschärfe ist eine eingehende Untersuchung der Augen erforderlich.
- Wenn die Sehstörung durch Medikamente hervorgerufen sein könnte.
- *Sofort* bei plötzlichem Verlust der Sehfähigkeit in einem Auge oder in beiden Augen.

Grauer Star
Katarakt

Was ist das

- Grauer Star (Katarakt) ist eine Linsentrübung des Auges.
- Vor allem im zunehmenden Alter verliert die Augenlinse langsam ihre Lichtdurchlässigkeit (degenerativer Katarakt). Dieser Vorgang kann durch Allgemeinerkrankungen (z. B. Zuckerkrankheit), durch Medikamente (z. B. Kortison) oder durch Strahlen (Röntgen, Infrarot) begünstigt werden.
- Bei weiter Pupille ist die Augenlinse nicht wasserklar und durchsichtig, sondern mehr oder weniger fleckig oder im ganzen milchig getrübt.
- Grauer Star ist am häufigsten vom 60. Lebensjahr an.
- Bei grauem Star können auch noch so gut angepaßte Brillen das Sehen nicht auf Dauer verbessern. Die getrübte Linse läßt zwar Lichtstrahlen durch, doch ist scharfes, konturiertes Sehen nicht mehr möglich.

Was selbst tun

- Auch ohne Sehbehinderung vom 45. Lebensjahr an regelmäßige Augenuntersuchungen (alle 1 bis 2 Jahre) durchführen lassen.

Wann zum Arzt

- Bei jedem Nachlassen der Sehkraft.
- Wenn scheinbar Schleier oder Fäden (»Spinnweben«) vor dem Auge erscheinen.
- Wenn ihre Brille für angemessenes Lesen nicht mehr ausreicht.
- Grauer Star kann heute auch im hohen Alter gefahrlos in örtlicher Betäubung (Lokalanästhesie) operiert werden. Die entfernte getrübte Linse wird durch Kontaktlinsen, durch Starbrillen oder durch Einsetzen einer künstlichen Augenlinse ersetzt.

Grüner Star
Glaukom

Was ist das

- Eine Erkrankung, bei der durch erhöhten Augeninnendruck eine Sehverschlechterung bis zur völligen Erblindung eintreten kann.
- Der Augeninnendruck ist normal bis 18–20 mm/Hg (Quecksilbersäule), bei Glaukom deutlich darüber.
- Der erhöhte Augeninnendruck ist das Ergebnis unverminderter oder erhöhter Produktion von Augeninnenflüssigkeit bei herabgesetztem oder verhindertem Abfluß der Augeninnenflüssigkeit im Augenkammerwinkel.
- Häufig sind die Ursachen vom grünen Star nicht zu finden. Bekannt jedoch sind familiäre Häufung und das Auftreten nach langfristiger Anwendung kortisonhaltiger Arzeimittel, vor allem direkt am Auge.
- Unbehandelt kommt es zu allmählicher Einschränkung des peripheren Sehens im Gesichtsfeld, später auch mit Herabsetzung des zentralen Sehvermögens. Da Sehausfälle eines Auges vom anderen Auge abgedeckt werden, sind Sehfeldausfälle nur bei einäugigem Sehen feststellbar.
- Häufig wird über Kopfschmerzen und unbestimmte Sehstörungen geklagt.

- Akuter Glaukomanfall in einem Auge oder in beiden Augen entsteht durch plötzliches Verlegen des Kammerwasserabflusses. Er ist zu erkennen an
  - Sehverschlechterung sowie Augen- und Kopfschmerzen mit extrem weiter Pupille,
  - erhöhtem Augeninnendruck über 20 mm/Hg (Quecksilbersäule).
  - Es können auch Übelkeit und Erbrechen auftreten, verbunden mit unklaren Bauchschmerzen.

Was selbst tun

Vorbeugen

- Regelmäßige Kontrollen des Augendruckes bei allen Patienten ab dem 40. Lebensjahr, in deren Familien grüner Star vorkommt.
- Kortisonpräparate nicht längere Zeit am Auge anwenden.

Bei bestehendem grünen Star

- Verordnete Medikamente (z. B. Augentropfen mit Pilokarpin) zum Verengen der Pupille und Verbesserung des Kammerwasserabflusses regelmäßig anwenden (einträufeln).
- Regelmäßige Kontrollen des Augeninnendruckes, oft lebenslang.
- Auf normalen Blutdruck achten, da Blutdrucksteigerung auch häufig mit einer Steigerung des Augeninnendrucks einhergeht.

Wann zum Arzt

- Bei jedem Verdacht auf grünen Star.
- Bei Kopfschmerzen und Sehverschlechterung nicht mit dem Gang zum Augenarzt warten: bei längerem Bestehen von erhöhtem Augeninnendruck drohen irreparable Sehschäden.
- Bei bekanntem Glaukom zu regelmäßigen Kontrolluntersuchungen.

- Bei Sehstörungen wie verschwommenem Sehen, Sehen von Flecken, Regenbogen um elektrisches Licht: unbedingt Augenarzt aufsuchen.

Ohren

Ohrenklingen
Tinnitus

Was ist das

- Unangenehme und störende zischende, pfeifende oder klingende Geräusche, die innerhalb des Ohres empfunden werden und nicht von außen kommen.
- Die Geräusche sind am deutlichsten in ruhiger Umgebung, d. h. nachts und beim Versuch einzuschlafen.
- Häufige Ursachen:
  - Erkrankungen des Ohres,
  - meistens beim Älterwerden,
  - oft Zeichen von Durchblutungsstörungen im Innenohr,
  - manchmal Ohrschmalz im Gehörgang.
- In vielen Fällen ständiges Problem, bei dem keine Behandlung anspricht.

Was selbst tun

- Wenn durch Ohrschmalz (siehe unten) verursacht, warmes Salatöl einträufeln, damit Ohrschmalz aufweicht.

Wann zum Arzt

- Wenn die Geräusche mehrere Tage andauern.
- Wenn sie sehr störend sind und man selbst die Ursache nicht klären kann.

Ohrschmalz

Was ist das

- Ohrschmalz ist *normale Absonderung* der Talgdrüsen im Gehörgang.
- Einige Menschen sondern übermäßig und sehr festes Ohrschmalz ab, das dann den äußeren Gehörgang einengt oder verstopft. Dadurch können Schmerzen, Druckgefühl und Schwerhörigkeit bis Taubheit entstehen.

Was selbst tun

- *Keine* Ohrstäbchen oder spitzen Gegenstände zum Reinigen des Gehörgangs verwenden, da der empfindliche Gehörgang verletzt werden kann. Zuviel gebildetes oder hartes Ohrschmalz wird häufig weiter nach innen gedrückt.
- Wenige Tropfen warmes Salatöl in den Gehörgang einträufeln. Damit weicht das verhärtete Ohrschmalz auf und sondert sich meist von selbst ab.

Wann zum Arzt

- Wenn Ohrschmerzen, Ohrlaufen, Schwerhörigkeit oder Taubheit auftreten. Durch Spülen des Gehörgangs mit warmen Wasser kann der Ohrschmalzpfropf entfernt oder eine andere Ursache erkannt und behandelt werden.

Ohrschmerzen und Ohrlaufen

Was ist das

- Ohrschmerzen und Ohrlaufen können getrennt voneinander mit oder ohne eine Reizung oder Infektion im äußeren Ohr oder Mittelohr auftreten.

Äußeres Ohr

- Der röhrenförmige Gehörgang ist mit Haut ausgekleidet und reicht von der Ohrmuschel bis zum Trommelfell. Er wirkt wie eine Trompete und fängt Geräusche auf.
- Im äußeren Ohr treten auf:
  - *Verhärtetes Ohrschmalz.* Kann Schwerhörigkeit bis Taubheit und Ohrschmerzen hervorrufen.
  - *Eiterbildungen* in der Gehörgangswand schmerzen besonders bei Berührung und Bewegung. Öffnet sich die Eiteransammlung, tritt eine oft übelriechende Absonderung aus dem Gehörgang aus.
  - *Entzündungen und Verletzungen* des Gehörgangs sind häufig mit Juckreiz verbunden und oft Folge falscher Reinigungsversuche.

Mittelohr

- Eine kleine Höhle hinter dem Trommelfell. Es leitet Geräusche über drei Gehörknöchelchen zum Innenohr weiter. Durch die Eustachische Röhre besteht eine Verbindung mit dem Rachenraum.

- Entzündungen im Rachenraum können über die Eustachische Röhre in das Mittelohr wandern und dort Eiterung und heftige Ohrschmerzen mit Fieber hervorrufen.
- Besonders im Kindesalter (3.–8. Lebensjahr) können Mittelohrentzündungen auftreten.
- Bricht eine Entzündung des Mittelohrs durch das Trommelfell nach außen durch, läuft Eiter, oft mit Blut vermischt, aus dem Gehörgang.
- Wenn der Eiter abfließt, lassen die Ohrschmerzen rasch nach.
- Ohrschmerzen können auch ohne Erkrankungen des Ohres auftreten. Ursachen sind meist
  - Krankheit im Kiefergelenk,
  - Zahnerkrankung,
  - Weisheitszahn.

Was selbst tun

- Hartes Ohrschmalz mit einigen Tropfen Salatöl aufweichen.
- Bei Eitersammlung unter der Haut des Gehörgangs trockene Wärme, z. B. Rotlicht. Läuft der Eiter ab, lassen die Schmerzen nach.
- Bei Entzündungen des äußeren Ohres sorgfältiges Reinigen, ohne die Haut zu verletzen. Seife und Flüssigkeit aus dem Gehörgang durch Schräghalten des Kopfes entfernen.
- Chemische Mittel meiden, da sie zu einer Reizung oder Entzündung führen können.

Wann zum Arzt

- Wenn sich Ohrschmerzen oder Ohrlaufen nicht innerhalb eines Tages bessern.
- Wenn Eiter aus dem Gehörgang läuft, da eine Mittelohrentzündung (Otitis media) die Ursache sein kann.
- Wenn sich eine Entzündung am äußeren Ohr ausbreitet.
- Wenn bei Kindern der Verdacht besteht, daß sich ein Fremdkörper im Gehörgang befindet.

Hörverlust
Taubheit

Was ist das

- Für normales Hören sind notwendig:
  - *Äußeres Ohr:* Sammelt Geräusche und Töne.
  - *Mittelohr:* Überträgt die Töne vom Trommelfell über die Gehörknöchelchen zum Innenohr.
  - *Innenohr:* Setzt Töne und Geräusche in Nervenreize um, die vom Gehirn verarbeitet werden.
- Hörverlust kann durch Veränderungen in jedem der drei Bereiche verursacht sein:
  - Im *äußeren Ohr* häufig Ohrschmalzpfröpfe und Entzündungen, oft einseitig. Hörverlust verschwindet nach Behandlung (Ohrschmerz und Ohrlaufen siehe weiße Seite 31).
  - Im *Mittelohr* durch Infektionen: Vereiterung schränkt Beweglichkeit der Gehörknöchelchen ein und blockiert damit die Übertragung von Tönen und Geräuschen. Nach Antibiotika meist abklingend. Bei Kindern selten Operation notwendig.
  - Im *Innenohr* durch Schädigungen der Nerven:
    - Bei Durchblutungsstörungen im Alter, z. B. nach Schlaganfall.
    - Bei Nervenkrankheiten.
    - Durch Geburtsschädigung.
    - Durch Rötelninfektion in den ersten drei Monaten der Schwangerschaft, dann häufig auch mit Sehstörungen.

Was selbst tun

- Bei Ohrschmalzpfropf warmes Salatöl in den Gehörgang einträufeln. Dadurch weicht das Ohrschmalz auf und läßt sich meist leicht am äußeren Ohr entfernen.

Wann zum Arzt

- Wenn ein Säugling oder Kleinkind anscheinend nicht gut hört. Diese Kinder reagieren z. B. nicht wie normal auf einen Knall, der hinter ihrem Rücken erzeugt wird.
- Immer, wenn der Hörverlust im Erwachsenenalter eintritt.
- Plötzlicher Hörverlust bei Durchblutungsstörungen (Hörsturz) muß *sofort* ärztlich behandelt werden.

Nase

Heuschnupfen
Heufieber

Was ist das

- *Allergische Reaktion* auf Pollen:
  - Im Frühling durch Baumpollen: Eiche, Ahorn, Birke, Erle.
  - Im Sommer durch Getreide, Gras und Unkrautpollen.
- Besondere Häufung an heißen und trockenen Tagen, wenn es längere Zeit nicht geregnet hat und diese Pflanzen blühen: Blütenstaub (Pollen) wird vom Wind weit getragen.
- *Unabhängig von der Jahreszeit* durch eine Vielzahl von Umwelteinflüssen wie beispielsweise Schimmelpilze, Tiereiweiß und Hausstaubmilben verursacht.
- Erstmaliges Auftreten oft bei Teenagern, aber auch bei Erwachsenen.
- Tritt häufig in Familien auf, die zu Hautausschlag (Ekzem), Asthma oder Migräne neigen.
- Kann hervorrufen:
  - Juckende, laufende Nase.
  - Rot entzündete, tränende Augen.
  - Wiederholtes Niesen oder Niesanfälle.
  - Brennen und Jucken im Rachen.
  - Pfeifenden Atem.
  - Abgeschlagenheit und Unwohlsein.

Was selbst tun

- Menschen mit Heuschnupfen beobachten am besten selbst, in welcher Umgebung die Beschwerden auftreten. Eventuell sind Spaziergänge und Aufenthalt im Freien zur Blütezeit von Bäumen, Getreide, Gräsern und Unkraut zu meiden.
- An hellen Tagen Sonnenbrille tragen.
- Augentropfen, die das Brennen verringern. *Apotheker fragen!*

- Nasensprays oder Nasentropfen zur Schleimhautabschwellung (Arzneimittel gegen Schnupfen: siehe gelbe Seite 253): nicht langfristig anwenden, da die Arzneimittel die Nasenschleimhaut schädigen können.
- Allgemein können Arzneimittel gegen Allergien Linderung bringen (siehe gelbe Seite 276).

Vorsicht Autofahrer! Diese Arzneimittel können Müdigkeit erzeugen und das Reaktionsvermögen beeinflussen!

Wann zum Arzt

- Wenn die Beschwerden besonders lästig und andauernd sind.
- Wenn Atembeschwerden auftreten (pfeifender Atem) oder das Allgemeinbefinden erheblich beeinträchtigt ist.

Nebenhöhlenentzündung
Nasennebenhöhlenentzündung, Sinusitis

Was ist das

- Die Nebenhöhlen sind Hohlräume in den Wangen und in der Stirn, die mit dem inneren Teil der Nase in Verbindung stehen.
- Sie sind mit einer Hautschicht ausgekleidet und können bei einer Erkältung oder einer Grippe angesteckt (infiziert) werden, wenn ihre Öffnungen zur Nase hin verstopft sind.
- Entzündung der Nebenhöhlen verursacht
  - Kopfschmerzen,
  - Druckgefühl in den Wangen oder in der Stirn,
  - Gefühl der verstopften Nase mit oft gelb-grüner Schleimabsonderung, besonders morgens mit Hustenreiz,
  - manchmal Fieber.
- Jeder Schnupfen, der länger als 2 Wochen dauert, kann neben einer Allergie auch durch Nebenhöhlenentzündungen verursacht sein.

Was selbst tun

- Dampf, beispielsweise von mit heißem Wasser übergossenen Kamillenblüten, inhalieren. Löst den Schleim. Siehe auch Grippemittel zum Inhalieren gelbe Seite 261.
- Kurzzeitig können Arzneimittel gegen Schnupfen (siehe gelbe Seite 253) angewendet werden, um die Nasenschleimhaut zum Abschwellen zu bringen und den Abfluß aus den Nebenhöhlen zu fördern.

Wann zum Arzt

- Bei Verdacht auf Infektion der Nasennebenhöhlen, da Antibiotika notwendig werden können.
- Bei länger dauernder Verstopfung der Nase.
- Manchmal kann eine Entfernung von Nasenpolypen oder eine Eröffnung der Kieferhöhlen mit Ausräumen notwendig werden. Nasenpolypen sind fleischähnliche Wucherungen der Nasenschleimhaut.

Schnarchen

Was ist das

- Geräuschvolles Atmen durch Zurückfallen der Zunge in den Rachenraum.
- Kann verursacht sein durch eine behinderte Nasenatmung, so daß durch den Mund geatmet wird, z. B. bei
  - Erkältung,
  - Katarrh,
  - Polypen.
- Häufig ohne medizinische Ursache
  - im tiefen Schlaf,
  - in Trunkenheit.
- Meist eine Belästigung für den Schlafpartner, vor allem, wenn dieser einen leichten Schlaf hat.

Was selbst tun

- Auf Durchgängigkeit der Nase achten.
- Als Schlafpartner den Schnarchenden auf die Seite drehen, damit die Zunge nicht mehr in den Rachenraum fallen kann.

Wann zum Arzt

- Bei Verdacht auf Erkrankung im Nasen-Rachen-Raum.

Nasenbluten

Was ist das

- Im allgemeinen durch Sturz oder Schlag auf die Nase verursacht, aber auch durch zu heftiges Naseschnauben.
- Oft sehr beunruhigend, aber selten gefährlich.
- Tritt häufiger auf bei
  - Erkältung,
  - Infektion,
  - Heuschnupfen (Allergie).
- Häufig bei Venenerweiterungen am Naseneingang.
- Bei jüngeren Menschen oft wiederholt einseitig ohne erkennbaren Grund.
- Bei älteren Menschen in seltenen Fällen bei hohem Blutdruck oder bei Arterienverkalkung.

Was selbst tun

- In den meisten Fällen kann Nasenbluten durch einfache Maßnahmen zum Stillstand gebracht werden:
  - Aufrecht sitzen und leicht vorwärts beugen, damit der Blutdruck im Kopf nicht ansteigt und das Blut nach vorn ablaufen kann. Beim Abfließen nach hinten in den Magen kommt es manchmal zu Übelkeit und Brechreiz.
  - Mit Daumen und Zeigefinger die Nasenflügel gleichmäßig mindestens 5 Minuten fest aneinanderdrücken und durch den Mund atmen.
  - Kalte Umschläge auf Stirn und Nacken.
  - Nach Aufhören des Nasenblutens Nase einige Stunden nicht schneutzen.

Wann zum Arzt

- Wenn Nasenbluten länger als eine halbe Stunde andauert.
- Bei älteren, blutarmen und schwachen Menschen.
- Der Hausarzt kann die blutende Nase mit einem gerinnungsfördernden Gazestreifen ausstopfen (austamponieren).

Zähne

Zahnen

Was ist das

- Normaler Durchbruch von Zähnen beim Säugling vom 4. Monat an.
- Zahnen kann Reizbarkeit, Fieber, Ohrenschmerzen, rote Wangen und allgemeines Unwohlsein bewirken.
- Kurzdauernde Durchfälle, weinerliche Stimmung, vorübergehender Ausschlag und Sabbern werden auch auf das Zahnen zurückgeführt.

Was selbst tun

- Arzneimittel zur Behandlung von Erkrankungen in Mund und Hals siehe gelbe Seite 262. Fragen Sie ihren Apotheker nach einem geeigneten Präparat!
- Wenn der Säugling anscheinend unter Schmerzen leidet, kann ein für Säuglinge geeignetes Schmerzmittel, am besten ein Zäpfchen mit dem Wirkstoff Paracetamol (siehe gelbe Seite 269), angewendet werden.

Wann zum Arzt

- Wenn das Kind auffällig bleibt oder man nicht sicher ist, ob das Zahnen Ursache für die Beschwerden ist.

Zahnfleischbluten

Was ist das

- Meist Folge von Entzündungen des Zahnfleisches durch
  - Speisereste,
  - Infektionen,
  - zu harte Zahnbürste.
- Selten durch andere Erkrankungen wie Mangel an Vitamin C (Skorbut) oder Blutkrankheiten.

Was selbst tun

- Zahnbürste nicht zu hart wählen und häufiger wechseln.
- Zahnfleischtaschen durch zusätzlichen Wasserstrahl säubern, z. B. mit Mundddusche.
- Ausreichend Obst und frisches Gemüse essen.
- Arzneimittel zur Behandlung von Erkrankungen im Mund und Hals können helfen (siehe gelbe Seite 262).

Wann zum Arzt oder Zahnarzt

- Bei schmerzhaftem Zahnfleisch.
- Bei starken Blutungen oder bei Wunden im Mundbereich.
- Bei Abgeschlagenheit oder zusätzlichen Beschwerden, die auf eine Krankheit hinweisen können.

Zahnschmerzen

Was ist das

- Schmerzen, die von Zahnschäden ausgehen.
- Zahnschmerzen können verursacht sein durch
  - abgenutzten, abgeschliffenen oder zerstörten Zahnschmelz, z. B. bei Karies, was zur Schmerzreaktion der empfindlichen Zahnnerven führt;
  - Entzündung des Zahnfleisches (Parodontose);
  - Abszeß an der Zahnwurzel.

Was selbst tun

- Zur Linderung können kurzfristig Arzneimittel gegen Schmerzen eingenommen werden (siehe gelbe Seite 266).

Vorbeugen

- Zähne und Zahnfleisch gesund halten durch regelmäßiges Zähneputzen und regelmäßige Zahnkontrollen.

Wann zum Zahnarzt

- Bei heftigen, andauernden Zahnschmerzen.
- Bei wiederkehrenden Zahnschmerzen.
- Alle 6 Monate routinemäßige Kontrolle.

Mund und Rachen

Mundgeruch

Was ist das

- Jeder Mensch hat einen ganz persönlichen und unterschiedlich ausgeprägten Körper- und Atemgeruch (»jemanden nicht riechen können«). Muß nicht notwendigerweise unangenehm sein.
- Mundgeruch (Atemgeruch) wird selten durch ernsthafte Erkrankungen verursacht.
- Häufige *Ursachen* sind:
  - Zahnfleisch- oder Mundschleimhautentzündungen (Parodontose, Aphthen), vor allem bei starken Rauchern.
  - Chronische Rachenmandelentzündung (Tonsillitis).
  - Rachenmandelvereiterung (Angina tonsillaris).
  - Kieferhöhlenentzündung (Sinusitis).
  - Andere Entzündungen der Atemwege.
  - Magenschleimhautentzündung (Gastritis).
  - Lebensmittel wie Zwiebeln, Knoblauch, Bier oder andere alkoholische Getränke.
  - Bei Säuglingen oft säuerlicher Geruch durch Verdauung der Milch.
- Mundgeruch ist häufig eine vorübergehende Erscheinung und bessert sich oft von selbst.

Was selbst tun

- Zähne, Zahnfleisch und Mundschleimhaut reinigen und pflegen:
  - Regelmäßiges Zähneputzen.
  - Zahnstocher oder Munddusche zum Entfernen von Nahrungsresten zwischen den Zähnen.
- Nicht rauchen.
- Alkoholgenuß einschränken.
- Mundwasser oder bei Entzündungen Arzneimittel zur Desinfektion der Mundschleimhaut (s. gelbe Seite 262).

Wann zum Arzt oder Zahnarzt

- Bei anhaltendem gelbflüssigen oder schleimigen Ausfluß aus der Nase oder bei Schleim im Rachen.
- Bei wiederholtem Zahnfleischbluten oder Schmerzen von Zahn- oder Mundschleimhaut.

Heiserkeit

Was ist das

- Heiserkeit kann verursacht werden durch:
  - Reizung der Stimmbänder durch Überbelastung (Schreien, lautes Reden) oder durch übermäßiges Rauchen: Klingt bei Schonung und Aufgeben des Rauchens ab.
  - Schwellung der Stimmbänder bei Infektionen wie Erkältung (Kehlkopfentzündung), Bronchitis, Pseudokrupp, Keuchhusten: Klingt ab mit dem Abheilen der Krankheit.
  - Schwellung der Stimmbänder durch Wucherungen (Polypen). Bessert sich *nur* durch ärztliche Behandlung.
  - Verletzung von Kehlkopfnerven, welche die Bewegung und Stellung der Stimmbänder beeinflussen, z. B. durch Nervenerkrankungen oder Verletzung bei Operationen in der Nähe des Kehlkopfes wie Schilddrüsen- oder Kehlkopfoperation.

Was selbst tun

- Stimme schonen.
- Nicht rauchen.
- Heiße Getränke.
- Einatmung (Inhalation) von Soledämpfen oder Dämpfen von mit kochendem Wasser übergossenen Kamillenblüten. Grippemittel zum Inhalieren gelbe Seite 261.
- Arzneimittel gegen Husten (siehe gelbe Seite 249 und Seite 259).

Wann zum Arzt

- Wenn die Heiserkeit unabhängig von der Ursache länger als 2 Wochen dauert. In diesen Fällen ist eine Untersuchung unbedingt erforderlich, um chronische Entzündungen zu vermeiden und rechtzeitig Wucherungen im Kehlkopfbereich zu erkennen und zu behandeln, z. B. Polypen oder Tumoren.

Geschwüre im Mund
Mundfäule

Was ist das

- Entzündungen im Mund als selbständige Krankheit oder als Zeichen einer Allgemeinerkrankung mit
  - Mundgeruch,
  - Brennen und Schmerzen vor allem beim Essen.
- *Als selbständige Krankheit*
  - *Aphten:* Vereinzelt oder in Gruppen im Mund auftretende kleine Oberflächenschädigungen von weiß-gelber Farbe, oft zwischen 3–7 mm breit und mit rotem Hof. Ursache unbekannt.
  - *Soor:* Vor allem bei Kleinkindern und nach Antibiotikabehandlung. Weiße, leicht erhabene Flecken (milchige Beläge), die leicht bluten und durch Pilzwachstum, meist durch Candida, hervorgerufen sind.
  - *Herpes:* Durch Viren hervorgerufene schmerzhafte Bläschen der Mundschleimhaut oder an den Lippen. Häufig in Begleitung anderer Virusinfekte (Fieberblasen). Die Bläschen brennen, spannen und jucken. Sie sind anfangs mit einer wasserklaren Flüssigkeit gefüllt und trocknen langsam ein.
- *Als Zeichen einer Allgemeinerkrankung*
  - Selten.
  - Bei Blut oder Lymphsystemerkrankungen, z. B. bei Leukämie (Blutkrebs).

Was selbst tun

- Regelmäßige Mundpflege mit Entfernen von Speiseresten.
- Scharfe Speisen meiden.
- Nur gut sitzende Zahnprothesen tragen.
- Rauchen aufgeben.
- Keine antibiotikahaltigen Lutschtabletten aus der Hausapotheke einnehmen.
- Arzneimittel zur Desinfektion der Mundschleimhaut können helfen (siehe gelbe Seite 262).

Wann zum Arzt

- Wenn Geschwüre nach 8–10 Tagen nicht von selbst abheilen.
- Wenn ständig neue Geschwüre entstehen.
- Bei Beeinträchtigung des Allgemeinbefindens.

Halsentzündung

Was ist das

- Schmerzhafte Entzündung besonders im Rachen, die vor allem beim Schlucken spürbar wird und behindert.
- In den meisten Fällen Zeichen einer Erkältung, die durch Viren verursacht wird. In einem Drittel der Fälle sind bakterielle Infektionen der Rachenmandeln (Mandelentzündung, Angina) die Ursache.
- Häufig sind gleichzeitig die Lymphknoten am Unterkiefer und am Hals geschwollen: Tastbar als linsen- bis bohnengroße gut abgegrenzte und leicht verschiebliche Gebilde.
- Meist bessert sich eine Halsentzündung ohne Behandlung in 5–7 Tagen. Bei längerer Dauer muß auch an Drüsenfieber (siehe weiße Seite 229) gedacht werden.
- Wiederholte Rachenentzündungen treten überwiegend im Alter von 3–8 und 14–20 Jahren auf.
- Entfernung der Rachenmandeln (Tonsillektomie) stellt nicht sicher, daß keine weiteren Rachenentzündungen auftreten. Deswegen Operation nur, wenn innerhalb eines Jahres mehrfach Vereiterungen auftreten.

Was selbst tun

- Warme Flüssigkeit oder entzündungshemmende Tees wie beispielsweise Kamillentee.
- Bewährt ist das Gurgeln mit warmem Salzwasser oder Salbeitee.
- Arzneimittel gegen Halsschmerzen (siehe gelbe Seite 262) können die Beschwerden lindern.
- Antibiotika wirken nicht bei Virusinfektionen und sind nur sinnvoll, wenn gleichzeitig eine bakterielle Entzündung besteht.

Wann zum Arzt

- Wenn sich die Beschwerden nach 4–5 Tagen nicht bessern oder eher schlechter werden.
- Bei ausgeprägtem Krankheitsgefühl.
- Wenn die Halsentzündung wiederholt in kurzen Abständen auftritt.
- Wenn die Halsentzündung von anderen Krankheitszeichen begleitet wird.
- Wenn in Verbindung mit einer Halsentzündung schmerzende Gelenke auftreten.

Kopfschmerzen

Was ist das

- Schmerzen im Kopf, die jeden Menschen irgendwann einmal oder wiederholt befallen.
- Während einige Menschen gelegentlich Kopfschmerzen haben, neigen andere zu regelmäßigen Kopfschmerzen.
- Kopfschmerz kann an bestimmten Stellen des Kopfes (Stirn, Schläfen, Nacken) oder überall spürbar sein. Der Schmerz kann gleichmäßig, klopfend, ringförmig oder stechend empfunden werden.
- Die *Ursachen* von Kopfschmerzen können bedingt sein durch:
  - *äußere Einflüsse* ohne Veränderungen am Kopf; dieser Kopfschmerz ist am häufigsten;
  - Krankheiten oder Veränderungen *außerhalb* des knöchernen *Schädels;*
  - Veränderungen *im Kopf* selbst.
- Ursache von Kopfschmerzen *ohne Veränderungen am Kopf* durch äußere Einflüsse können sein:
  - Streß oder Aufregung,
  - Wetterfühligkeit, z. B. Föhn,
  - Alkoholgenuß,
  - schlechte Luft, auch durch Zigarettenrauch in geschlossenen Räumen,
  - hoher Blutdruck,
  - fieberhafte Erkrankungen,
  - Monatsblutung der Frau,
  - bestimmte Medikamente, z. B. Nitropräparate.
- Ursachen von Kopfschmerzen *außerhalb des knöchernen Schädels* können sein:
  - Migräne (oft familiär gehäuft) mit Übelkeit und Erbrechen (siehe weiße Seite 46).
  - Abnutzung an der knöchernen Halswirbelsäule mit Verspannung der Hals- oder Nackenmuskulatur: meist vom Nacken zum Hinterkopf ausstrahlend.
  - Kopfprellung oder Gehirnerschütterung.
  - Augenerkrankungen wie nachlassende Sehkraft oder erhöhter Augeninnendruck: meist in der Stirn und im Laufe des Tages zunehmend.
  - Akute oder chronische Nebenhöhlenentzündung.

- Krankheiten der Ohren wie Ohrschmalzpfröpfe oder Mittelohrentzündung.
- Kranke Zähne, vor allem im Oberkiefer.
- Einseitiges Kauen mit Fehlbelastung im Kiefergelenk.

- Ursachen von *Veränderungen im Kopf* können sein:
  - Gefäßveränderungen, z. B. Aneurysma,
  - Blutungen,
  - Tumoren, z. B. Krebs,
  - Entzündungen, z. B. Meningitis.

Was selbst tun

- Kopfschmerzen ohne Veränderungen am Kopf durch äußere Einflüsse sind am häufigsten und verschwinden meist von selbst, spätestens nach Fortfall der schädigenden Einwirkung. Bei Wiederholung der Kopfschmerzen kennt man aus Erfahrung oft die Ursache selbst und kann diese meiden.
- Bei Migräne (siehe weiße Seite 46) die meist bekannten auslösenden Faktoren meiden und erprobte Medikamente eventuell schon zu Beginn des Schmerzanfalls einnehmen.
- Kurzfristige Anwendung von Arzneimitteln gegen Schmerzen (siehe gelbe Seite 266).

Wann zum Arzt

- Wenn die Kopfschmerzen stark sind, anhalten oder zunehmen.
- Bei regelmäßig am gleichen Kopfteil wiederkehrenden Kopfschmerzen ist eine Untersuchung erforderlich.
- Wenn andere Krankheitszeichen auftreten wie
  - hohes Fieber,
  - Übelkeit und Erbrechen,
  - Sehstörungen,
  - Schwäche oder Taubheit in Armen oder Beinen,
  - Ohnmacht, Anfälle oder Zuckungen,
  - immer, wenn bei wiederkehrenden Kopfschmerzen die Ursache noch nicht abgeklärt ist.

Migräne

Was ist das

- Ein anfallsartig auftretendes Leiden, das bei wiederkehrenden, meist halbseitigen Kopfschmerzen auch mit Sehstörungen, Lichtempfindlichkeit und Magen-Darm-Beschwerden wie Übelkeit und Erbrechen auftritt.
- Ein Migräneanfall kann durch unterschiedliche Situationen oder Einflüsse ausgelöst werden und Stunden oder Tage andauern. Am Anfang bestehen oft Reizbarkeit und Augenbeschwerden wie z. B. Flimmern, Sehstörungen, Sehen von Lichtblitzen.
- Migräne tritt in bestimmten Familien gehäuft und mehr bei Frauen als bei Männern auf.
- Die Diagnose wird aus den beschriebenen Beschwerden gestellt. Bei einer Untersuchung finden sich keine krankhaften Veränderungen im Kopf.
- Die genaue Ursache ist unbekannt, jedoch werden Gefäßerweiterungen in der Kopfhaut mit verantwortlich gemacht.
- Migräne ist eine sehr belästigende, aber niemals lebensbedrohliche Krankheit.

Was selbst tun

Vorbeugen

- Streß und Aufregung vermeiden.
- Beobachten Sie mögliche auslösende Faktoren und notieren Sie diese in einem Tagebuch.
- Bei leichteren Migräneanfällen können Arzneimittel gegen Schmerzen (siehe gelbe Seite 266) eingesetzt werden.
- Bei Übelkeit eventuell entsprechende Arzneimittel nehmen (siehe gelbe Seite 307), wobei bei Neigung zu Erbrechen Medikamente in Zäpfchenform vorzuziehen sind.
- Vorbeugende medikamentöse Behandlung sollte auf Dauer nur nach ärztlicher Rücksprache erfolgen.

Wann zum Arzt

- Wenn Ihre eigenen Maßnahmen nicht helfen.
- Wenn die Kopfschmerzen häufiger auftreten oder stärker werden ist die Verordnung verschreibungspflichtiger Migränemittel notwendig.
- Wenn zusätzlich andere Beschwerden auftreten, z. B.
  - anhaltende Sehstörungen,
  - schwere Kreislaufstörungen mit Schwindel oder Fallneigung.

Brustkorb und Brusthöhle

Atemwege

Husten

Was ist das

- Automatischer Reflex, der dadurch ausgelöst wird, daß die Innenwände der Atemwege durch äußere Einwirkungen oder durch Entzündungen gereizt werden.
- Schutzfunktion des Körpers, um die Atemwege freizuhalten: Der Hustenreflex befördert Fremdkörper ebenso nach außen wie Schleim, der von den Schleimhäuten gebildet wird.
- Meist gibt sich der Husten mit der Heilung der auslösenden Infektion oder Reizung.
- Bei chronischen Lungenerkrankungen (z. B. Tuberkulose) und bei regelmäßigem Rauchen besteht oft ein Dauerhusten, bei Rauchern vor allem morgens.
- *Ursachen* des Hustens können sein:
  - *Infektionen* wie Erkältungen, Pseudokrupp, Keuchhusten, Bronchitis, Lungenentzündung, Tuberkulose.
  - *Reizungen* z. B. durch Tabakrauch (auch durch Passivrauchen), durch Staub, Keime, allergische Reaktionen auf Pollen.
  - *Fremdkörper* wie z. B. Essensstücke: »in die falsche Kehle geraten«.

Was selbst tun

- Husten hilft dem Körper, z. B. Bakterien oder Reizstoffe auszuscheiden. Er ist in diesen Fällen eine Schutzfunktion und braucht nicht behandelt zu werden.
- Ist der Husten dagegen andauernd, quälend und »trocken«, dann können helfen:
  - Ursachen bekämpfen, also beispielsweise Rauchen aufgeben.
  - Heiße Getränke.

- Ausreichend trinken, da der Schleim verflüssigt und ausgehustet werden kann, wenn er im Körper durch Flüssigkeit verdünnt wird.
- Arzneimittel gegen Husten einnehmen (siehe gelbe Seite 249).
- Arzneimittel mit ätherischen Ölen können im Brustbereich aufgetragen oder nach Übergießen mit heißem Wasser inhaliert werden (siehe Grippemittel zur äußeren Anwendung gelbe Seite 261).

Wann zum Arzt

- Wenn der Husten mit Fieber oder mit Brustschmerzen, Atempfeifen, Atemnot oder blutigem Auswurf einhergeht.
- Wenn der Husten länger als 2 Wochen dauert.
- Wenn der Husten nachts stärker ist als tagsüber. Vor allem bei älteren Menschen können Herzkrankheiten die Ursache sein.

Asthma
Bronchialasthma

Was ist das

- Meist vorübergehende, aber behandlungsbedürftige Verengung der Luftwege in der Lunge mit krampfartigem Zusammenziehen der Muskeln in den Lungenwegen (Bronchien) und übermäßiger Absonderung von Schleim.
- Warum einige Menschen Asthma bekommen und andere nicht, ist unbekannt, jedoch sind angeborene und erworbene Störungen des Gleichgewichts im vegetativen Nervensystem (Vagus und Sympathikus) mit beteiligt.
- Die Überempfindlichkeit der Bronchien kann hervorgerufen werden durch
  - verschiedene Substanzen: Pollen, Hausstaub, Tierhaare, Arzneimittel (Allergie, siehe auch weiße Seite 121);
  - Infektionen;
  - körperliche und gefühlsmäßige (emotionale) Erregungen;
  - Temperatur- und Luftdruckveränderungen.

Die Folge ist eine Verkrampfung und Verengung der großen und kleinen Luftwege, wobei durch zähen Schleim manche Gebiete der Lunge beim Atmen ungenügend belüftet werden.

- Besonders gefürchtet ist der *Asthmaanfall,* bei dem zu Beginn eine vertiefte und beschleunigte Atmung besteht (Hyperventilation; siehe auch weiße Seite 59). Unter Hustenanfällen, keuchendem Atem und Kurzatmigkeit treten Zeichen der Atemnot auf mit Angst, hörbarem Pfeifen auf den Lungen und erschwertem Atmen, wobei sich der Patient aufsetzt, nach Luft ringt, nur kurze Sätze spricht und im Gesicht bläulich aussehen kann (Zyanose).
- Asthma wird durch Rauchen und durch den Aufenthalt in einer verbrauchten, staubigen oder verunreinigten Luft meist erheblich verschlimmert.
- *Leichtes Asthma* stellt oft nur eine Belästigung im Alltag dar. Der Betroffene wird rasch kurzatmig und neigt zu häufigem Husten. Wird dieser Zustand nicht behandelt, können trotzdem Lungenschäden eintreten. Kinder sollten bei leichtem Asthma unter Behandlung an allen normalen Aktivitäten, auch am Sport, teilnehmen.
- *Mittelschweres Asthma* wirkt ermüdend und verhindert, ein normales Leben zu führen. Nach längerer Zeit werden die Lungen geschädigt.
- *Schweres Asthma* vermittelt einen bedrohlichen Eindruck und kann gefährlich sein.

Alle drei Schweregrade des Asthmas sind behandlungsbedürftig.

Was selbst tun

- Asthma ist eine Erkrankung, die oft über Jahre wiederkehrt. Dabei lernen die Patienten meist rasch selbst, wie ihre Beschwerden am wirksamsten bekämpft werden können. Erstuntersuchung und Aufstellen eines Therapieplanes sollen unbedingt in Zusammenarbeit mit dem Hausarzt erfolgen.
- Der Patient sollte selbst lernen
  - wann er Hilfe braucht,
  - wie und wann er welche Arzneimittel nehmen muß,
  - herauszufinden, welche Faktoren bei ihm das Asthma auslösen,

- den asthmatischen Zustand mit ruhiger Überlegung zu behandeln,
- andere davon zu überzeugen, daß sie in seiner Umgebung nicht rauchen,
- vorsichtig mit Haustieren umzugehen, da sie Anfälle auslösen könnten,
- sich regelmäßig körperlich zu betätigen und Übergewicht zu vermeiden.

• Die *medikamentöse Behandlung* des Asthmas kann mit vier Gruppen von Medikamenten erfolgen:
- Adrenalinähnliche Substanzen in Tablettenform oder als Spray, welche die Bronchialmuskulatur erschlaffen lassen.
- Theophyllin und seine Abkömmlinge als Tabletten, Injektionen oder Sprays mit ähnlicher Wirkung.
- Nebennierenrinden-Hormone, Abkömmlinge des Cortisons, die in Tabletten, als Sprays oder Injektionen entzündungshemmend wirken.
- Dinatrium-Cromoglycat, z. B. in Intal®, das vor allem vorbeugend wirksam ist.

Vorsicht ist bei der wiederholten Anwendung bestimmter adrenalinähnlicher Substanzen geboten, da sie herzschädigend wirken können. Die Einnahme aller genannten Arzneimittel, insbesondere auch von Cortison-Präparaten sollte nur nach ärztlicher Rücksprache erfolgen.

Wann zum Arzt

• Wenn Sie einen schweren oder länger anhaltenden Anfall haben.
• Wenn Sie über längere Zeit keuchend atmen müssen.
• Wenn Sie häufig leichte Anfälle haben.
• Zur Absprache Ihrer medikamentösen Behandlung. Zur Behandlung von Asthma gibt es viele Arzneimittel mit unterschiedlichen Wirkungsweisen, so daß eine Arzneimittelauswahl in Abhängigkeit von der individuellen Situation möglich und auch erforderlich ist.
• Zu regelmäßigen Kontrolluntersuchungen.

Atemnot

Was ist das

- Kurzatmigkeit mit der Empfindung einer erschwerten, mühsamen oder unangenehmen Atmung.
- Wird oft erstmals bei körperlicher Belastung bemerkt, die bisher keine Beschwerden verursachte.
- Häufigste Ursachen:
  - Aufregung oder psychische Belastung vor allem bei jungen Menschen.
  - Veränderungen oder Erkrankungen der Lungen wie Asthma, Lungenemphysem bzw. Blählunge, Herzerkrankungen (»Herzasthma«).

Was selbst tun

- Ruhig und gleichmäßig ein- und ausatmen.
- Wenn Erregung oder Angst die Ursache ist: Versuchen, den Atem anzuhalten oder nicht so schnell und so tief zu atmen.

Wann zum Arzt

- Bei Verdacht auf Erkrankung der Lungen oder des Herzens.

Bluthusten

Was ist das

- Blutbeimengungen im ausgeworfenen Schleim bei Husten.
- *Meist* als hellrote, nicht schaumige Beimengung. Entsteht durch Platzen kleiner Gefäße im Rachenraum beim Husten. Im allgemeinen harmlos.
- *Selten* schaumig-blutiger Auswurf: Weist fast immer auf ernste Erkrankung der Lungen oder des Herzens hin.

Was selbst tun

- Bei geringfügigen Beimengungen im Schleim Auswurf beobachten und gelegentlich mit dem Arzt darüber sprechen.

Wann zum Arzt

- Bei wiederholten Blutbeimengungen im abgehusteten Schleim.
- *Sofort* zum Arzt bei blutig-schaumigem Auswurf.

Pfeifender Atem

Was ist das

- Ziehend-pfeifendes Geräusch beim Ein- oder Ausatmen.
- Ursache ist die teilweise Blockade oder Verengung der Atemwege: Die Luft kann nur erschwert eingeatmet oder ausgeatmet werden.
- Beim *Einatmen* meist durch Verengung im Kehlkopf oder der Luftröhre, z. B. durch starke Vergrößerung der Schilddrüse.
- Beim *Ausatmen* meist durch Asthma (siehe auch weiße Seite 49) oder Bronchitis (siehe auch weiße Seite 54) bedingt. Dann häufig mit starker Atemnot, mit Husten, Schleimabsonderung oder Brustschmerzen.
- Selten auch durch Fremdkörper in der Luftröhre, beispielsweise bei Kindern, die ein kleines Spielzeug im Mund hatten.

Was selbst tun

- Ruhiges, bequemes Sitzen. Am besten nach vorn geneigt.
- Entspannen.
- Nicht rauchen.
- *Asthmatiker:* Verordnete Arzneimittel nehmen!

Wann zum Arzt

- Wenn sich der Anfall mit den oben genannten Maßnahmen nicht nach einigen Minuten bessert.
- Bei plötzlichem oder schwerem Anfall.
- Wenn sich die Anfälle wiederholen, auch wenn sie leicht und kurz sind.

Pseudokrupp
Krupp-Husten

Was ist das

- Akute Virusinfektion der oberen und unteren Luftwege. Führt vor allem bei Kindern im 1.–4. Lebensjahr besonders nachts zu ziehendem Einatmungsgeräusch mit Atemnot, rauhem, bellendem Husten und heiserer Stimme.

- *Meist leichte Erkrankung* durch Entzündung des Kehlkopfes, der Luftröhre und der Bronchien. Auslösend kann auch starke Luftverschmutzung sein.
- In seltenen Fällen Zuschwellen des Kehlkopfbereiches. Sauerstoffnot führt zu Blaufärbung im Gesicht.

Was selbst tun

- In der Wohnung Luft z. B. durch Aufstellen von Luftbefeuchtern anfeuchten. Kann dem Austrocknen der Luftwege entgegenwirken.
- In Hustenpausen ausreichend warme Flüssigkeit anbieten. Kind beruhigen.
- *Eltern:* Vor allem Ruhe bewahren und sich ruhig geben. Aufregung erhöht beim Kind Ängstlichkeit und Bedürfnis zum Schreien.

Wann zum Arzt

- *Sofort* den Arzt rufen, *auch nachts.*
- Bei starkem Husten am Tag mit Fieber über 38,5 °C sollte *vor* der Nacht das Kind vom Arzt untersucht werden.

Chronische Bronchitis und Lungenemphysem
Lungenblähung

Was ist das

- *Chronische Bronchitis* ist eine dauerhafte Entzündung der Luftwege in den Lungen (Bronchien), wobei im Überschuß Schleim abgesondert und ausgehustet wird (Sputum) und eine Erweiterung der Lufträume am Ende der Bronchien die Folge ist: Blählunge oder Lungenemphysem.
- Bei einer chronischen Bronchitis füllen sich viele der kleinen Luftwege (Bronchien) mit Schleim und verstopfen, so daß Luft nicht in die von diesen Luftwegen versorgten Lungengebiete gelangen kann. Der Schleim sammelt sich vor allem nachts und verursacht in den Morgenstunden Husten, den sog. »Raucherhusten«. Der Schleim wiederum begünstigt das Wachstum von Bakterien und unterhält damit bestehende Entzündungen.

- Chronische Bronchitis ist das Ergebnis wiederholter Einwirkung von Reizstoffen wie Tabakrauch oder von wiederholten Infektionen.
- Chronische Bronchitis tritt deswegen überwiegend bei Rauchern auf. Sie ist selten bei Personen, die niemals geraucht haben.
- Das Sputum (Auswurf: ausgehusteter Schleim) ist im allgemeinen weiß oder gräulich, kann bei einer Infektion auch gelb oder gelb-grün sein.
- Ein *Lungenemphysem* tritt im allgemeinen als Folge einer chronischen Bronchitis auf. Bei einem Emphysem findet kein genügender Luftaustausch in den Lungenbläschen mehr statt. Der Gasaustausch (Abgabe von Kohlendioxid und Aufnahme von Sauerstoff) ist gestört.
- Auffälligstes Symptom eines Lungenemphysems ist Atemnot bei körperlicher Belastung. Auf Dauer überbeansprucht und schädigt ein Lungenemphysem das Herz.

Was selbst tun

Vorbeugen

Halten Sie sich möglichst nur in sauberer Luft auf. Deswegen:
- Rauchen aufgeben;
- am Arbeitsplatz Staub, Chemikalien und Rauch fernhalten;
- die Lungenkapazität (Fassungsvermögen für Atmungsluft) durch sportliche Aktivitäten verbessern und Schleim durch Atemübungen entfernen;
- die Belastung der Lungen durch Schlankbleiben verringern, bei Übergewicht Reduktionsdiät einhalten.

Wann zum Arzt

- Wenn Sie häufig unter Kurzatmigkeit leiden.
- Wenn Sie mehr als geringen Auswurf haben und der Auswurf gelb, gelb-grün oder blutig ist.
- Bei Schmerzen im Brustkorb.
- Wenn die Fußknöchel anschwellen.
- Der Arzt wird die Ursache ihrer Beschwerden finden und eine entsprechende Behandlung einleiten.

Brustschmerzen

Was ist das

- Schmerzen im Brustbereich treten häufig auf. In den meisten Fällen handelt es sich *nicht* um eine ernsthafte Erkrankung. Auch Schmerzen in der linken Brustseite müssen nicht bedeuten, daß es sich um eine Herzerkrankung oder um einen Herzinfarkt handelt.

Atemabhängige Schmerzen

- Weisen oft auf eine Erkrankung des Brustkorbes, der Brustwirbelsäule oder der Lungen hin.
- Häufigste Ursache ist *bei jungen Menschen* eine Zwischenrippennerventzündung, wobei vor allem bei tiefer Einatmung, Husten oder Lachen ein stechender Schmerz immer in gleicher Höhe auftritt. Beim Anhalten der Atmung *keine* Schmerzen.
- Wenn selbst bei tiefem Einatmen Luftnot auftritt, kann auch *bei jungen Menschen* ein Pneumothorax (zusammengefallene Lunge) die Ursache sein.
- Scharfer stechender Schmerz beim Husten und tiefem Atmen kann auch durch Rippenfellentzündung bedingt sein.
- Nach Brustkorbprellung mit Rippenbrüchen streng-umschriebener Schmerz beim Husten, Lachen, Niesen oder tiefen Einatmen. Häufig ist gleichzeitig ein Knacken spürbar.
- Schmerzen, die vom Rücken her ausstrahlen, haben ihre Ursache häufig in Wirbelsäulenveränderungen.

Schmerzen unabhängig von der Atmung

- Nicht selten Folge von Verdauungsstörungen, besonders nach kräftigen und reichlichen Mahlzeiten, oft verbunden mit Übelkeit, Blähungen, Aufstoßen.
- Weitere Krankheitsursachen können sein:
  - Angina pectoris: der Schmerz ist dann besonders häufig hinter dem Brustbein und bessert sich nach Anwendung von Nitroglyzerinpräparaten.
  - Herzinfarkt ohne Ansprechen auf Nitroglyzerinpräparate.
  - Asthma: Luftnot und pfeifender Atem.
  - Lungenentzündung: Oft mit Fieber und feinem Rasseln auf den Lungen.
  - Gürtelrose.

Was selbst tun

- Üppige Speisen mit stark blähenden Nahrungsmitteln (Zwiebeln, Kraut) meiden.
- Ruhestellung des Körpers in bequemer Lage.
- Schmerzmittel nur, wenn unbedingt nötig (siehe gelbe Seite 266).

Wann zum Arzt

- Immer, wenn zusätzlich Allgemeinbeschwerden von Herz, Kreislauf oder Atmung auftreten.
- Bei starken Schmerzen mit Atemnot, pfeifendem Atem, Kollapsneigung, Ohnmacht, Fieber, gelbem oder grünem Auswurf beim Husten.
- Wenn Sie im Zweifel sind, ob der Brustschmerz einen ernsthaften Grund hat.

Keuchhusten
Pertussis

Was ist das

- Akute, weitverbreitete, bakterielle, *sehr ansteckende* (hochinfektiöse) Erkrankung mit anfallsartigem, krampfhaftem Husten, der gewöhnlich mit einem verlängerten *ziehenden Einatmen* endet.
- Kann sich 7–14 Tage nach Krankenkontakt durch *Tröpfcheninfektion,* z. B. beim Anhusten oder Einatmen entwickeln. Ansteckungsgefahr besteht bis Ende der 3. Woche der krampfartigen Hustenphase.
- Krankheit dauert etwa 6 Wochen und wird in 3 Stadien eingeteilt:

  1. Erkrankungszeichen wie bei einer schweren Erkältung mit
  - Appetitlosigkeit,
  - trockenem nächtlichen Husten,
  - selten Fieber.

  2. Nach 10–14 Tagen treten die Hustenkrämpfe auf. Jeder Anfall bei dem Kind beginnt überraschend:
  - Mund ist offen,
  - Zunge klebrig,
  - Gesicht schweißnaß.

  Auf 5–15 kurze Hustenstöße folgt das Keuchen mit schnellem tiefen Einatmen. Oft wird reichlich zähflüssiger Schleim ausgehustet, meist mit Erbrechen.

3. In der Heilungs- (Erholungs-)Phase werden die Hustenanfälle seltener, können jedoch durch Reizung der oberen Luftwege noch unterschiedlich lange ausgelöst werden.

- Komplikationen können sein:
  - Nasenbluten,
  - Krampfanfälle,
  - Hirnschädigung,
  - auch Todesfälle.
- Atemschwierigkeiten beeinträchtigen besonders Säuglinge. *Kinder unter 2 Jahren* mit Keuchhusten müssen in ein *Krankenhaus* eingeliefert werden.

Was selbst tun

Vorbeugen

- Kontakt mit Kindern meiden, die Keuchhusten haben.
- *Schutzimpfung* gegen Keuchhusten vom 3. bis 4. Lebensmonat an (Impfplan weiße Seite 240).
- *Bei Erkrankung*
  - für warme und feuchte Luft im Zimmer sorgen, um Hustenanfälle zu mildern,
  - abends hustenreizdämpfende Arzneimittel verabreichen (siehe gelbe Seite 250), möglichst nach Absprache mit dem Arzt,
  - bei wiederholtem Erbrechen häufig kleine Mahlzeiten anbieten, vor allem dann, wenn die Hustenanfälle vorüber sind.
  - Es gibt keine wirkungsvolle Behandlung, die den Ablauf der Krankheit beeinflußt.

Wann zum Arzt

- Bei dem *geringsten* Verdacht auf Keuchhusten alle Säuglinge und alle Kleinkinder bis zur Vollendung des 2. Lebensjahres.
- Alle Kinder bei Verdacht auf Keuchhusten.
- Besonders bei schwerem Husten mit Erbrechen und Gewichtsabnahme: medikamentöse Behandlung erforderlich.

Nervöses Überatmen
Hyperventilation

Was ist das

- Anhaltende Aufregung, Streit, Enttäuschung, Wut oder Angst können unbewußt die Atmung beeinflussen.
- Oft besteht bei diesen psychischen Zuständen anfangs das Gefühl, nicht ausreichend durchatmen zu können, oder als wenn ein Widerstand beim Atmen besteht: »Ich kann nicht richtig durchatmen«.
- Atemtiefe und Atemhäufigkeit nehmen bei körperlicher Anstrengung zu, um die vermehrt im Körper entstehende Kohlensäure durch die Lungen abzugeben und um Sauerstoff aufzunehmen. Bei bestimmten psychischen Situationen kann die Atmung vertieft und beschleunigt sein, *ohne* daß Sauerstoffnot besteht: es entsteht eine vermehrte Reizbarkeit der Körpermuskulatur.
- Durch nervöses Überatmen entsteht anfangs meist ein Kribbeln (»Ameisenlaufen«) in den Fingern und Armen, ehe dann Schwindel und allgemeines Unwohlsein auftreten. Später werden dann die Finger unwillkürlich steif (»die Finger verkrampfen sich«).

Was selbst tun

- Die Beschwerden sind keine Anzeichen einer ernsten Erkrankung.
- Verdeutlichen Sie sich die Ursachen, die zum nervösen Überatmen führen.
- Atmen Sie nicht schnell, sondern ruhig und langsam. Ihr Körper holt sich beim Atmen soviel Sauerstoff, wie er braucht.
- Halten Sie die Luft (den Atem) so lange an, wie Sie können.

Wann zum Arzt

- Wenn Sie selbst mit der Situation nicht fertig werden. Der Arzt kann den Zustand sofort mit einer Beruhigungsspritze beheben.

Herz

Herzanfall
Angina pectoris

Was ist das

- Ein starker Schmerz im Brustkorb hinter dem Brustbein oder über dem Herzen, ausstrahlend in den linken Arm, seltener in den rechten Arm, den Nacken oder das Kinn.
- Der Schmerz bei Herzanfällen ist dumpf und beklemmend. Er kann durch körperliche Belastung ausgelöst werden, tritt aber auch nachts im Schlaf auf. Kaltes Wetter, schwere Mahlzeiten und Aufregung können auslösend wirken.
- Ursache ist Sauerstoffmangel des Herzens bei Verschluß eines Herzkranzgefäßes (Koronararterie) durch Blutgerinnsel, durch Verengung durch Gefäßwandauflagerungen oder Gefäßverdickungen, z. B. bei langdauerndem Bluthochdruck oder erhöhten Blutfettwerten, aber auch durch krampfartige Gefäßverengungen z. B. bei extremem Streß.
- Begünstigt werden Herzanfälle durch langdauernde Herzkrankheiten, Herzklappenschäden oder Herzrhythmusstörungen.
- Angina pectoris tritt häufiger auf bei
  - Rauchern,
  - überbeanspruchten Personen mit viel Streß,
  - Zuckerkranken,
  - Männern,
  - älteren Menschen,
  - übergewichtigen Menschen.
- Nicht alle »Herzschmerzen« sind durch eine Erkrankung der Herzkranzgefäße verursacht. Andere häufige Erkrankungen mit »Herzschmerzen« sind Wirbelsäulenerkrankungen, Entzündungen der Zwischenrippennerven (Interkostalneuralgie) oder Erkrankungen von Rippenfell und Lungen.
- Schmerzen, die durch Wirbelsäule, Nerven oder Lungen hervorgerufen sind, hören beim Anhalten des Atems auf. Herzschmerzen bestehen fort, wenn man die Luft anhält.

Was selbst tun

Vorbeugen

- Rauchen einstellen. Regelmäßiges Rauchen schädigt die Herzkranzgefäße.
- Regelmäßige körperliche Aktivität und Sport wie Radfahren oder Schwimmen.
- Streßsituationen meiden bzw. Streßbewältigungstraining durchführen.
- Risikofaktoren ausschalten oder reduzieren:
  - Schlank bleiben bzw. bei Übergewicht abnehmen.
  - Erhöhten Blutdruck (Bluthochdruck) behandeln.
  - Diabetes auf normale Blutzuckerwerte durch Diät oder Medikamente einstellen.
  - Erhöhte Blutfettwerte durch Diät (wenig Streichfette, kein Schweinefleisch, wenig Eier) oder Medikamente senken.

Beim Herzanfall

- Verordnete Medikamente immer bei sich führen und rechtzeitig anwenden. Es handelt sich meistens um Nitroglyzerin-Präparate in Form von Sprays, Zerbeißkapseln, Tabletten oder als Pflaster.
- Sie spüren im Laufe der Zeit selbst, was Ihnen am besten hilft.

Wann zum Arzt

- Wenn Brustschmerzen auftreten und eine Diagnose bisher nicht gestellt wurde.
- Wenn Sie stark an Gewicht zunehmen und die Knöchel oder Beine anschwellen.
- Wenn die Herzschmerzen oder der Herzanfall stärker ist und länger dauert als sonst.
- Wenn neben dem Herzanfall Atemlosigkeit und kalter Schweiß auftreten.
- Immer, wenn Ihre Herzschmerzen durch Nitro-Präparate nicht aufhören.
- Ihr Hausarzt kann, häufig in Zusammenarbeit mit Herzspezialisten, feststellen, ob eine medikamentöse Behandlung Ihrer Herzbeschwerden ausreicht oder ob eine Bypass-Operation mit Ersatz der erkrankten Herzkranzgefäße durch körpereigene Venen erfolgen muß. Dies ist selten der Fall.

Herzinfarkt
Myokardinfarkt

Was ist das

- Durch Sauerstoffmangel bedingtes Absterben eines unterschiedlich großen Teils des Herzmuskels, hervorgerufen durch den plötzlichen Verschluß eines kleineren oder größeren Herzkranzgefäßes.
- Der plötzliche Verschluß kann durch einen Thrombus (Blutgerinnsel aus Blutplättchen, roten und weißen Blutkörperchen) erfolgen, der z. B. aus dem Herzvorhof, aus Krampfadern der Beine oder anderen schlecht durchbluteten Gebieten des Körpers stammt. Auch sich langsam verdickende Gefäßinnenwände, vor allem durch Fettabkömmlinge (Lipide bei Atherosklerose), führen in fortgeschrittenem Stadium oft akut zu einer Unterbrechung der Blutzufuhr und damit der Sauerstoffzufuhr zum Herzmuskel.
- Es tritt ein plötzlicher, bedrohlich empfundener Schmerz quer über der Brust auf. Der Schmerz ist einengend, beklemmend und dumpf, wie ein Gewicht, das auf der Brust liegt. Es kann in den linken Arm oder den Nacken, seltener in den rechten Arm und das Kinn ausstrahlen.
- Ort und Ausdehnung eines Herzinfarktes richtet sich immer nach der Lage und Größe des verschlossenen Herzkranzgefäßes. So unterscheidet man Vorder- oder Hinterwandinfarkt, Spitzeninfarkt und Infarkte, welche die ganze Herzwand oder nur eine dünne Schicht der Herzwand betreffen.
- Nach ungefähr 9 Tagen hat das geschädigte Herzmuskelgewebe seine größte Ausdehnung erreicht. Nach dieser Krise (kritisches Stadium der Erkrankung) beginnen reparative Vorgänge am Herzmuskel, durch die das geschädigte Muskelgewebe umgebaut wird. In deren Folge hat sich nach ca. 6 Wochen eine Narbe gebildet. Danach kann unter ärztlicher Anleitung mit ansteigender körperlicher Belastung begonnen werden.
- Der Schmerz läßt nach Einnahme von Nitropräparaten *nicht* nach wie bei Angina pectoris.
- Der Puls kann schneller oder langsamer als normal sein, doch fällt der Blutdruck immer gegenüber Normalwerten ab. Ein gegenüber der Norm *erhöhter* Blutdruck spricht entscheidend *gegen* einen Herzinfarkt.

- Ein Herzinfarkt ist nicht immer sofort im Elektrokardiogramm (EKG) zu erkennen. Das Sichtbarmachen im EKG kann 24 Stunden, in seltenen Fällen auch 36 Stunden dauern. Im Frühstadium sind deswegen zusätzliche Blutuntersuchungen durch den Arzt notwendig.

Was selbst tun

Vorbeugen

- Vermeiden und behandeln Sie Risikofaktoren wie Bluthochdruck (Hypertonie) sowie erhöhte Blutfettwerte, insbesondere Cholesterin und Triglyzeride.
- Stellen Sie das Zigarettenrauchen ein.
- Behandeln Sie eine Zuckerkrankheit genau nach Anweisung.
- Vermeiden Sie Übergewicht.
- Sind in Ihrer Familie bereits Herzinfarkte aufgetreten, so lassen Sie sich in ihrer Lebensführung und damit in bezug auf vorbeugende Maßnahmen von Ihrem Arzt beraten.
- Achten Sie auf ausreichende körperliche Aktivität und vermeiden Sie kontinuierlichen Streß.

Bei Infarktverdacht

- Versuchen Sie, ruhig liegen zu bleiben. Angst und körperliche Aktivität steigern den Sauerstoffverbrauch am Herzmuskel, der ohnehin schon unter Sauerstoffmangel leidet.
- Wenden Sie ein im Haus vorhandenes Nitropräparat an und beobachten Sie, ob der Schmerz im Brustbereich nach wenigen Minuten nachläßt.
- Wenn Sie sich schwach und schwindelig fühlen: liegen bleiben oder mit leicht aufgerichtetem Oberkörper hinsetzen, jedoch nicht aufstehen und umhergehen. Lassen Sie Ihren Hausarzt rufen, der nach der Erstuntersuchung entscheidet, ob eine Krankenhauseinweisung notwendig wird.

Wann zum Arzt

- *Sofort,* wenn in der Brust ein schwerer, bisher in solcher Stärke nie bemerkter Schmerz auftritt.
- Wenn angewendete Nitro-Präparate als Spray, Tabletten oder Pflaster den Schmerz im Brustbereich nicht nach wenigen Minuten erheblich verbessern.
- Wenn außer dem Schmerz Schwäche, Schwindel und kalter Schweiß auftreten.

Herzleistungsschwäche
Herzinsuffizienz

Was ist das

- Herzleistungsschwäche ist ein Erscheinungsbild, das gekennzeichnet ist durch
  - herabgesetzte Herzleistung mit Stauung des Blutes in der Lunge: Linksherzinsuffizienz,
  - herabgesetzte Herzleistung mit Stauung des Blutes im Körper: Rechtsherzinsuffizienz mit Stauungsleber und anschwellenden Fußknöcheln.
  - verminderte Gewebsdurchblutung: bläuliche Lippen, bläuliche Fingerspitzen und Fußzehen.
- Das Herz ist das zentrale Kreislauforgan. Es ist ein muskuläres Hohlorgan, das durch seine Pumpfunktion den Körper mit dem am Hämoglobin der roten Blutkörperchen (Erythrozyten) locker gebundenen Sauerstoff versorgt.
- Die gesunde Herzleistung ist auf die uneingeschränkte und normale Arbeit der *drei Funktionssysteme des Herzens* angewiesen. Diese sind:
  1. Der Herzmuskel (Myokard) und die Herzklappen.
  2. Die Herzkranzgefäße (Koronararterien).
  3. Das Herznervensystem (Sinusknoten im Herzvorhof sowie der linke und rechte Schenkel des selbständigen Herz-Nervensystems in der linken und rechten Herzkammer).
- Die Schädigung oder der Ausfall von nur einem Teil eines der drei Funktionen hat Herzleistungsschwäche zur Folge. Daraus wird deutlich, daß Herzleistungsschwäche viele Ursachen haben kann, so z. B.:
  - Schädigungen des Herzmuskels durch Sauerstoffmangel (Angina pectoris oder Herzinfarkt), Herzmuskelentzündungen (Myokarditis), Überbelastung bei Bluthochdruck und Übergewicht sowie durch Herzklappenfehler.
  - Krankheiten der Herzkranzgefäße.
  - Schädigungen des Herznervensystems mit zu häufigen oder zu seltenen oder unregelmäßigen elektrischen Impulsen (Tachykardie, Bradykardie oder Arrhythmie = beschleunigter, verlangsamter oder unregelmäßiger Herzschlag) ebenso wie durch Narbenbildungen oder Entzündungen in einem Nervenschenkel der Herzkammern (Schenkelblock).

Herzleistungsschwäche ist erkennbar

- an der Herztätigkeit:
  - Oft beschleunigter Puls (Tachykardie).
  - Manchmal unregelmäßiger Puls: rasch aufeinanderfolgende Herzschläge können mit längeren Pausen wechseln (Arrhythmie). Tachykardie und Arrhythmie können, müssen aber nicht Zeichen einer Herzinsuffizienz sein.
- an körperlichen Zeichen:
  - Luftnot bei normaler körperlicher Belastung bzw. beschleunigte Atmung.
  - Luftnot im Liegen.
  - Rasche Ermüdbarkeit und körperlicher Leistungsabfall.
  - Ausgeprägter Hustenreiz, oft mit rostrotem oder bräunlichem Auswurf.
  - Oft nächtlicher Husten bzw. Hustenanfälle, besonders nach dem Umlegen im Bett.
  - Häufiges nächtliches Wasserlassen. Kann bei älteren Männern auch durch Prostatavergrößerung bedingt sein.
  - Blauverfärbung der Lippen, Fingerspitzen und Fußzehen (Zyanose).
  - Flüssigkeitsansammlung und Ödeme, z. B. im Bauchraum als Aszites, in den Lungen als Lungenödem und an den Beinen als Knöchelödeme.

Was selbst tun

- Ruhe behalten, bis sich der Zustand durch Behandlung bessert.
- Eine sitzende Position einnehmen, da diese das Herz schont und im allgemeinen als besonders bequem empfunden wird.
- Einschränken der Kochsalzzufuhr, damit das im Körper eingelagerte Wasser besser ausgeschieden werden kann.
- Verordnete Medikamente regelmäßig einnehmen.
- Nicht rauchen.

Wann zum Arzt

- Bei Atemnot, Schwellung der Füße oder der Unterschenkel und bei einem oder mehreren der oben angeführten Anzeichen.
- Immer dann, wenn Sie das Gefühl haben, daß Ihr Herz schwach ist. Zur Diagnose kann ein Elektrokardiogramm (EKG), eventuell auch eine Röntgenaufnahme der Lungen und eine Laboruntersuchung des Blutes notwendig sein.

Herzklopfen

Was ist das

- Herzempfindung, worunter verstanden wird
  - Unregelmäßigkeiten des Herzschlages wie Herzflattern und Herzstolpern,
  - schneller Herzschlag,
  - besonders starker Herzschlag.
- Häufig bei
  - Aufregung, Streß, Angst;
  - Freude, Ärger;
  - Rauchen, Alkohol;
  - Kaffee, Tee;
  - Fieber.
- Die meisten Anfälle von Herzklopfen dauern nur wenige Minuten.
- Tritt auch in Ruhe, z. B. nachts im Bett, auf.
- Manchmal Zeichen einer Herzerkrankung, oft verbunden mit Schwindelgefühl, Atemnot, Kollaps oder Ohnmacht.

Was selbst tun

- Entspannt hinsetzen oder hinlegen.
- Tee, Kaffee, Colagetränke oder Alkohol meiden.

Wann zum Arzt

- Bei Herzklopfen in Verbindung mit allgemeinem Unwohlsein, Schwächezuständen, Schwindelgefühl oder Schmerzen im Brustkorb.
- Wenn das Herzklopfen länger als eine Stunde dauert.
- Wenn sich diese Zustände wiederholen.

Bauchraum

Magen-Darm-Bereich

Speiseröhrenentzündung
Gastro-oesophagealer Reflux

Was ist das

- Entzündung der Speiseröhre (Ösophagus) durch Zurückfließen von Magensäure und Mageninhalt.
- Häufig durch eine Hiatushernie (Zwerchfellbruch; siehe auch weiße Seite 77) begünstigt, aber auch durch Erschlaffen des Schließmuskels am Übergang der Speiseröhre zum Magen.
- Ausgeprägtes Sodbrennen, z. T. mit Aufstoßen und Zurückfließen von Mageninhalt bis in den Mund.
- Bei Geschwüren in der Speiseröhre, die durch zurückfließenden Mageninhalt in die Speiseröhre entstehen, Schmerzen hinter dem Brustbein und am unteren Ende des Brustbeins.
- Besonders stark nach schweren Speisen, reichlichem Genuß alkoholischer Getränke, beim Hinlegen und Vorwärtsbeugen.

Was selbst tun

- Schwere Mahlzeiten und blähende Speisen meiden, z. B.
  - Kohl,
  - kohlensäurehaltige Getränke,
  - Zwiebeln,
  - Bohnen.
- Einengende Kleidungsstücke um den Bauch wie Gürtel oder Korsett nach Mahlzeiten lockern.
- Alles meiden, was die Säureproduktion anregt, besonders
  - Rauchen,
  - Curry,
  - starken Bohnenkaffee,
  - alkoholische Getränke,
  - übermäßigen Streß.
- Evtl. Hochlagerung des Kopfteils des Bettes um ca. 15 Zentimeter.

- Arzneimittel gegen zuviel Magensäure (siehe gelbe Seite 301) eine Stunde nach den Mahlzeiten und vor dem Zubettgehen einnehmen.

Wann zum Arzt

- Falls die eingeleiteten Maßnahmen nicht ausreichen. Der Arzt kann zusätzliche Medikamente verordnen, welche die Bewegung des Magens (z. B. Metoclopramid) oder die Säureproduktion (z. B. Cimetidin oder Ranitidin) beeinflussen.
- Bei Bluterbrechen (das Erbrochene ist hellrot oder kaffeesatzartig) und/oder Blut im Stuhlgang, der dann schwarz aussieht (Teerstuhl).
- Zum Ausschluß einer Hiatushernie (Zwerchfellbruch) durch Röntgenuntersuchung.

Verdauungsstörung
Dyspepsie

Was ist das

- Sammelbegriff für Beschwerden im Magen-Darm-Bereich, die sich auch bei eingehender Untersuchung oft nicht erklären lassen.
- Können auch Folge von psychologischen Störungen (Verstimmung, Streß, Depression) und Ernährungsgewohnheiten sein.
- Brennendes Gefühl unterhalb der Rippen in der Mitte des Bauches, manchmal verbunden mit
  - Blähung,
  - Völlegefühl,
  - Sodbrennen,
  - Übelkeit,
  - gelegentlich Erbrechen.
- Tritt bei zuviel, aber auch bei zuwenig Magensäure auf.
- Kann sich bei Nahrungsaufnahme bessern oder verschlechtern.

Was selbst tun

- Leichte Kost wie
  - Zwieback,
  - Reis,
  - Haferflocken.
- Viel Schlackenstoffe in der Nahrung wie
  - Kartoffeln,
  - Getreide,
  - Gemüse.
- Scharfe Speisen (Curry), viel Fett oder Gebratenes meiden.
- Bei Blähungen:
  - regelmäßige, aber leichte Mahlzeiten,
  - kleine Mahlzeiten langsam essen mit anschließender Bewegung, z. B. Spaziergang,
  - Fleisch reduzieren. Fleisch entwickelt durch Fäulnisprozesse im Darm Gase,
  - Zwiebeln und Kohlarten meiden,
  - Süßigkeiten meiden, da sie durch Gärung die Gasentwicklung im Darm fördern,
  - Rauchen einschränken,
  - kein Alkohol,
  - auf ausgeglichene Lebensweise achten.
- Je nach Ursache der Beschwerden können verdauungsfördernde Arzneimittel (siehe gelbe Seite 304) oder Arzneimittel gegen zuviel Magensäure hilfreich sein (siehe gelbe Seite 301).

Wann zum Arzt

- Wenn die oben genannten Maßnahmen nicht helfen.
- Wenn zusätzlich Appetitlosigkeit, Gewichtsverlust oder Schwierigkeiten beim Schlucken auftreten.
- Bei sehr starken oder wiederholten Beschwerden.

Magen- und Zwölffingerdarmgeschwür
Ulcus ventriculi und Ulcus duodeni

Was ist das

- Eine umschriebene Gewebsschädigung mit Geschwürbildung im Magen oder Zwölffingerdarm (Duodenum), deren Schleimhaut der Einwirkung von Salzsäure und von eiweißverdauenden Fermenten (Pepsin) ausgesetzt ist.

- Der Zwölffingerdarm ist der an den Magen unmittelbar anschließende Teil des Dünndarms, in den auch die Drüsenabsonderungen (Sekrete) der Leber (Gallenflüssigkeit) und der Bauchspeicheldrüse einmünden.
- Magengeschwüre finden sich vor allem an der kleinen Kurve des Magens, wo besonders viele Säure produzierende Drüsen sitzen.
- Zwölffingerdarmgeschwüre sind meist in den ersten drei Zentimetern dieses Darmabschnittes zu finden. Sie sind kleiner als Magengeschwüre und haben einen Durchmesser von durchschnittlich einem Zentimeter.
- Zwölffingerdarmgeschwüre sind fast immer gutartig. Magengeschwüre hingegen können auch bösartig sein.
- Magen- und Zwölffingerdarmgeschwüre treten häufiger auf
  - bei Rauchern,
  - bei Menschen mit viel Streß,
  - bei Menschen mit unregelmäßiger Lebensweise.

  Sie können durch bestimmte Arzneimittel verschlimmert werden wie z. B. durch manche Arzneimittel gegen Schmerzen und Fieber.
- Nur ungefähr die Hälfte der Patienten mit Magen- und Zwölffingerdarmgeschwüren hat typische Beschwerden. Oft fallen zuerst Komplikationen auf wie
  - Bluterbrechen: kaffeesatzartig,
  - Teerstühle: schwarzer Stuhlgang durch verdautes Blut.
- Bei Magengeschwüren sind Schmerzen in der Mitte des Oberbauches, also in der Magengrube, nach dem Essen typisch.
- Schmerzen bei Zwölffingerdarmgeschwüren treten im Laufe des Morgens auf und sind nüchtern am stärksten.
- Der Schmerz ist brennend, nagend oder stechend, immer an derselben Stelle und bessert sich durch Milch oder säurebindende Präparate.
- Wenn Erbrechen auftritt, nimmt der Schmerz oft ab, da dann die Magensäure entleert wird.
- Magen- und Zwölffingerdarmgeschwüre neigen zu wiederholtem Auftreten, Zwölffingerdarmgeschwüre vorzugsweise im Frühling und im Herbst bei besonderen Belastungen.

- Besonders gefürchtet ist das *Durchbrechen* eines Magen- oder Zwölffingerdarmgeschwüres. Es bildet sich ein Loch in der Darmwand, in dessen Umgebung sich das Bauchfell entzündet. Es bestehen große Schmerzen und ein schweres Krankheitsgefühl. *Sofortige Operation* erforderlich!

Was selbst tun

Vorbeugen

- Häufige und kleine Mahlzeiten sind besser als wenige und große Mahlzeiten.
- Rauchen einstellen.
- Alkohol weitgehend reduzieren.
- Streß, vor allem aber Termindruck, meiden, da psychische Belastungen die Magensäureproduktion erhöhen.
- Möglichst Medikamente vermeiden, die den Magen belasten wie z. B. Präparate mit dem Wirkstoff Acetylsalicylsäure und viele Rheumamittel.
- Säuregehalt des Magens kann durch säurebindende Präparate verringert werden (siehe gelbe Seite 301).

Bei bestehendem Magen- oder Zwölffingerdarmgeschwür:

- Magendiät einhalten. Zu meiden sind:
  - Fett,
  - schwerverdauliche Speisen.

  Bevorzugen:
  - Kartoffelbrei,
  - Haferflockenbrei,
  - Reis,
  - wenig gewürzte Speisen.
- Verordnete Medikamente zur Herabsetzung der Magensäureproduktion regelmäßig einnehmen.
- Nach Rücksprache mit Ihrem Arzt
  - berufliche Tätigkeit unterbrechen,
  - Ruhe halten,
  - warten, bis sich der Zustand bessert.

Wann zum Arzt

- *Sofort* bei
  - Bluterbrechen: das Erbrochene ist kaffeesatzartig oder hellrot,
  - schwarzem Stuhlgang (Teerstühle).

- Wenn Sie nicht sicher sind, ob ein Magen- oder Zwölffingerdarmgeschwür vorliegt. Die Röntgenuntersuchung von Magen und Darm mit einem milchigweißen Barium-Brei oder die endoskopische Untersuchung ermöglichen die sichere Diagnose eines Magen- oder Zwölffingerdarmgeschwüres. Bei der endoskopischen Untersuchung wird ein bewegliches (flexibles) Instrument durch den Mund nach Sprüh-Betäubung der Schleimhaut durch die Speiseröhre in den Magen bzw. Zwölffingerdarm eingeführt. Der Arzt kann durch das Instrument das Geschwür sehen, eine Fotografie davon anfertigen oder, wenn notwendig, Gewebeproben entnehmen. Bei der Endoskopie findet keine Belastung des Körpers durch Röntgenstrahlen statt.
- Bei wiederholtem bzw. häufigem Erbrechen nach Mahlzeiten, weil Narbenbildungen durch alte Geschwüre die Ursache sein können.
- Wenn Magen- oder Zwölffingerdarmgeschwüre wiederholt auftreten, weil dann eine Magenoperation oder die Durchtrennung von Nerven (Vagotomie) zur Verhinderung der Säureproduktion notwendig werden kann.
- Zur Absprache über die Einnahme der am besten wirksamen Medikamente, zur Absprache über die Diät oder zur Verordnung von Arbeitsruhe.

Übelkeit und Erbrechen

Was ist das

- *Übelkeit:* Unangenehmes Gefühl im Bauchraum.
- *Erbrechen:* Herauswürgen von Schleim, Speisen, Blut oder verschluckten Fremdkörpern.
- Am häufigsten hervorgerufen durch:
  - Magenverstimmung, die durch überreichliche Nahrungsaufnahme oder übermäßigen Alkoholgenuß verursacht sein kann.
  - Magen-Darm-Infektion, die meist durch harmlose Virusinfektion, aber auch bei Nahrungsmittelvergiftung und Infektion durch Bakterien auftritt.

- Magen- und Zwölffingerdarmgeschwür.
- Reisekrankheit.
- Bei Kindern als Begleiterscheinung von fieberhaften Erkrankungen, z. B. bei Entzündungen im Ohr- oder Halsbereich.
- Kann einhergehen mit
  - Schwindel,
  - Kopfschmerz,
  - Schweißausbruch,
  - Durchfall.

Was selbst tun

- Entspannen durch Hinlegen oder Bettruhe.
- Keine Nahrungsaufnahme.
- Kein Alkohol.
- Langsames Trinken von ungesüßtem Tee oder Mineralwasser. Die Kohlensäure sollte durch Rühren mit einer Gabel entfernt werden, da sonst Blähungen und Aufstoßen entstehen können.
- Erst danach langsames Aufbauen der Nahrungsaufnahme, beginnend mit Zwieback oder Toast.
- In den nächsten Tagen keine fetten und gebratenen Speisen, um Völlegefühl oder lästiges Aufstoßen zu vermeiden.

Wann zum Arzt

- Bei zusätzlichen Schmerzen.
- Wenn Brechreiz und Erbrechen nicht nachlassen bzw. immer wiederkehren.
- Bei gleichzeitigen Anzeichen einer Allgemeinerkrankung.
- Immer bei Säuglingen oder Kleinkindern.
- *Immer bei Bluterbrechen.* Das Blut kann
  - rot aussehen: Blutungen aus den oberen Speisewegen, z. B. aus der Speiseröhre;
  - schwarzgefärbt sein: chemische Veränderung des Blutes durch Magensäure. *Notfall!*

Reisekrankheit

Was ist das

- Übelkeit mit
  - blasser, kalter und feuchter Haut,
  - Krankheitsgefühl,
  - Erbrechen,
  - Schläfrigkeit,
  - Gähnen,
  - Speichelfluß.
- Kann beim Fahren mit Auto, Eisenbahn, Schiff und Flugzeug auftreten.
- Häufiger bei Reisenden, die ängstlich sind oder unter Streß stehen.

Was selbst tun

- Kinder im Auto so setzen, daß sie aus dem Fenster sehen können.
- Auf See auf den Horizont oder auf Land sehen.
- Nicht lesen.
- Nach Möglichkeit hinlegen.
- Eine halbe bis eine Stunde vor Antritt der Reise ein Arzneimittel gegen Reisekrankheit nehmen (siehe gelbe Seite 307).

  Achtung: Autofahrer und Piloten sollten bei der Anwendung dieser Mittel vorsichtig sein, da die Mittel die Reaktionsfähigkeit beeinflussen können.

Wann zum Arzt

- Wenn die selbst angewendeten Maßnahmen ohne Erfolg geblieben sind.

Verstopfung
Obstipation

Was ist das

- Erschwerter schmerzhafter, harter oder zu seltener Stuhlgang mit dem Gefühl unvollständiger Entleerung. Als normal gilt ein Stuhlgang von einmal in drei Tagen bis zu dreimal pro Tag.

- Entsteht gewöhnlich bei Mangel an unverdaulichen Stoffen (Ballaststoffen) in der Nahrung. Kann aber auch bei Änderung der Lebensgewohnheiten auftreten, z. B. im Urlaub.
- Als Beschwerden können auftreten:
  - Unbehagen,
  - Müdigkeit.
- *Akut* auftretend bei
  - längerer Bettruhe,
  - unzureichender Flüssigkeitsaufnahme,
  - fieberhaften Erkrankungen,
  - als Nebenwirkung von Medikamenten, z. B. bei bestimmten magensäurebindenden Präparaten, eisenhaltigen Medikamenten und Beruhigungsmitteln.
- *Chronisch* bei verschiedenen Krankheiten des Darmes, Nervensystems oder bei psychischen Ursachen.

Was selbst tun

- Auf ausreichend hohen Anteil von Ballaststoffen in der Ernährung achten; z. B.
  - Kartoffeln,
  - Gemüse,
  - grobes Getreide (Vollkorn),
  - ungeschälter Reis.
- *Ausreichend trinken.* Besonders bei älteren Menschen ist das Durstgefühl häufig herabgesetzt, so daß der Körper dem Dickdarm Flüssigkeit entzieht. Wenn unzureichend getrunken wird, dickt der Stuhl zu stark ein und der Stuhlgang wird erschwert.
- Regelmäßige und ausreichende körperliche Bewegung.
- Abführmittel (siehe gelbe Seite 297) sind zwar wirksam, bei einer langfristigen Anwendung jedoch möglicherweise schädlich.

Wann zum Arzt

- Wenn die genannten Maßnahmen nicht helfen.
- Bei erstmaligem Auftreten im mittleren oder höheren Lebensalter zum Ausschluß ernster Erkrankungen.
- Bei gleichzeitigen Schmerzen und bei Blutung aus dem Darm.

Durchfall

Diarrhoe; Enteritis

Was ist das

- Häufige, dünne oder wässrige Darmentleerungen (Stuhlgang). Oft gleichzeitig mit Erbrechen (siehe weiße Seite 72) oder Koliken (siehe weiße Seite 95).
- Manchmal plötzliche Stuhlentleerung.

Was selbst tun

- Bei Schwächegefühl: Hinlegen bzw. Bettruhe.
- Keine Nahrungsaufnahme.
- Kein Alkohol.
- Wiederholtes, aber langsames Trinken von ungesüßtem Tee oder Mineralwasser, wobei die Kohlensäure durch Rühren mit einer Gabel zu entfernen ist, da sonst Blähungen und Aufstoßen entstehen.
- Salzstangen für Kinder und Erwachsene.
- Einige Tage feste oder gebratene Speisen meiden.
- Nur langsam zur normalen Ernährung übergehen.
- Bei *Säuglingen* und *Kleinkindern:*
  - Keine Milch.
  - Statt Milch abgekochtes Wasser, ungesüßten Tee, Reis- oder Haferschleim.
  - Nicht zur Nahrungsaufnahme nötigen!
  - *Wiederholte* und ausreichende *Flüssigkeitszufuhr* unbedingt erforderlich, am besten mit etwas Salz und Zucker, um Kreislauffunktion aufrechtzuerhalten.
- Arzneimittel gegen Durchfall (siehe gelbe Seite 294).

Wann zum Arzt

- Wenn die genannten Maßnahmen nicht helfen.
- Immer, wenn ein Säugling oder Kleinkind Durchfälle hat.
- Bei gleichzeitig kolikartigen, anhaltenden Schmerzen im Bauch.
- Wenn gleichzeitig Hinweise auf eine Allgemeinerkrankung vorliegen, z. B. Kollaps, Benommenheit.
- Bei allen Patienten, die vor nicht länger als zwei bis drei Wochen aus tropischen Ländern zurückgekehrt sind.
- Wenn in der Darmentleerung (Stuhlgang) Blut oder blutiger Schleim enthalten ist. *Notfall!*

Eingeweidebrüche

Was ist das

- Spaltbildung in Muskelwänden des Bauches, in die sich Bauchinhalt vorwölben kann. Es gibt folgende Eingeweidebrüche:
  - *Leistenbruch,* in den sich Darmschlingen vor allem beim Husten und Heben von Lasten einlagern. Kann zu Schmerzen, Verstopfung oder Einklemmung führen. Häufiger bei Männern.
  - *Nabelbruch,* der vor allem kosmetisch stört. Häufig bei Säuglingen.
  - *Hiatushernie* (»innerer Bruch«): Ausstülpung eines Teils des Magens in einen erweiterten Spalt des Zwerchfells. Oft mit Schmerzen in der Mitte des Oberbauches. Tritt auf vor allem bei Blähungen und nach schweren Mahlzeiten. Kann bei Röntgenuntersuchung des Magens und gleichzeitiger Kopftieflagerung festgestellt werden.

Was selbst tun

- Wenn ein Bruch schmerzt, entspannt hinlegen.
- *Leistenbruch:* Möglichst keine Bruchbänder tragen, da durch Druck auf das darunterliegende Gewebe die Durchblutung verschlechtert wird und die Heilungstendenz bei einer notwendigen Operation herabgesetzt ist.
- *Nabelbrüche* schließen sich innerhalb der ersten beiden Lebensjahre meist von selbst.
- *Hiatushernie:* Blähende Speisen und zu reichliche Mahlzeiten meiden.

Wann zum Arzt

- *Alle* Eingeweidebrüche müssen vom Arzt untersucht werden. Je nach Lage und Größe kann eine Operation notwendig sein.
- *Sofort* bei eingeklemmtem Leistenbruch: Der Bauchinhalt läßt sich nicht zurückschieben.
- Auch bei älteren und herzkranken Menschen kann heute in örtlicher Betäubung (Lokalanästhesie) ein Leistenbruch gefahrlos operiert werden.

Reizkolon
Spastisches Kolon, Colon irritabile

Was ist das

- Eine Bewegungsstörung von Dünn- und Dickdarm, die durch Schmerzen, Blähungen, Verstopfung oder Durchfall gekennzeichnet ist.
- Als Ursache wird eine Reaktion auf Streß, aber bei empfänglichen Personen auch Angst, Ärger, Schuldgefühle und Depression angenommen.
- Normalerweise gehen Muskelkontraktionen wellenförmig über den Darm (Peristaltik) und bewegen damit den weichen Darminhalt. Bei Bewegungsbehinderungen oder versteiftem (verkrampftem) Darm ist der Transport des Darminhaltes gestört und Ursache der Beschwerden.
- Reizkolon ist schmerzhaft und lästig, aber ungefährlich.

Was selbst tun

- Regelmäßig essen.
- Auf genügend Ballaststoffe in der Nahrung achten wie Vollkorngetreideflocken, Vollkornbrot, frisches Gemüse und Obst, Nüsse und Bohnen.
- Grobe, natürliche Kleie der Nahrung zufügen. Zwei bis vier Eßlöffel täglich, gemischt mit Milch oder Wasser, evtl. als Haferbrei oder Getreideflocken beigeben.
- Viel trinken.
- In Abhängigkeit von der Ursache der Beschwerden helfen Arzneimittel gegen Verdauungsstörungen (siehe gelbe Seite 304) oder nach ärztlicher Verordnung krampflösende Mittel oder Psychopharmaka.
- Bei starken Schmerzen können über einen kurzen Zeitraum auch Schmerzmittel (siehe gelbe Seite 266) angewendet werden.
- Versuchen, die Ursache der inneren Anspannung zu finden und das Problem lösen.

Wann zum Arzt

- Bei schweren oder andauernden Bauchschmerzen.
- Bei Veränderungen des üblichen Stuhlgangs.
- Bei Blut im Stuhl.
- Die Beschwerden können durch eine Röntgenuntersuchung des Darmes oder eine Darmspiegelung (z. B. Sigmoidoskopie) geklärt werden.

Entzündung von Dickdarmausstülpungen
Divertikulitis

Was ist das

- Divertikel sind kleine sackartige Ausstülpungen der Darmschleimhaut durch die Muskelschicht des Dickdarmes. Sie treten am häufigsten im unteren Dickdarm auf.
- Divertikel entstehen an Wandabschnitten des Dickdarms mit dünner Muskelschicht.
- Begünstigt wird die Entstehung durch ballaststoffarme Ernährung.
- Die Häufigkeit von Dickdarmdivertikeln nimmt mit dem Lebensalter zu.
- Es treten unklare Bauchschmerzen auf, gehäuft bei psychischer Anspannung. Sie finden sich vor allem im linken Bauch und im Unterbauch. Die Schmerzen sind meist dumpf, können aber auch stechend sein.
- Selten mit Blutabgang im Stuhlgang.
- Divertikulitis ist eine Entzündung eines oder mehrerer dieser Schleimhautaussackungen. Die Folgen können Blutung, Durchbruch in den Bauchraum und Fistelbildung sein.

Was selbst tun

Vorbeugen

- Regelmäßige Mahlzeiten mit *reichlich Ballaststoffen* wie
  - Vollkornflocken,
  - Vollkornbrot,
  - frisches Obst,
  - Gemüse,
  - Nüsse,
  - Bohnen.
- Grobe, natürliche Kleie der Nahrung zufügen. Zwei bis vier Eßlöffel täglich in Wasser gemischt trinken oder einem Haferbrei oder Getreideflocken zufügen.
- Viel trinken.

Bei bestehender Divertikulitis

- Im akuten Anfall Bettruhe.
- Keine Arzneimittel gegen Schmerzen nehmen.

Wann zum Arzt

- Bei schweren oder andauernden Bauchschmerzen.
- Wenn Durchfall und Verstopfung im Wechsel auftreten.
- Bei Blut im Stuhlgang.
- Eine Röntgenuntersuchung des Darmes oder eine Darmspiegelung (z. B. Sigmoidoskopie) können die Diagnose klären.
- Bei einer Infektion müssen eventuell Antibiotika verordnet werden.

Einkoten

Was ist das

- Unfähigkeit, den Stuhlgang zu halten.
- Normal bei Säuglingen und Kleinkindern.
- Kann in Verbindung mit einer Verstopfung auftreten, besonders bei Kindern und älteren Menschen.
- Kann bei älteren Kindern Anzeichen für psychische Probleme sein.
- Anzeichen bei ernsthaften Darmerkrankungen.

Was selbst tun

- Verstopfung vermeiden (siehe auch Abführmittel, gelbe Seite 297).
- Regelmäßiges Aufsuchen der Toilette mit dem Versuch der Stuhlentleerung. Damit kann die Stuhlentleerung trainiert werden.

Wann zum Arzt

- Bei wiederholtem Auftreten im Erwachsenenalter.
- Wenn die oben genannten Maßnahmen nicht helfen.

Schmerzen oder Blutungen am After

Hämorrhoiden; Würmer, Hauteinrisse, Entzündungen

Was ist das

- Schmerzen am After, meist mit Juckreiz, können durch *wunde Haut* oder durch *Einrisse der Haut* verursacht sein.
- Hellrotes Blut wird meist durch *Hämorrhoiden* verursacht. Hämorrhoiden sind Arterien- und Venenschwellungen am Schließmuskel des Enddarms (After). Sie liegen entweder oberhalb oder unterhalb des Dickdarmschließmuskels. Blut ist entweder auf dem Toilettenpapier oder dem Stuhlgang zu sehen oder im Toilettenbecken verspritzt.
- Zusammen mit nächtlichem Juckreiz und örtlicher Hautentzündung werden Schmerzen häufig durch *Würmer* verursacht, vor allem bei Kindern.
- Ursache von heftigen Schmerzen vor allem beim Gehen und Sitzen können *Blutgerinnsel in Hämorrhoiden* sein. Meist außen am After als blaue, pralle und druckschmerzhafte Gebilde zu fühlen und zu sehen.
- Häufiges Waschen mit Seife im Afterbereich zerstört den Hautschutzmantel und kann zu *Entzündungen und Infektionen* der Haut vor allem in der Afterfalte führen.
- Hämorrhoiden und Risse können bedingt sein durch
  - Mangel an unverdaulichen Nahrungsbestandteilen,
  - zu geringe Flüssigkeitsaufnahme,
  - sitzende Tätigkeiten,
  - langes Pressen beim Stuhlgang,
  - Durchtreten von hartem, trockenem Stuhl,
  - Schwangerschaft.

Was selbst tun

Hauteinrisse

- Nicht täglich mit Seife waschen, sondern nach dem Stuhlgang mit klarem, lauwarmem Wasser.
- Weichen Stuhlgang durch ausreichend Flüssigkeitszufuhr fördern: Erwachsene mindestens 2 Liter täglich.
- Vaseline um den After auftragen.

Hämorrhoiden

- Ernährungsverhalten ändern. Verstopfung vermeiden: Ausreichende Flüssigkeitszufuhr, ausreichend Schlackenstoffe (Ballaststoffe). Fleisch, süße Nahrungsmittel und weiße Teigwaren besitzen wenig unverdauliche Nahrungsbestandteile. Gemüse, Kartoffeln und nicht ausgemahlene Getreide bevorzugen.
- Analgymnastik durch Zusammenziehen und Lockerlassen des Schließmuskels.
- Hämorrhoidenmittel (siehe gelbe Seite 285) können die Beschwerden lindern.

Würmer

- Bei wiederholter genauer Betrachtung des Stuhlgangs zu erkennen (siehe »Würmer« weiße Seite 231). Arzt aufsuchen.

Wann zum Arzt

- Bei jeder *erstmals* auftretenden Blutung am After.
- Bei Blutungen im mittleren und fortgeschrittenen Lebensalter, um die Ursache der Blutung zu klären.
- Bei Blutgerinnsel im Hämorrhoidalknoten.
- Bei Würmern.
- Anhaltender Juckreiz, uncharakteristische oder wiederkehrende Schmerzen im Afterbereich müssen ärztlich überprüft werden.

Nieren und Harnwege

Häufiges und schmerzhaftes Wasserlassen
Polyurie und Dysurie

Was ist das

- Häufiges und schmerzhaftes Wasserlassen, manchmal mit Blut, sind die wichtigsten Anzeichen einer durch Viren oder Bakterien bedingten Blasenentzündung (Zystitis).
- Bei gleichzeitiger Niereninfektion oft
  - Fieber,
  - Schmerzen im Rücken oder in den Flanken,
  - allgemeines Krankheitsgefühl.
- Anzeichen einer Harnblasenentzündung finden sich häufiger bei Frauen als bei Männern, da die weibliche Harnröhre nur ca. 2½ cm lang ist und Bakterien diese Strecke leicht überwinden. Sie können in der Harnblase eine Entzündung hervorrufen. Entzündungen der Scheide, erkennbar an Brennen und Schmerzen, begünstigen die Entstehung von Harnblasenentzündungen.
- Häufiges Wasserlassen kann auch durch Angst, aber auch durch coffeinhaltige Getränke (Kaffee, Tee, Cola-Getränke) bedingt sein.
- Beim Mann kann brennendes und häufiges Wasserlassen mit einer Absonderung aus dem Penis durch eine Harnröhreninfektion (Urethritis) verursacht sein, die häufig durch Geschlechtsverkehr erworben wird.

Was selbst tun

- Besonders peinliche Sauberkeit um die Harnröhrenöffnung:
  - Bei *Frauen* frühzeitige Behandlung von Entzündungen im Bereich von Scheide und Scham, ehe diese zu einer aufsteigenden Infektion in die Harnblase führen. Vor allem bei starker und übelriechender Absonderung aus der Scheide eventuell Spülungen für 2–3 Tage durchführen.

- Bei *Männern* regelmäßige Reinigung des Penis mit lauwarmem Wasser unter Zurückziehen der Vorhaut, um die dahinter befindliche weißgelbe Substanz aus Bakterien und abgestorbenen Zellen zu entfernen.

- Keine Intimsprays verwenden, da Chemikalien häufig die normale Bakterienflora der Haut zerstören.
- Bei Entzündungen im Genitalbereich (Ausfluß aus Scheide oder Harnröhre) keinen Geschlechtsverkehr, bis die Entzündung abgeklungen ist: es besteht die Gefahr, eine Infektion auf den Partner zu übertragen.
- Ausreichend trinken, um die Harnwege durchzuspülen.
- Toilettenpapier von vorn nach hinten benutzen, damit keine Bakterien vom After in den Bereich der Harnröhrenöffnung gelangen.
- Harnblase nach dem Geschlechtsverkehr entleeren.

Wann zum Arzt

- Wenn die Beschwerden länger als einen Tag anhalten, da dann eine Urinuntersuchung oder ein Abstrich notwendig wird.
- Wenn der Urin blutig ist.
- Sofort bei schmerzhaftem und brennendem Wasserlassen in der Schwangerschaft.

Harnröhrenentzündung des Mannes

Harnröhrenentzündung = Urethritis

Was ist das

- Brennen und Stechen in der Harnröhre des Mannes bei meist gleichzeitiger Absonderung einer glasigen, wässerigen oder gelben (Eiter) Flüssigkeit.
- Erkennbar meist an einer Rötung um die Harnröhrenöffnung und an Absonderung aus der Harnröhrenöffnung bzw. an Verkleben der Vorhaut mit der Unterwäsche.

- Kann verursacht sein durch eine Entzündung durch den Geschlechtsverkehr, eine Vorsteherdrüsenerkrankung, durch Geschwüre des männlichen Gliedes. Kann auch bei Zuckerkrankheit auftreten.
- Neben Bakterien kann auch Pilz (Soor) Ursache der Entzündung sein.

Was selbst tun

- Regelmäßige körperliche Sauberkeit.
- Vorbeugen durch Benutzen eines Kondoms beim Geschlechtsverkehr.
- Wer bei sich selbst Verdacht auf eine Harnröhrenentzündung hat, sollte aus Rücksicht auf den Partner bis nach einer Behandlung den Geschlechtsverkehr meiden.

Wann zum Arzt

- Wenn eine Absonderung aus der Harnröhre auftritt. Diese ist vor allem frühmorgens nach dem Aufstehen vor dem ersten Urinlassen zu beobachten.
- Bei jeder Absonderung aus der Harnröhre, die man sich nicht erklären kann.
- Wenn man selbst den Verdacht auf eine Geschlechtskrankheit hat.

Blut im Urin
Hämaturie

Was ist das

- *Wichtiges Zeichen* einer *Erkrankung* der ableitenden Harnwege.
- Häufigste Ursache ist eine Infektion der Harnblase (Zystitis). Auffallendste Hinweise: häufiges und schmerzhaftes Wasserlassen.
- Bei gleichzeitigem Schmerz in der Flanke rechts oder links, nach vorn in die Leistengegend ausstrahlend und verbunden mit kolikartigen Schmerzen wichtiger Hinweis für einen Nierenstein.

- Bestehen keine Schmerzen, kann Blut im Urin bedingt sein durch eine Erkankung der
  - Nieren,
  - Harnleiter,
  - Harnblase,
  - Harnröhre.
- Rotfärbung des Urins muß nicht immer von Blut herrühren, sondern kann auch durch Nahrung oder Medikamente bedingt sein.

Was selbst tun

- *Keine Selbstbehandlung!*

Wann zum Arzt

- Immer dann, wenn Blut im Urin auftritt.
- Wenn gleichzeitig auch andere Beschwerden oder Krankheitszeichen bestehen. Die Ursache muß festgestellt und eine entsprechende Behandlung eingeleitet werden.

Einnässen
Enuresis; Harninkontinenz

Was ist das

- Unwillkürlicher Urinabgang tagsüber oder nachts.
- Ursachen sind häufig nicht zu finden, können aber sein:
  - Harnwegsinfektionen, nervliche Blasenfunktionsstörung, Blasensteine, Blasenentzündung, Tumoren, multiple Sklerose. Bei diesen Störungen besteht ein ausgesprochener Harndrang.
  - Funktionsstörungen des Blasenschließmuskels bei Husten, Pressen, Niesen und körperlicher Anstrengung. Am *häufigsten bei Frauen* in zunehmendem Alter oder nach mehreren Geburten, aber auch bei alten Menschen mit Abnahme geistiger Kontrollfunktionen.
  - Bei Blasenüberdehnung oder Unfähigkeit zur Blasenentleerung durch Verlegen des Blasenausgangs: *häufig bei Männern* durch Prostatavergrößerung oder Blasentumoren.

- Laufendes nächtliches Einnässen *bei Kindern* (Enuresis) über 5–6 Jahren ist nicht normal. Kinder werden im 3.–5. Lebensjahr auch nachts trocken, das heißt, sie erlernen die Kontrolle über die Blasenentleerung.
- Bei Kindern, die trocken gewesen sind und dann wieder einnässen, sollte nach der Ursache gesucht werden. Meist finden sich seelische Anlässe wie die Geburt eines Bruders oder einer Schwester, Schulbeginn, Wohnungswechsel, Prüfungsangst, selten auch eine Infektion oder der Beginn einer Zuckerkrankheit.

Was selbst tun

- Vor dem Schlafengehen Blase entleeren.
- Bei Kindern mit Einnässen:
  - Ab nachmittags nichts oder nur sehr wenig zu trinken geben.
  - Unmittelbar vor dem Zubettgehen nochmals Blase entleeren.
  - Wenn die Eltern später ins Bett gehen, das Kind nochmals wecken und auf die Toilette setzen.
  - Das Kind morgens beim Aufstehen der Eltern hochnehmen und sofort auf die Toilette setzen.
  - Kleine Belohnungen für jede trockene Nacht geben.
- Bei Kindern, die noch nicht trocken waren:
  - Maßnahmen wie zuvor.
  - Nicht die Geduld verlieren.
  - Ruhiges Eingehen auf die Probleme und Besonderheiten des Kindes kann helfen.
- Bei Kindern, die bereits trocken waren:
  - Das Kind beobachten und Auffälligkeiten registrieren.
  - Im Gespräch Anpassungsschwierigkeiten des Kindes heraushören und mit ihm darüber sprechen.
  - Nicht Schimpfen oder bestrafen, da Angst die vorhandene Störung eher fixiert.

Wann zum Arzt

- Bei Männern und Frauen: Jedes neu aufgetretene und wiederholte Einnässen im Erwachsenenalter bedarf ärztlicher Klärung.
- Wenn ein Kind nach dem 3. Lebensjahr noch tagsüber einnäßt.
- Wenn ein bereits trockenes Kind erneut einnäßt.
- Wenn ein Kind nach dem 6. Lebensjahr nachts einnäßt.

Harnblasenentzündung
Zystitis

Was ist das

- Eine Reizung der Harnblase vor allem durch Bakterien (bis 85% durch Colibakterien), die mit vermehrter Blutfülle der Schleimhaut und Gewebsreaktionen, z. B. Blutaustritt, verbunden ist.
- Tritt bei Frauen zehnmal häufiger als bei Männern auf, bei Männern vor allem bei einer vergrößerten Vorsteherdrüse. Infektionen werden bei der Frau durch die kurze Harnröhre (ca. 2,5 cm) begünstigt.
- Wird eine Harnblasenentzündung nicht behandelt, kann sie vor allem bei Kindern und Schwangeren zu aufsteigender Infektion in die Nieren führen und diese schädigen.
- Auffallend ist schmerzhaftes Wasserlassen, Harndrang und häufige Urinentleerungen, häufig nur von geringen Flüssigkeitsmengen.
- Oft treten auch Schmerzen über dem Schambein auf.
- Häufig nächtliches Wasserlassen (Nykturie).
- Bei Frauen ist der Urin oft blutig verfärbt.
- Schüttelfrost, Fieber und Übelkeit mit Erbrechen sind bereits Anzeichen einer schweren Infektion.

Was selbst tun

Vorbeugen

- Nicht auf kalte Gegenstände setzen.
- Frauen im Sommer nach dem Schwimmen nassen Badeanzug mit trockener Kleidung wechseln.
- Scheideninfektionen behandeln lassen, da Bakterien leicht in die Harnblase aufsteigen und dort eine Infektion auslösen können.
- In kühler Jahreszeit Unterleib ausreichend warmhalten.

Bei bestehender Harnblasenentzündung

- Viel Flüssigkeit trinken.
- Leichte Beschwerden bessern sich meist in kurzer Zeit.

Wann zum Arzt

- Wenn Beschwerden einer Harnblasenentzündung bei Kindern, einer Schwangeren oder beim Mann auftreten.
- Wenn die Beschwerden stark sind oder wiederholt auftreten.
- Wenn die Beschwerden mit Fieber, Erbrechen oder Rückenschmerzen verbunden sind.
- Ihr Arzt wird als erstes eine Urinuntersuchung durchführen. Im Harn sind neben Bakterien meist auch weiße Blutkörperchen und rote Blutkörperchen zu finden.
- Verordnete Medikamente müssen ausreichend lange eingenommen werden, da häufig die Beschwerden abklingen, bevor die Infektion restlos beseitigt ist. Es gibt zahlreiche Medikamente zur Behandlung von Harnblasenentzündungen; man muß nicht immer Antibiotika einnehmen.
- Bei Frauen in den Wechseljahren und danach ist häufig eine Hormonbehandlung notwendig, um den Blaseneingang und das umgebende Gewebe ausreichend widerstandfähig gegen Infektionen zu machen.
- Gehen Sie *immer* sofort zum Arzt, wenn Ihr *Urin blutig* ist. Blutiger Urin kann durch Harnblasenentzündung, aber auch durch Polypen in der Harnblase, durch Tumoren oder Nierenerkrankungen bedingt sein. Klärung ist deswegen unbedingt notwendig.

Nierensteine
Harnsteine

Was ist das

- Bildung von Salzkristallen in den Harnwegen, die größer werden und durch ihre Fremdkörperwirkung Beschwerden verursachen, meist als Nierenkolik.
- Harn- oder Nierensteine sind kleine harte Steine mit rauher Oberfläche.
- Häufigste Bestandteile von Nierensteinen sind Kalzium, Oxalat, Urat, Cystin und Phosphat. Die Entstehung wird durch Harnabflußbehinderungen, geringe Flüssigkeitsaufnahme oder starken Flüssigkeitsverlust durch Schwitzen (z. B. bei Fieber, Aufenthalt in

den Tropen) begünstigt, wodurch der Urin und in ihm gelöste Salze sehr konzentriert werden.

- Große Harnsteine, die in den Nieren liegenbleiben, müssen keine Beschwerden hervorrufen. Sie können jedoch das Nierengewebe durch Druck schädigen.
- Im Urin treten häufig rote Blutkörperchen auf.
- 80% aller Nierensteine gehen auf natürlichem Wege ab, das heißt, sie werden mit dem Urin von der Niere durch die Harnleiter in die Harnblase gespült und dann beim Urinlassen ausgeschieden. Dies ist oft an einem Brennen beim Wasserlassen spürbar.
- 20% der Nierensteine bleiben im Harnleiter stecken, überwiegend unmittelbar vor Eintritt in die Harnblase. Es kommt dann zum Rückstau von Urin in den Harnleiter und ins Nierenbecken. Wird diese Behinderung nicht beseitigt, bewirkt der Harnstein eine Schädigung des Nierengewebes.
- Nierensteine treten häufig bei Männern im Alter von 30 bis 40 Jahren auf und bei Patienten mit Gicht, wobei die Steine dann überwiegend aus Harnsäure bestehen.
- Eine *Nierenkolik* beginnt mit heftigen, plötzlichen Schmerzen im Lendenbereich (den Flanken), ist schneidend, stechend und kolikartig: Zustände heftigster Schmerzintensität wechseln mit Zeiten relativer Beschwerdefreiheit.
- Der typische Schmerz bei Nierenkolik ist wellenartig und strahlt von der Nierengegend seitlich in die Leistengegend aus.
- Mit der Nierenkolik treten häufig Übelkeit, Erbrechen, Schweißausbruch, Kreislaufbeschwerden mit Kollaps und Blut im Urin auf.
- Bei gleichzeitiger Infektion durch Bakterien treten Schüttelfrost und Fieber auf.

Was selbst tun

Vorbeugen

- Wenn erhöhte Harnsäurewerte im Blut festgestellt wurden, halten Sie eine Diät ein oder nehmen Sie regelmäßig die verordneten Medikamente.

- Wenn in ihrer Familie ein Steinleiden bekannt ist, trinken Sie täglich ausreichend Flüssigkeit (1,5 bis 2 Liter), vor allem
  - in der warmen Jahreszeit,
  - bei Fieber,
  - bei körperlich anstrengender Arbeit,
  - in den Tropen.

Bei Nierenkolik

- Trinken Sie viel Flüssigkeit und laufen Sie umher. Die Flüssigkeit und ihre Bewegung begünstigen die normale Bewegung (Peristaltik) im Harnleiter, die den Nierenstein in Richtung Harnblase transportiert.
- Steigen sie viele Treppen, springen Sie wiederholt von einer niedrigen Mauer. Diese Bewegungen begünstigen das Tiefertreten des Nierensteins.

Wann zum Arzt

- Wenn sich Ihre Nierenkolik nach einigen Stunden nicht bessert.
- Wenn der Urin blutig ist.
- Wenn Sie unter häufigem, drängendem oder schmerzhaftem Wasserlassen leiden.
- Wenn die weitere Behandlung abgesprochen werden muß. Z. B. kann eine Röntgenaufnahme der Nieren notwendig werden, um die Größe und den Sitz des Nierensteines festzustellen.
- Der Arzt kann Ihnen stark wirksame krampflösende und schmerzlindernde Medikamente verordnen.
- Gehen Nierensteine nicht von selbst (spontan) ab, können sie durch die Harnröhre und Harnblase mit einer Schlinge nach Einführen eines bleistiftdicken Instruments in die Harnblase entfernt werden.
- Sind die Nierensteine größer oder sitzen sie im Bereich des Nierenbeckens, müssen sie operativ oder durch Stoßwellentherapie entfernt werden, da sonst die Gefahr einer Nierengewebsschädigung besteht.

Nierenversagen
Urämie

Was ist das

- Man spricht von Nierenversagen, wenn die Nieren nicht mehr in der Lage sind, die notwendigen ausscheidenden und regulierenden Entgiftungsfunktionen gegenüber Stoffwechselabfallprodukten im Körper zu erfüllen.
- Die Erfahrung zeigt, daß für den Zustand der Urämie mindestens 75% des Nierengewebes funktionsunfähig sein müssen.
- Urämie ist der Endzustand zahlreicher chronischer Krankheiten, die Nierenschäden bewirken, so z. B.:
  - Langanhaltende und wiederholt auftretende, unbehandelte Nierenbecken- und Nierenentzündungen (Pyelitis und Pyelonephritis).
  - Langanhaltender, unbehandelter Bluthochdruck.
  - Schwangerschaftsnierenschäden.
  - Vergiftung mit verschiedenen Chemikalien und Medikamenten.
  - Über lange Zeit unbehandelte Nieren- oder Harnleitersteine.
  - Schwerer und lange schlecht eingestellter Diabetes.
- Beginnende Urämie macht meist keine Beschwerden.
- Es können allgemeine Müdigkeit, Antriebslosigkeit, Übelkeit und Erbrechen auftreten, auch Kopfschmerzen und Benommenheit.
- Bei zunehmendem Nierenversagen steigen im Blut die meßbaren Substanzen Harnstoff und Kreatinin an.
- Im fortgeschrittenen Stadium tritt immer Blutarmut auf.
- Beine, Hände, aber auch das Gesicht können anschwellen.
- Unter zunehmender Benommenheit tritt Bewußtlosigkeit (Koma) auf.

Was selbst tun

- Wenn eine Einschränkung der Nierenfunktion diagnostiziert wurde, sollte eine *eiweißarme Diät* eingehalten werden. Der Eiweißabbau erhöht den Harnstoffspiegel.
  Vermeiden Sie also
  - Fleisch,
  - Eier,
  - Käse,
  - Fisch, aber auch
  - Tomaten, Weintrauben, Nüsse, Aprikosen, Bananen.

  Bevorzugen Sie
  - ballastreiche Kost wie Vollkornbrot,
  - Salat, Zitrusfrüchte, Äpfel.
- Bei Nierenleistungsunfähigkeit (Niereninsuffizienz) sind Sie für die Dauer Ihres Lebens auf die Zusammenarbeit mit Ihrem Hausarzt angewiesen.

Wann zum Arzt

- Sofort bei jedem Verdacht auf Niereninsuffizienz und Nierenversagen.
- Der Arzt wird versuchen, die Grundkrankheit zu behandeln, meist durch die Verordnung von Medikamenten.
- Regelmäßige Blutkontrollen sind notwendig.
- Die Ausscheidungsfunktion der Nieren muß gegebenenfalls von Apparaten (künstliche Niere) übernommen werden.
- In Einzelfällen kann bei jüngeren Patienten auch die Übertragung einer fremden Niere (Nierentransplantation) von einem gesunden, meist durch Unfall verstorbenen Menschen sinnvoll sein.

Leber und Galle

Gelbsucht
Ikterus

Was ist das

- Gelbfärbung der Bindehaut der Augen und/oder der Haut.
- Ansammlung von Gallenfarbstoff im Körper, der nicht in ausreichendem Maß ausgeschieden werden kann.
- Normal im Neugeborenenalter durch Umbildung des Blutfarbstoffes nach der Geburt. Klingt normalerweise im Alter von 14 Tagen ab.
- Häufigste Ursachen:
  - Erkrankungen der Leber (z. B. Hepatitis),
  - Gallensteine,
  - Erkrankungen der Bauchspeicheldrüse,
  - Störungen im Blut.
- Bei Gallensteinen und Erkrankungen der Leber häufig mit
  - Appetitlosigkeit,
  - Übelkeit,
  - Erbrechen,
  - Juckreiz,
  - dunklem Urin,
  - hellem bis grauweißem Stuhlgang.

Was selbst tun

- Fette Nahrung meiden.
- Ausreichend trinken, jedoch *keinen Alkohol.*
- Keine körperlichen Anstrengungen.

Wann zum Arzt

- *Jeder, der eine Gelbsucht hat, muß den Arzt aufsuchen.*

Kolik

Was ist das

- Sammelbegriff für krampfartige Schmerzen der Eingeweidemuskulatur und damit der Muskulatur, die nicht durch den Willen beeinflußbar ist, z. B. in den Gallenwegen, den Harnwegen oder dem Magen-Darm-Kanal.
- Schmerzen sind wellenartig, d. h. Schmerzpausen wechseln mit zunehmenden Schmerzen, die nach einem Höhepunkt langsam wieder abklingen.
- Oft begleitet von
  - Übelkeit,
  - Erbrechen,
  - Durchfall,
  - Schweißausbruch,
  - Schwächeanfall bis hin zur Ohnmacht.

Was selbst tun

- In entspannter Lage hinsetzen oder hinlegen.
- Nicht essen.
- Nicht rauchen.
- Eventuell Tee oder kohlensäurefreies Wasser trinken.
- Arzneimittel gegen Schmerzen (siehe gelbe Seite 266). Besonders günstig sind Schmerzmittel mit krampflösender Wirkung. Fragen Sie dazu Ihren Apotheker.
- Wärmeanwendung über dem Schmerzbereich
  - mit einem Tuch, das in heißem Wasser ausgewrungen ist oder
  - mit einer mit warmem Wasser gefüllten Wärmflasche.
- **Achtung:** Es besteht Verbrennungsgefahr, da beim Kolikschmerz das Gefühl für verträgliche Wärme meist herabgesetzt ist.

Wann zum Arzt

- Bei sehr starken, wiederholten oder andauernden Schmerzen. Ihr Hausarzt kann mit Ultraschall (Sonographie) oder durch Röntgenaufnahmen Gallensteine nachweisen.
- Wenn gleichzeitig Kollaps, Durchfälle oder wiederholtes Erbrechen auftreten.
- *Immer* bei Fieber oder Blut im Stuhl.

Gallenblasenentzündung und Gallensteine
Cholecystitis und Cholelithiasis

Was ist das

- Die Gallenblase sammelt normalerweise die in der Leber ständig produzierte Gallenflüssigkeit und gibt sie auf Nervenreiz durch Zusammenziehen ihrer dünnen Muskelwand bei Nahrungsaufnahme und Verdauung in den Zwölffingerdarm ab. Nach einer Gallenblasenoperation mit Entfernung der Gallenblase fließt die Gallenflüssigkeit aus der Leber beständig in den Dünndarm ab, ohne vor Mahlzeiten gespeichert werden zu können.
- Eine Gallenblasenentzündung wird vor allem durch Gallensteine oder durch Bakterien hervorgerufen, kann jedoch auch durch andere Ursachen auftreten.
- Starke Schmerzen nachts und frühmorgens im rechten Oberbauch und in der Magengrube können auf eine Gallenblasenentzündung hinweisen. Die Schmerzen können durch fette Speisen verstärkt werden.
- Übelkeit, Brechreiz, Erbrechen und Blähungen häufig mit leichtem Anstieg der Körpertemperatur.
- Tritt dazu höheres Fieber verbunden mit Schüttelfrost auf, findet sich meist eine Entzündung der Gallengänge in der Leber.
- Im rechten Oberbauch findet sich schräg am Rippenbogen meist eine deutliche Druckempfindlichkeit sowie ein Schmerz bei tiefer Einatmung. Häufig ist die Gallenblase druckempfindlich tastbar.
- Gallenblasenentzündungen sind vor allem durch ihre Komplikationen gefährlich. Hierzu gehören:
  - Füllung der Gallenblase mit Eiter: Gallenblasenempyem.
  - Absterben von Wandteilen der Gallenblase: Gallenblasengangrän.
  - Durchbrechen der Gallenblase: Perforation.
  - Verbindung der Gallenblase mit umgebenden Hohlorganen: Gallenfistel.
- Eine *Gallenkolik* tritt auf bei chronischer Gallenblasenentzündung oder bei Gallensteinen. Die Schmerzen treten häufig nach Mahlzeiten mit schwer verdaulichen Speisen auf. Sie sind stechend und durch Perioden mit Schmerzhöhepunkten und abnehmenden Beschwerden gekennzeichnet.

- 10% aller Menschen sind Gallenstein-Träger, ohne krank zu sein. Häufig sind Gallensteine Zufallsbefunde bei Röntgenuntersuchungen der Wirbelsäule oder des Bauchraumes.
  - Gallensteine können bei Röntgenuntersuchungen nicht schattengebend sein und bestehen dann aus Cholesterin. Cholesterin-Gallensteine sind nur mit Kontrastmittel-Darstellung der Gallenwege erkennbar und als strahlendurchlässige Aussparungen in dem Kontrastmittel zu erkennen.
  - Die meisten Gallensteine enthalten Kalk und sind auch ohne Kontrastmittel bei einer Röntgenuntersuchung (Gallenblasen-Leeraufnahme) sichtbar. Viele Gallensteine enthalten z. B. Cholesterin, Kalzium und Bilirubin.

Was selbst tun

- Leben Sie völlig normal weiter, wenn durch Zufall bei Ihnen Gallensteine festgestellt werden und Sie bisher keine Beschwerden hatten. Vielleicht bekommen Sie niemals in Ihrem Leben eine Gallenblasenentzündung oder eine Gallenkolik.
- Meiden Sie fettreiche Speisen.

Wann zum Arzt

- Wenn Sie bei Schmerzen im rechten Oberbauch den Verdacht auf eine Gallenblasenentzündung haben. Diese sollte unbedingt mit vom Arzt verordneten Arzneimitteln behandelt werden, damit die Entzündung nicht chronisch wird und zu Leberschäden führt.
- Immer dann, wenn Sie eine Gelbsucht bekommen:
  - Gelbfärbung der Augenbindehäute.
  - Dunkelwerden des Urins bei grauweißem Stuhlgang.
- Wenn Sie häufig Gallenkoliken haben. Cholesterin-Gallensteine können aufgelöst werden, wenn Sie über viele Monate Gallensäure-Präparate einnehmen. Bei wiederholten Gallenkoliken durch kalkhaltige Gallensteine muß eine Operation mit Entfernung der Gallenblase durchgeführt werden.

Leberentzündung
Hepatitis

Was ist das

- Eine Entzündung der Leber mit Absterben von Leberzellen.
- Entzündete Leberzellen schwellen an und können ihre Arbeit im Körperstoffwechsel nur teilweise oder gar nicht mehr erfüllen. Die Anschwellung der Zellen verlegt die Gallengänge, so daß die Gallenflüssigkeit nicht über die Gallenblase und den großen Gallenweg in den Darm abfließen kann: Der Patient wird gelb (Ikterus), zuerst die Augenbindehaut.
- Da die Gallenflüssigkeit nicht mehr in den Darm abfließen kann, wird der Stuhlgang grauweiß. Die normale braune Farbe des Stuhlgangs entsteht durch Gallenfarbstoff.
- Gleichzeitig wird der Urin dunkel (dunkelbraun), da der Gallenfarbstoff nur durch die Nieren ausgeschieden wird.
- Eine komplikationslose Hepatitis klingt in einigen Wochen ab.
- Wichtigste Zeichen:
  - Gelbfärbung der Augenbindehäute,
  - dunkel werdender Urin,
  - heller Stuhlgang.
- Häufig fühlt sich der Patient schon Wochen vorher unwohl, schwach, appetitlos und zeigt häufig eine Abneigung gegen Eiweiß und Fett. Es kann leichtes Fieber bestehen.
- Hauptursachen sind Viren oder Alkohol.
- Es gibt zwei Haupttypen von Virushepatitis:
  - *Hepatitis A* ist häufiger. Es handelt sich meist um eine leichte Erkrankung, die Kinder und junge Menschen befällt. Das Virus wird mit verunreinigten Nahrungsmitteln aufgenommen. Nie ist eine chronische Lebererkrankung die Folge.
  - *Hepatitis B* ist seltener und führt zu unterschiedlichen, auch sehr schweren Krankheitsbildern. Die Infektion entwickelt sich nach einer Spritze (Injektion) mit verunreinigter Kanüle, nach einer Bluttransfusion oder nach Schleimhautkontakt (z. B.

Geschlechtsverkehr) mit erkrankten Personen. Antikörper gegen das Virus der Hepatitis B treten z. B. erst nach der Inkubationszeit auf und bleiben lebenslang nachweisbar.

Was selbst tun

Vorbeugen

- Unsaubere Nahrungsmittel und ungekochtes Wasser meiden, besonders im Ausland.
- Sich möglichst nur mit Einmalspritzen behandeln lassen.
- Schleimhautkontakt (Geschlechtsverkehr) mit Patienten, die gerade eine Hepatitis hatten, meiden.
- Menschen, die zu gefährdeten Personengruppen gehören wie Praxispersonal, Zahnärzte oder mit Blut arbeitende Menschen können sich aktiv durch Schutzimpfung gegen Hepatitis B schützen.
- Wird eine Reise in tropische Länder durchgeführt (siehe Reisevorbereitungen weiße Seite 234) kann ein passiver Schutz durch Impfung einen maximalen Schutz von 3–4 Wochen gegen Hepatitis bewirken. Der Schutz ist nicht absolut sicher und entbindet nicht von den üblichen Vorsichtsmaßnahmen beim Trinken von Wasser oder bei der Nahrungsaufnahme.

- **Bei bestehender Leberentzündung**

- Alkohol strikt meiden.
- Fette Speisen meiden, da der Fettstoffwechsel die Leber besonders belastet.
- Wenn Sie sich besser fühlen, anfangs nur stundenweise aufstehen. Weiter viel Ruhe einhalten, bis die Gelbsucht abgeklungen ist.
- Keine zusätzlichen Medikamente ohne Rücksprache mit dem Hausarzt einnehmen.

Wann zum Arzt

- Suchen Sie immer den Arzt auf, wenn Ihre Augenbindehaut sich gelb färbt.
- Lassen Sie sich untersuchen, wenn in Ihrer Umgebung jemand an Hepatitis erkrankt ist und Sie mit ihm engen Kontakt hatten.
- Sprechen Sie mit Ihrem Arzt, wenn Sie in ein Land fahren, wo Hepatitis auftritt.

Arme und Beine

Schulterschmerzen

Was ist das

- Schmerz in der Schulter
- Häufig nach Verletzungen, z. B. Sturz oder Prellung.
- Kann auch andere Ursachen haben:
  - Rheuma,
  - Nervenentzündung,
  - Abnutzungserscheinungen im Schultergelenk,
  - »Zug« beim Autofahren mit offenem Fenster.
- Selten Knochenveränderungen.

Was selbst tun

- *Ruhigstellen,* aber nur für kurze Zeit, da das Schultergelenk ohne Bewegung schnell steif wird.
- Wärme kann helfen. Bei Entzündung können die Beschwerden durch Wärme jedoch auch verstärkt werden.
- Arzneimittel gegen Muskel- und Gelenkschmerzen zur Anwendung auf der Haut (siehe gelbe Seite 290).
- Zeitlich befristet können Schmerzmittel nützlich sein (siehe gelbe Seite 266).

Wann zum Arzt

- Bei Schulterverletzungen.
- Bei stechenden Schmerzen.
- Wenn Anzeichen anderer Erkrankungen vorliegen.
- Wenn nach wenigen Tagen keine Besserung eintritt.

Tennis-Ellenbogen

Was ist das

- Zerrung der Unterarmmuskulatur und/oder Knochenhautentzündung an der Außenseite des Ellenbogengelenkes besonders bei Sportlern.

- Nach drehenden Bewegungen im Handgelenk, z. B. Tennisspiel, Schraubenziehen, Gießen aus einer Kanne.
- Erstmaliges Auftreten häufig nach Überanstrengung.

Was selbst tun

- Armbewegungen meiden, die Schmerzen auslösen.
- Arzneimittel gegen Muskel- und Gelenkschmerzen zur Anwendung auf der Haut (siehe gelbe Seite 290).

Wann zum Arzt

- Bei schweren oder anhaltenden Schmerzen kann örtliche Injektion (Spritze) helfen.
- Auch bei ärztlichen Maßnahmen ist der Behandlungserfolg oft wenig befriedigend.

Schleimbeutelentzündung

Was ist das

- Gelenke, die Druck ausgesetzt sind, z. B. Ellenbogengelenk oder Kniegelenk, haben zu ihrem Schutz zwischen Gelenk und Haut einen Schleimbeutel.
- Ist dieser Schleimbeutel entzündet, so wird mehr Flüssigkeit gebildet als normalerweise aufgesaugt wird: Der Schleimbeutel schwillt an.
- Schleimbeutelentzündungen befinden sich außerhalb des Gelenks, so daß bei einer Schleimbeutelentzündung das Gelenk selbst nicht geschwollen ist.
- Durch Verletzung können Bakterien in den Schleimbeutel gelangen, die dort günstige Vermehrungsbedingungen antreffen und eine Vereiterung des Schleimbeutels hervorrufen.
- Schwellung meist nur wenig schmerzhaft, außer bei Druck.
- Schleimbeutelentzündung am Knie häufig bei kniender Tätigkeit.

Was selbst tun

- Druck auf Gelenke vermeiden.
- Elastische Binde anlegen.
- Arzneimittel gegen Muskel- und Gelenkschmerzen zur Anwendung auf der Haut (siehe gelbe Seite 290).

Wann zum Arzt

- Bei Rötung und Hitzegefühl in der Schwellung, da möglicherweise eine Infektion vorliegt.
- Bei jeder Schwellung des *Kniegelenkes,* weil z. B. ein Bänderschaden oder eine Meniskusverletzung Ursache sein kann.
- Bei starken Schmerzen und schmerzhaften Bewegungseinschränkungen.

Abgestorbene Finger
Raynaudsche Erkrankung

Was ist das

- Durch verschiedene Ursachen hervorgerufene Verengung kleiner Finger- oder Zehenarterien. Länger andauernder Durchblutungsmangel kann zu Gewebeschäden führen.
- Befallene Finger oder Zehen sind »abgestorben«, sind weiß, glatt, glänzend und gefühllos, dann schmerzhaft und rot, bevor sie wieder normal aussehen.
- Keine vollständige Heilung möglich, aber im allgemeinen Besserung nach dem 40. Lebensjahr.

Was selbst tun

- Warmhalten.
- Keine engen Strümpfe und Handschuhe tragen.
- Nicht rauchen.

Wann zum Arzt

- Wenn es trotz Warmhalten nicht besser wird.
- Wenn die Ursache der Erkrankung noch nicht abgeklärt ist.
- Wenn zusätzlich andere Erscheinungen auftreten, da sie auf eine allgemeine Erkrankung hinweisen können.

Frostbeulen
Erfrierungen

Was ist das

- Gewebeschädigung durch feuchte oder trockene Kälte an Händen und Füßen.
- Durch Bildung von Eiskristallen zwischen den Zellen können kleine Pfropfbildungen des Blutes (Thrombosen) entstehen.
- Die befallene Haut wird blaß oder bläulich, gefühllos und schwillt an. Unter Jucken und Brennen können ernsthafte Schäden bis zum Gewebetod eintreten.
- Tritt vor allem bei gestörter Kreislauffunktion durch Herzkrankheiten, Erschöpfung, Trunkenheit oder Hunger auf.

Was selbst tun

- Am besten warmes Bad, jedoch keinesfalls über 43 °C.
- Durchblutungsfördernde Salbe (siehe gelbe Seite 288).
- Verletzungen vermeiden.

Vorbeugen

- Bei feuchtem und kaltem Wetter Hände und Füße warm halten!
- Eine warme Kopfbedeckung ist besonders wichtig, da sehr viel Wärme über den ungeschützten Kopf abgestrahlt wird.
- Bequeme, nicht zu enge Schuhe und Handschuhe tragen!
- Haut trocken und sauber halten.
- Nasse Kleidung so schnell wie möglich wechseln.

Wann zum Arzt

- Wenn die Frostbeulen nicht weggehen oder stark schmerzen und jucken.
- Wenn sich die Haut entzündet oder näßt.
- Bei älteren Menschen, bei Diabetikern oder bei starken Gelenkveränderungen an Händen und Füßen.

Verstauchungen von Knie, Knöchel und anderen Gelenken

Was ist das

- Dehnung oder Zerrung von Bändern, also von Geweben, die ein Gelenk zusammenhalten.
- Meist liegen Schwellung und schmerzhafte Bewegungseinschränkung vor.
- Ursache ist meist ein Schlag oder eine unnatürliche Drehung des Gelenkes.
- Beim *Knöchel* kommen Verstauchungen häufig durch Stolpern mit Einwärtsdrehung des Fußes zustande, z. B. an Bordsteinen oder in Straßenbahnschienen.
- Am *Knie* häufig durch Sportunfall.
- Besserung tritt meist innerhalb von 48 Stunden ein. Völlige Wiederherstellung kann beim Knöchel 10–14 Tage dauern, beim Knie sogar 1–2 Monate.

Was selbst tun

- Gelenk hochlagern und ruhigstellen.
- Kalte Umschläge oder Eispackungen zur Linderung von Schwellung und Schmerz.
- Evtl. elastische Binde, die aber nicht einschnüren darf, da sonst eine Schwellung unterhalb der Binde auftritt. Um Abschnürungen zu vermeiden, sollte das Bein von den Fußzehengrundgelenken an nach oben gewickelt werden.
- Arzneimittel gegen Muskel- und Gelenkschmerzen zur Anwendung auf der Haut (siehe gelbe Seite 290).
- Zeitlich begrenzt können Schmerzmittel eingenommen werden (siehe gelbe Seite 266).

Wann zum Arzt

- Wenn sich Schmerzen oder Schwellung nicht innerhalb von 48 Stunden bessern.
- Wenn ein stärkerer Bluterguß (Blaufärbung) auftritt.
- Wenn beim Auftreten starke Schmerzen entstehen.
- Wenn das Knie nicht völlig gestreckt werden kann.
- Bei schmerzhaften Sportverletzungen *immer* den Arzt aufsuchen: Bänder eines Gelenkes oder der Meniskus am Knie können verletzt sein. Dauerschäden müssen vermieden werden.

Geschwollene Knöchel

Was ist das

Schwellung *eines* Knöchels

- *Schmerzhaft* nach Verletzungen wie Zerrung, Verstauchung, Gelenkentzündung (Arthritis) oder bei Venenentzündung.
- *Schmerzlos* häufig bei Durchblutungsstörungen.

Schwellung *beider* Knöchel

- Bei Krampfadern.
- Nach langem Sitzen oder Stehen ohne Bewegung durch Absinken von Körperflüssigkeit in die Beine (statische Ödeme) z. B. bei
  - älteren Leuten,
  - Schwangeren,
  - Busreisen,
  - Bahnfahrten.
- Als Folge von Herz- und Nierenerkrankungen.
- Als Folge von Flüssigkeitsansammlung im Körper, z. B. auch bei Verwendung von zuviel Salz in der Nahrung.

Was selbst tun

Schwellung *eines* Knöchels

- Arzneimittel gegen Muskel- und Gelenkschmerzen zur Anwendung auf der Haut (siehe gelbe Seite 290).

Schwellung *beider* Knöchel

- Wenn Sie sicher wissen, daß keine ernsthafte Krankheit der Grund ist: Beine hochlagern.
- Salzzufuhr herabsetzen.
- Langes Sitzen und Stehen vermeiden.
- Beinmuskeln trainieren:
  - Zehen bewegen,
  - Anspannen der Wadenmuskeln.
- Nicht rauchen.
- Bei Übergewicht abnehmen.

Wann zum Arzt

- Beim Verdacht auf Herz- oder Nierenerkrankungen.
- Bei allgemeinem Krankheitsgefühl, Abgeschlagenheit, Atemnot.
- Wenn Selbstbehandlung nach wenigen Tagen keinen Erfolg zeigt.

Entzündeter Fußballen

Was ist das

- Ein entzündeter Fußballen (Großzehenballen) ist eine schmerzhafte Schwellung am Grundgelenk des großen Zehes.
- Häufig verursacht durch eine Fehlhaltung des großen Zehs, z. B. durch zu enge oder zu schmale Schuhe oder zu hohe Absätze. Der Großzeh zeigt dann nach einwärts statt in einer geraden Linie mit dem Fuß nach vorn.
- Oft familiär gehäuft.

Was selbst tun

- Druck auf das Zehengebiet vermeiden.
- Sorgfältig gut sitzende Schuhe aussuchen.
- Arzneimittel gegen Muskel- und Gelenkschmerzen zur Anwendung auf der Haut (siehe gelbe Seite 290).

Vorbeugen

- Besonders bei Kindern dürfen Schuhe nicht drücken.
- Keine spitzen oder engen Schuhe.
- Keine hohen Absätze.

Wann zum Arzt

- Wenn die Entzündung nicht nach einigen Tagen zurückgeht.
- Wenn der Ballen sich rötet oder wenn der Ballen näßt.

Eingewachsene Fußnägel

Was ist das

- Selten ein wirklich eingewachsener Fußnagel.
- Meist erworbene Entzündung, die fast immer den Nagel des großen Zehs betrifft.
- Tritt auf bei
  - schlechter Fußpflege,
  - zu engen Schuhen,
  - falschem Nägelschneiden.
- Örtliche Entzündung am seitlichen Nagelrand mit Rötung und Schwellung des Gewebes.

- Bei längerem Bestehen auch Blaufärbung des Gewebes mit blutiger und übelriechender Eiterabsonderung sowie Bildung von »wildem Fleisch« (Neubildung von Gewebe).

Was selbst tun

- Sorgfältige Fußpflege mit täglichem Strumpfwechsel und gutem Abtrocknen nach dem Waschen.
- Nägel gerade schneiden. Nicht in die Winkel der Weichteile hineinschneiden.
- Bei leichter Entzündung im Winkel zwischen Nagel und Fleisch desinfizierende Flüssigkeit (siehe gelbe Seite 279) auftragen.
- Bei starker Entzündung und Eiterabsonderung:
  - Baden des Zehs in einer heißen Seifenlösung,
  - anschließend gut abtrocknen,
  - Nagelwinkel desinfizieren (siehe gelbe Seite 279).

Wann zum Arzt

- Bei starken Schmerzen und Gehbehinderung.
- Wenn die Entzündung nicht nach einer Woche abgeklungen ist.
- Wenn sich die Entzündung in kurzen Abständen wiederholt.
- Bei starker Entzündung mit Eiterabsonderung.

Hühneraugen

Clavus, Mehrzahl Clavi

Was ist das

- Eine druckempfindliche kegelförmige Hautverhärtung vor allem über den Zehen und zwischen Zehengelenken.
- Meist entstanden durch Druck (enges Schuhwerk) oder Reibung über hervorstehenden Gewebeanteilen, zum Beispiel Knochen.
- Unterscheidungsschwierigkeiten bestehen manchmal gegenüber Warzen: Während bei Hühneraugen die Hautlinien ringsum erhalten bleiben, brechen diese bei Warzen durch die Neubildung von Gewebe im Bereich der Warzen ab.

Was selbst tun

- Enges Schuhwerk mit Druck auf die Zehen meiden.
- Hornhaut mit Nagelfeile, Schmirgelpapier oder Bimsstein entfernen. Die Hornhaut kann auch mit salicylsäurehaltigen Salben oder Pflaster verringert werden. Fragen Sie ihren Apotheker nach entsprechenden Präparaten.
- Bei Fußdeformitäten (Senk-Spreizfuß, Plattfuß) eventuell Einlagen tragen.

Wann zum Arzt

- Wenn die eigenen Maßnahmen erfolglos bleiben.

Plattfuß

Was ist das

- Wenn beim Stehen der ganze Fuß flach aufliegt.
- Bei längerem Stehen oder Gehen schmerzen die Füße (kann aber auch andere Ursachen haben).
- In bestimmten Familien tritt ein Verlust des normalen, tragenden Fußgewölbes gehäuft auf.
- Häufig schon bei Kindern, wenn sie laufen lernen.

Was selbst tun

- Wenn die innere Seite des Schuhabsatzes mehr abgelaufen ist als die äußere, können helfen:
  - Erhöhung des Absatzes,
  - Einlage: Schuhe mit Fußstütze tragen.
- Bei Kindern regelmäßig Fußgymnastik, z. B.
  - Laufen auf den Zehenspitzen, Fersen, Fußaußenrändern.
  - Aufheben von Handtuch oder Bleistift vom Erdboden mit dem nackten Fuß.
  - Barfußlaufen im Sand.

Wann zum Arzt

- Wenn der Fuß über längere Zeit schmerzt oder steif ist.
- Wenn eine abnorme Fußform vorliegt.
- Wenn eventuell Einlagen nötig sind.

Über den großen Zeh laufen
»Über den Onkel gehen«

Was ist das

- Beim Gehen sind die Fußspitzen nach innen gestellt. Folge: Stolpern über die eigenen Füße.
- Zeigt sich besonders bei Kindern, die zu laufen anfangen.
- In seltenen Fällen kann es sich bei Kindern um eine Fehlbildung des Fußes handeln.

Was selbst tun

- Zunächst nichts, es sei denn, der Fuß fällt durch Fehlbildungen auf. Harmlose Fehlstellungen beheben sich in den ersten Lebensjahren meist von selbst.

Wann zum Arzt

- Bei den regelmäßig notwendigen Untersuchungen für Kinder, spätestens im 4. Lebensjahr (U 8 der Kindervorsorgeuntersuchungen) den Arzt darauf aufmerksam machen.
- Wenn der Fuß sehr stark einwärts gedreht ist.
- Wenn Sie sich Sorgen machen und das Kind untersuchen lassen möchten. Je früher man Fußveränderungen ärztlich beobachtet, um so eher sind sie konservativ (ohne Operation) zu behandeln.

X-Beine

Was ist das

- Knie, die einwärts gebogen sind. Wenn sich die Knie berühren, stehen Knöchel und Füße weiter auseinander. Besonders häufig bei Kindern zwischen dem 2. und 5. Lebensjahr.
- Verschwindet meist ohne Behandlung bis zum 6.–7. Lebensjahr.
- Hinweis zur Erkennung: Die Schuhsohlen sind an der Innenseite schneller abgetragen.

Was selbst tun

- Schuhe mit Fußstütze oder Einlage tragen.

Wann zum Arzt

- Bei unklarem Beobachtungsverlauf.
- Wenn nur ein Knie betroffen ist.
- Wenn beide Knie stark verbogen sind.
- Wenn sich der Zustand im Laufe des Wachstums nicht bessert.
- Wenn X-Beine nach dem 3. Lebensjahr stärker werden.
- Wenn besonders geformte Schuhe oder Einlagen verschrieben werden müssen.

O-Beine

Was ist das

- Biegung der Beine nach außen: Bei geschlossenen Füßen stehen die Knie auseinander.
- Normal bei Kindern, wenn sie anfangen zu laufen.
- Gibt sich in den ersten Lebensjahren von selbst.
- Selten als Folge von Rachitis (Mangel von Vitamin D) bei fehlernährten Kindern.

Was selbst tun

- Zur Vermeidung von Entwicklungsschäden *Vorsorgeuntersuchungen* für Säuglinge und Kinder (U1-U8) regelmäßig durch den Kinderarzt oder den Hausarzt durchführen lassen.

Wann zum Arzt

- Wenn mit dem Wachsen des Kindes die O-Beine nicht zurückgehen oder sogar zunehmen.
- Wenn sie erst *nach* dem zweiten Lebensjahr auftreten.
- Wenn sich das Kind insgesamt nicht normal entwickelt oder nicht wohlfühlt.

Unruhige Beine
»Ruhelose Beine«

Was ist das

- Ein Zustand, in dem die Beine dazu neigen, sich unkontrolliert zu bewegen. Häufig bei Nachtruhe oder beim Stillsitzen, z. B. im Kino, beim Fernsehen, in Konzerten.
- Meist bei nervösen Menschen, aber auch bei Durchblutungsstörungen der Beine, bei Nervenentzündungen oder bei Blutarmut.

Was selbst tun

- Behandlung der Durchblutungsstörung beispielsweise durch entsprechende Arzneimittel zur Anwendung auf der Haut (siehe gelbe Seite 288).
- Nachts aufstehen und umhergehen, bis sich der Zustand bessert.

Wann zum Arzt

- Bei Krampfadern.
- Wenn die Beschwerden immer wieder auftreten oder schlimmer werden.

Krampfadern
Varikosis

Was ist das

- Krampfadern sind erweiterte, geschlängelte und verlängerte oberflächliche Venen, vor allem in den Beinen.
- Bei Krampfadern findet sich eine Schlußunfähigkeit der Klappen in den Beinvenen, die normalerweise das Zurückfließen des Blutes verhindern.
- Krampfadern treten familiär gehäuft auf. Sie sind bei Frauen häufiger als bei Männern.
- Anfangs sind die oberflächlichen Venen gespannt zu tasten. Erst später erweitern sie sich sichtbar und werden dann vom Patienten meist als kosmetisch störend empfunden.
- Beschwerden durch Krampfadern müssen nicht auftreten. Sie können sich in Schmerzen, Spannungsgefühl, Hitzegefühl oder dumpfem Dauerschmerz äußern. Die Beschwerden nehmen bei Hochlagerung der Beine ab.
- Während der Monatsblutungen können die Beschwerden zunehmen.

- Krampfadern bei Frauen treten häufig erstmals während einer Schwangerschaft auf, wenn durch die vergrößerte Gebärmutter der Rückfluß des Blutes zum Herz erschwert ist.
- Krampfadern werden durch Strumpfgürtel und alle einschnürenden und damit stauenden Kleidungsstücke an den Beinen begünstigt.
- Die sich vorwölbenden, geschlängelten Krampfadern werden im Stehen am häufigsten am Fuß und im Knöchelbereich, aber auch an der Unterschenkelrückseite und am Oberschenkel sichtbar.
- Bei langem Stehen schwillt oft die Knöchelgegend an.
- Im Bereich länger bestehender Krampfadern bilden sich Hautveränderungen mit bräunlicher Pigmentierung. Häufig entstehen Hautgeschwüre.

Was selbst tun

- Belastung der Venen dadurch vermindern, daß langes und häufiges Stehen vermieden wird.
- Im Sitzen Füße auf einen Stuhl legen.
- Elastische und komprimierende Strümpfe tragen.
- Die Haut über Krampfadern sauber halten und Hautrissen durch Hautöl vorbeugen.
- Einengende Kleidungsstücke im Hüftbereich und Strümpfe mit einschnürendem Oberteil meiden.
- Tropfen, Salben und Kapseln gegen Krampfadern können Krampfadern nicht beseitigen, allenfalls die Beschwerden lindern. (Durchblutungsfördernde blutgerinnungshemmende Salben siehe gelbe Seite 288).
- Beingeschwüre durch Krampfadern heilen nur durch regelmäßige Wundversorgung in Verbindung mit einem elastischen Stützstrumpf. Elastische Binden sind weniger zu empfehlen, da bei zu straffem Wickeln Stauungen und Durchblutungsstörungen im Bereich der Waden hervorgerufen werden können.

Wann zum Arzt

- Wenn die Beine anschwellen und schmerzen.
- Wenn Hautrisse, Ekzeme oder Geschwüre auftreten.
- Wenn Sie die Krampfadern kosmetisch stören. Stützbandagen oder Stützstrümpfe beseitigen nicht die Ursache. Ihr Arzt muß eventuell in Zusammenarbeit mit Venenspezialisten entscheiden, ob ihre Krampfadern durch Verödung mit anschließendem Kompressionsverband zu behandeln sind, oder ob eine operative Entfernung der Venen durchgeführt werden sollte.

Haut

Hautverletzungen: Bißwunden, Kratzwunden, Schürfwunden und Schrammen

Was ist das

- Verletzungen der Haut durch Zähne oder Krallen eines Tieres, meist Hund oder Katze.
- Gefährliche Keime (Bakterien) können in die Wunde gelangen. Achtung: *Tetanusgefahr* (Wundstarrkrampf)!
- Vor allem bei tiefen oder großflächigen Wunden kann sich die sichtbare Wunde in der Umgebung stark röten, anschwellen und stark schmerzen. In der Wunde kann Klopfen spürbar werden. Aus der Wunde kann gelbe Flüssigkeit austreten.
- In der Umgebung der Wunde kann ein roter Streifen entstehen, oder es können vergrößerte Lymphknoten tastbar sein.

Was selbst tun

Vorbeugen

- Regelmäßig gegen Tetanus impfen lassen, da damit Wundstarrkrampf verhindert wird. Die Schutzimpfung gegen Tetanus besteht aus einer Serie von drei Impfungen. Wiederholungsimpfung alle 5 Jahre. (Impfplan siehe weiße Seite 240.)
- Verschmutzte Wunden *einmalig* mit klarem Wasser reinigen.
- Kleine Wunden müssen nicht abgedeckt werden. Gerinnendes Blut ist der beste und natürlichste Wundverschluß.
- Größere Wunden verbinden.
- Zur Unterstützung können Arzneimittel zur Wundheilung (siehe gelbe Seite 283) oder zur Desinfektion auf der Haut (siehe gelbe Seite 279) angewendet werden.
- Bei starker Absonderung von Wundflüssigkeit (Pflaster oder Verbandmull werden feucht und steif nach Eintrocknen) täglich evtl. mehrmals Verband wechseln.

Wann zum Arzt

- Wenn die Wunde groß oder tief ist und vielleicht genäht werden muß (Schnittwunden siehe unten).
- Wenn die letzte Schutzimpfung gegen Tetanus länger als 5 Jahre zurückliegt.
- In fremder Umgebung immer nachfragen, ob Tollwutgefahr besteht. Dann ist eine besondere ärztliche Behandlung erforderlich.

Schnittwunden

Was ist das

- Scharfrandige Durchtrennung der Haut. Die Wunde kann, vor allem bei Verletzung einer Arterie, kurzzeitig stark bluten und klaffen.
- Besonders gefährlich sind tiefe Schnittwunden oder Stichwunden, da Nerven, Sehnen oder innere Organe verletzt sein können. Deshalb größere Gefahr bei Verletzungen an Gesicht, Bauch und Rücken als an Armen und Beinen.
- Nach 24 bis 48 Stunden können Zeichen einer Entzündung (Rötung, Schwellung, Fieber) bzw. Eiter auftreten. *Tetanusgefahr!*

Was selbst tun

- Verschmutzte Wunde, und zwar *nur* eine *verschmutzte* Wunde, einmalig gründlich mit Wasser reinigen.
- Wunde zum Trocknen abtupfen und nicht wischen oder reiben.
- Wundränder mit Heftpflaster zusammenziehen.
- Bei starker Blutung sauberen Stoff auf die blutende Stelle pressen, z. B. ein frisches, gebügeltes Taschentuch.
- Bei starker Blutung Druckverband. Anschließend zum Arzt.
- Bei Schnittwunden am Arm oder Bein sollten diese hochgehalten oder hochgelegt werden.
- Bei klar abgegrenzten, oberflächlichen Wunden können Arzneimittel zur Wundheilung hilfreich sein (siehe gelbe Seite 283).

Vorbeugen

- Regelmäßige Tetanusimpfung. Die Schutzimpfung gegen Tetanus besteht aus einer Serie von drei Impfungen und Wiederholungsimpfungen alle 5 Jahre (siehe auch Impfplan weiße Seite 240).

Wann zum Arzt

- Bei allen *Schnitt*wunden, die nicht klein oder nicht nur oberflächlich sind.
- Bei ausgedehnten Schnittwunden und starken Blutungen *sofort* zum Arzt.
- Bei allen *Stich*wunden unabhängig von ihrer Tiefe.
- Bei *Entzündungen* oder wenn nicht aller Schmutz entfernt werden kann.
- Wenn die letzte Tetanusimpfung länger als 5 Jahre zurückliegt.

Verbrennungen, Verbrühungen und Verätzungen

Was ist das

- Schädigung der Haut durch Zerstörung von Körpergewebe (Körpereiweiße). Wird verursacht durch
  - trockene Hitze,
  - nasse Hitze (Verbrühung),
  - elektrischen Strom,
  - Chemikalien (Verätzung).
- Bei oberflächlicher Schädigung der Haut, z. B. beim Sonnenbrand, Rötung, Blasen und Schmerzen.
- Gefährlichkeit der Verbrennung, Verbrühung und Verätzung hängt ab von
  - Grad der Verbrennung, Verbrühung und Verätzung: Erster Grad Rötung, zweiter Grad Blasenbildung, dritter Grad Verkohlung des Gewebes.
  - Ausdehnung: Schlimmer bei großflächigen Schäden.
  - Ort: Gefährlicher in Augennähe und an Händen.
  - Alter: Schlimmer bei Säuglingen und Kleinkindern.

Was selbst tun

- Nur kleinere und oberflächliche Verbrennungen, Verbrühungen oder Verätzungen an ungefährlichen Stellen (Arme und Beine) selbst behandeln.
- Bei Sonnenbrand gerötete Haut oder Blasen nicht mit Stoff abdecken. Blasen nicht öffnen.
- Verletzte Stelle *mindestens 10 Minuten* unter kaltes fließendes Wasser halten oder in kaltes Wasser tauchen.
- Bei schwereren Schädigungen der Haut:
  - Intakte Kleidung über der Wunde sofort entfernen.
  - Verbrannte Kleidungsstücke *nicht* entfernen.
  - Blasen *nicht* berühren, aufstechen oder aufschneiden: Infektionsgefahr.
  - *Keine* Salben auftragen.
  - Verbrannte Stellen mit sauberem, frisch gebügeltem Stoff oder Mull abdecken.
  - Wunden sauber halten.

Wann zum Arzt

- Wenn kleinere Verbrennungen oder Verätzungen noch nach 48 Stunden schmerzen.
- Bei jeder größeren Verbrennung, Verbrühung oder Verätzung.

Sonnenbrand

Was ist das

- Übermäßige Einwirkung von ultravioletten (UV) Strahlen auf die Haut. Tritt besonders leicht bei hellhäutigen Personen und bei Reisen in südliche Länder bei sonnenungewohnten Menschen auf. Je senkrechter die Sonne einstrahlt, z. B. am Äquator, um so intensiver ist die UV-Strahlung.
- Nach der Sonneneinstrahlung tritt zuerst eine Rötung auf. Dann folgen:
  - Schwellung,
  - Blasenbildung,
  - Fieber,
  - Schüttelfrost,
  - Schwäche,
  - gelegentlich auch Schock.

- Nach drei Tagen haben im allgemeinen auch schwere Hautreaktionen ihren Höhepunkt überschritten.
- Nach Abheilung schuppt oder schält sich die Haut.
- Häufige Komplikationen bei Blasenbildung durch Sonnenbrand sind Bakterieninfektionen.

Was selbst tun

- Bei prickelndem Hautgefühl oder Spannungsgefühl Sonnenbestrahlung sofort unterbrechen, da dann meist schon Schäden eingetreten sind.
- Kühlende Cremes auftragen.
- Arzneimittel gegen Allergien zur Anwendung auf der Haut (siehe gelbe Seite 277).
- Schwere oder einengende Kleidungsstücke meiden, da diese durch Reiben zusätzliche Reizung der Haut bewirken. Bei bloßem Oberkörper kühlt sich zum Beispiel die Haut auch leichter ab.

Vorbeugen

- Haut langsam an Sonneneinstrahlung gewöhnen: über mehrere Tage Dauer des Sonnenbades langsam steigern.
- Besonders hellhäutige Menschen sollten Sonnenmilch oder Sonnencremes verwenden, anfangs mit hohem Lichtschutzfaktor (8–10), später mit niedrigem Lichtschutzfaktor (z. B. 2–4). Der Lichtschutzfaktor gibt an, wieviel mal so lange man sich gegenüber dem Normalfall (ohne Schutzmittel) der Sonne ohne Schaden aussetzen kann. Bei hohem Schutzfaktor (z. B. 8) verlängert sich also die Zeit, die man sonnen kann, um den angegebenen Faktor; man kann also achtmal so lange sonnen wie ohne dieses Schutzmittel.
- Die individuelle Verträglichkeit von UV-Strahlung muß jeder selbst aus eigener Erfahrung ermitteln.
- Sind keine Schutzsalben oder Cremes zu erhalten, kann eine selbst hergestellte Mischung aus Olivenöl und Zitronensaft helfen.
- Kopf zusätzlich mit leichter Tuchmütze schützen.

Wann zum Arzt

- Wenn ein Kind einen schweren Sonnenbrand hat.
- Bei hohem Fieber und bei Blasenbildung.
- Bei infizierten Hautveränderungen durch Sonnenbrand.

Insektenbisse, Insektenstiche

Was ist das

- Durch *Gewebegifte* hervorgerufene meist örtlich begrenzte Schwellung, Rötung und Erwärmung der Haut mit Juckreiz.
- Werden durch den Insektenstich gleichzeitig Bakterien in die Haut eingebracht, kann sich eine langsam ausbreitende, meist scharf begrenzte juckende Rötung bilden.
- Bei wenigen Menschen kann durch *Allergie* gegen Insektengifte, vor allem Bienen und Wespen, Atemnot, allgemeiner Hautausschlag, Übelkeit, Ohnmacht oder Kollaps auftreten.

Was selbst tun

- Sofort kühlen.
- Einstichstelle mit einem antiseptischen (desinfizierenden) Mittel reinigen (Arzneimittel zur Desinfektion auf der Haut siehe gelbe Seite 279).
- Beim Bienenstich Stachel entfernen.

Wann zum Arzt

- Sofort den Arzt aufsuchen bei
  - Kreislaufbeschwerden wie Kollapsneigung und Atemnot,
  - bekannter Allergie gegen Insektenstiche,
  - sich ausbreitender Rötung der Haut.

Schwitzen

Was ist das

- Übermäßige Schweißabsonderung durch die Schweißdrüsen. Schweiß wird *immer* erzeugt, hängt jedoch mengenmäßig von der Flüssigkeitszufuhr, der Umgebungstemperatur und der Luftfeuchtigkeit ab.
- Die Schweißproduktion dient dem Konstanthalten der Körpertemperatur. Zusammen mit dem Wasser in der Ausatmungsluft beträgt der Flüssigkeitsverlust durch Schweißabsonderung *ohne* merkliches Schwitzen ¾ Liter pro Tag.

- Schwitzen wird vor allem in den Handflächen, in den Achselhöhlen und an den Füßen als unangenehm empfunden. Häufige Ursachen für Schwitzen an diesen Stellen sind Angst, Aufregung, Sorgen.
- Übermäßiger Achselschweiß und besonders übermäßiger Fußschweiß stören vor allem durch den unangenehmen Geruch, den Hautbakterien durch Zersetzen von Talg erzeugen.

Was selbst tun

- Eventuell zu große Flüssigkeitszufuhr einschränken: Flüssigkeitsbedarf normalerweise bei ca. zwei Litern pro Tag.
- Häufiges Waschen mit klarem Wasser *ohne* Seife. Häufige Anwendung von Seife laugt die Haut aus und kann vor allem Pilzinfektionen begünstigen.
- Körpersprays nur zurückhaltend anwenden: die chemischen Substanzen schädigen auf Dauer die Haut und können Ekzeme (siehe weiße Seite 129) hervorrufen.
- Kleidung häufig wechseln: Täglich frische Socken anziehen, möglichst aus Wolle, da diese den Schweiß aufsaugt bzw. leichter verdunsten läßt.
- Bei Schweißfüßen keine Gummischuhe. Möglichst Sandalen tragen.

Wann zum Arzt

- Wenn Sie sich über die Ursache des Schwitzens nicht klar sind.
- Wenn andere Krankheiten, z. B. eine Schilddrüsenüberfunktion, nicht auszuschließen sind.

Akne
Akne vulgaris

Was ist das

- In der Pubertät häufig auftretende entzündliche Talgdrüsenerkrankung mit Bildung von Pickeln, Knoten, seltener von Abszessen.
- Eine *nicht ansteckende* Hautveränderung, die vor allem das Gesicht, den Halsausschnitt und den oberen Rücken befällt, nach der Pubertät auch ohne Behandlung abklingt und familiär gehäuft auftritt.

- Durch das Zusammenspiel zwischen Hormonen, Talgdrüsen und Bakterieninfektion verursacht.
- Ist *nicht* zurückzuführen auf *mangelnde Körperhygiene,* wird jedoch begünstigt durch häufiges Kratzen: auch gerade gewaschene Hände enthalten *immer* Bakterien, die in die Talgdrüsen gelangen und dort Entzündungen hervorrufen können.

Was selbst tun

- Fettige Gesichtshaut mehrmals täglich waschen, jedoch nicht zu häufig Seife verwenden. Antibakterielle Seifen zeigen keine bessere Wirkung.
- Große Mitesser (Komedonen) eventuell ein- bis zweimal wöchentlich nach heißem Betupfen mit Kamillentee vorsichtig ausdrücken, am besten mit Komedonenquetscher.
- Entzündete Stellen erst dann öffnen, wenn sich ein Eiterpickel entwickelt hat. Nicht drücken, da dadurch Bakterien in die Umgebung gelangen können. Kleine Eiterpickel heilen auch ohne Behandlung, sind jedoch kosmetisch störend.
- Krusten nicht abkratzen, da sich die Heilung verzögert und Narben zurückbleiben können.
- Sonnenlicht oder Ultraviolett-Bestrahlung helfen zum Eintrocknen der oberflächlichen Hautveränderungen.
- Es ist nicht nachgewiesen, daß eine Änderung der Ernährungsgewohnheiten wie Weglassen von Schokolade, Nüssen, Schweinefleisch und Fett die Hautveränderungen bessert.
- Die Beschwerden können im allgemeinen zuverlässig durch Aknemittel mit den Wirkstoffen Benzoylperoxid oder Vitamin A-Säure (nicht identisch mit Vitamin A) gelindert werden. Fragen Sie Ihren Apotheker nach einem entsprechenden Mittel!

Wann zum Arzt

- Bei wiederholter Bildung größerer vereiterter Knoten, die schmerzen.
- Bei Abszeßbildungen.
- Wenn Sie die Hautveränderungen sehr stören und Sie sich im Kontakt mit Ihren Mitmenschen dadurch beeinträchtigt fühlen.

Allergie der Haut
Nesselfieber; Urtikaria

Was ist das

- Allergie ist ein Sammelbegriff für Überempfindlichkeitsreaktionen des Körpers gegenüber organischen Substanzen, d. h. Substanzen mit Kohlenwasserstoffen als Bestandteil wie Pollen, Penicillin, Tierhaare, oder anorganischen Stoffen, wie z. B. dem Metall Nikkel. Sie führt im Körper zur Freisetzung blutgefäßaktiver Substanzen mit Blutzellreaktionen und Gewebeschädigungen. Die Überempfindlichkeitsreaktionen der Haut werden als Urtikaria oder Nesselfieber bezeichnet.
- Häufigste Krankheitsbilder durch Allergie sind Hautausschläge, Heuschnupfen (siehe weiße Seite 34) und Asthma (siehe weiße Seite 49).
- Wird ausgelöst durch Kontakt mit Substanzen (Berührung, Einatmung), die beim Körper Allergie auslösen können. Diese finden sich in Kosmetika, Farbstoffen, Seifen, Medikamenten oder einer Gürtelschnalle ebenso wie in Nahrungsmitteln (Schalentiere) oder Blumen.
- Allergische Hautausschläge
  - treten plötzlich auf,
  - jucken,
  - sind kleinfleckig gerötet bis leicht über der Umgebung erhaben,
  - auch großflächig, rundlich oder unregelmäßig begrenzt.
- Sie treten bei allgemeiner Körperreaktion
  - beidseitig auf,
  - wechseln oft von einer Stelle zur anderen.
- Bei Hautkontakt (Gürtelschnalle, Schmuckstück) sind sie örtlich streng begrenzt.
- Allergische Hautveränderungen können kurzfristig auftreten, aber auch über Wochen und Monate andauern.
- Allergische Veränderungen sind gefährlich, wenn sie im Schleimhautbereich des Rachens oder des Kehlkopfes auftreten. Ein Kehldeckelödem (Glottisödem) kann die Atemwege verlegen.

Was selbst tun

- Substanzen meiden, die erkanntermaßen zu allergischen Reaktionen führen.
- Gerötete Hautstellen trotz Jucken nicht kratzen, da die Rötung dann zunimmt und sich entzünden kann.
- Arzneimittel gegen Allergien zur inneren oder äußeren Anwendung (siehe gelbe Seite 276 und 277).

Wann zum Arzt

- Wenn Sie nicht entscheiden können, wodurch der Hautausschlag entstanden ist.
- Wenn der Hautausschlag länger als einige Tage andauert.
- *Sofort* wenn eine Schwellung im Halsbereich oder im Rachen auftritt und sich Atemschwierigkeiten ankündigen.
- Wenn andere Krankheitserscheinungen am Körper auftreten wie Fieber, Atembeschwerden, Schwindel oder Schwarzwerden vor den Augen.

Jucken
Pruritus

Was ist das

- Das Bedürfnis, am ganzen Körper oder an einer bestimmten Stelle zu kratzen.
- Hervorgerufen durch
  - Hautkrankheiten,
  - Allgemeinkrankheiten wie Diabetes,
  - Insektenstiche: Läuse, Flöhe, Mücken,
  - Medikamente,
  - Allergien,
  - Chemikalien.
- Bei älteren Menschen besonders häufig am ganzen Körper, bedingt durch trockene Haut.
- Zu häufiges Waschen der Haut mit Seife, vor allem an empfindlichen Körperstellen, trocknet die Haut aus und kann zu Juckreiz führen. Besonders häufig am After und der Scheide (Pruritus ani und Pruritus vulvae) mit geröteten, feuchten und manchmal pigmentierten Hautstellen.
- Oft ohne erkennbaren Grund.

Was selbst tun

- Kratzen lindert den Juckreiz nur sehr kurzfristig, führt häufig zu zusätzlichen Hautschädigungen und der Gefahr von Infektionen. Deswegen zuviel Kratzen meiden.
- Bei trockener Haut Hautmilch verwenden oder pflanzliches Öl auftragen.
- Nicht zu oft waschen.
- Arzneimittel gegen Allergien zur Anwendung auf der Haut (siehe gelbe Seite 277). Auf nässende Hautveränderung *keine* fetthaltigen Salben, sondern eher wasserhaltige Cremes, da es sonst zu einem Sekretstau kommen kann.
- Ursache des Juckreizes feststellen.

Wann zum Arzt

- Bei allgemeinem Juckreiz.
- Wenn Sie sich über die Ursache des Juckreizes nicht sicher sind.

Windelausschlag
Windeldermatitis

Was ist das

- Ausschlag bei Säuglingen um die Geschlechtsorgane herum, am After, teilweise auch an den Oberschenkeln bei Abdeckung dieser Körperteile durch Windeln.
- Entsteht durch Liegen der Säuglinge über lange Zeit in nassen Windeln, besonders aber in feuchtigkeitsundurchlässigen Plastik- oder Gummihöschen (»feuchte Kammer«).
- In leichten Fällen als Rötung, die dann nässen kann. In schweren Fällen mit Hautinfektion.
- Wird bei Säuglingen begünstigt durch hautreizende Bestandteile in der Nahrung, die im Urin ausgeschieden werden.
- Seltener bei gestillten Säuglingen.
- Nach Bestehen über mehrere Tage oft zusätzlich Hautpilzinfektion.

Was selbst tun

- Gut aufsaugende Zellstoffwindeln verwenden. Waschbare Windeln durch Spülen von Waschmittelresten befreien.
- Nasse Windeln wechseln, lieber einmal zu häufig als zu selten.
- Bei Neigung zu Windelausschlag Gummihöschen oder Plastikhöschen meiden.
- Haut des Säuglings beim Windelnwechseln gut mit warmem Wasser reinigen, abtrocknen und bei warmer Umgebung zeitweilig mit bloßem Unterkörper hinlegen. *Nicht jedesmal Seife* verwenden.
- Nach dem Reinigen und Trocknen die Haut an den Geschlechtsteilen und am Gesäß mit einer gut haftenden Babycreme abdecken und damit vor Urinkontakt schützen.

Wann zum Arzt

- Wenn Sie mit den beschriebenen Maßnahmen nach drei bis vier Tagen keinen Erfolg haben.
- Wenn sich der Windelausschlag weiter ausbreitet, vor allem außerhalb der Windeln.

Eiterflechte
Impetigo

Was ist das

- Oberflächliche bakterielle Hautinfektion, häufig durch Staphylokokken, die vor allem bei Kindern zu Eiterblasen und eitrigen Krustenbildungen führt.
- Tritt am häufigsten im Gesicht, um die Nasenlöcher, an den Lippen, an den Ohren, aber auch an Armen und Beinen auf.
- Beginnt meist mit einer kleinen Blase, die sich rasch vergrößert, aufbricht und eine nässende Wunde bildet.
- Wird bei Kindern durch Kratzen oft an andere Körperstellen übertragen, vor allem an Hautrisse und oberflächliche Verletzungen.

Was selbst tun

- Kruste mit Wasser und Seife lösen und entfernen. Danach vom Arzt verordnetes Arzneimittel zur Anwendung auf der Wunde auftragen.

Vorbeugen

- Sorgfältige Körperpflege mit regelmäßigem Händewaschen vor dem Essen und nach der Toilette.
- Fingernägel bei Kindern kurzhalten.

Wann zum Arzt

- Alle Patienten mit dem Verdacht einer Eiterflechte, denn sie benötigen Antibiotika als Cremes oder Salben oder bei ausgedehnteren Infektionen als Tabletten.

Furunkel

Was ist das

- Plötzlich auftretende durch Bakterieninfektion (Staphylokokken) entzündete Knötchen um eine Haarwurzel, meist im Nacken, im Gesicht, an der Brust oder am Gesäß.
- Beginnend als kleine rote Flecken, die in wenigen Tagen größer werden und schmerzen. Die Haut im Zentrum wölbt sich oft vor, glänzt und ist bläulich verfärbt, ehe diese Stelle gelb wird, aufbricht und sich aus ihr gelber Eiter entleert.
- Nach Abheilen bleibt eine kleine Narbe zurück.
- Eine Gruppe von Furunkeln (mehrere) mit sich ausbreitender Infektion unter der Haut heißt *Karbunkel.*
- Wiederholtes Auftreten von Furunkeln kann durch Krankheiten begünstigt werden, z. B. Diabetes, ist jedoch am häufigsten durch erneute Bakterieninfektion verursacht.

Was selbst tun

- Trockene Wärme, die einzelne Furunkel schneller »reif« werden läßt.
- Zugsalbenverband anlegen. Fragen Sie ihren Apotheker nach einem geeigneten Präparat.

Wann zum Arzt

- Wenn der Furunkel besonders groß ist und schmerzt.
- Wenn sich der Furunkel nicht selbst zurückbildet oder öffnet.
- Wenn Furunkel wiederholt auftreten.

Warzen

Was ist das

- Häufige, ansteckende, gutartige Neubildungen der Haut, meist hervorgerufen durch Viren.
- Können einzeln oder mehrfach auftreten.
- Sind leicht bis deutlich über der Hautoberfläche herausragende Gebilde mit flacher (plane Warzen) oder blumenkohlartiger Oberfläche.
- Kosmetisch störend an den Händen.
- Schmerzhaft besonders an den Rändern der Fingernägel oder unter den Fingernägeln.
- Warzen an der Fußsohle sind beim Laufen lästig, da sich die verhornenden Warzen in die Tiefe einbohren (Dornwarzen).
- Es gibt verschiedene Arten von Warzen:
  - Normale Hautwarzen: durch Viren bedingt.
  - Dellwarzen (Molluscum): durch ein Virus hervorgerufen. In der Mitte entsteht ein wachsartiges Knötchen, das an der Oberfläche eingedellt ist und sich auf der Haut oft rasch durch ausbreitende Infektion vermehrt.
  - Alterswarzen (senile Warzen): runde oder ovale Gebilde bei alten Menschen. Oft sehr groß und lappenartig geformt. Ursache unbekannt. Senile Warzen sind *keine* wirklichen Warzen, da sie nicht durch Viren hervorgerufen werden, sondern Hautanhangsgebilde darstellen.
  - Feigwarzen (venerische Warzen, Condyloma acuminata): durch ein Virus beim Geschlechtsverkehr übertragene Warzen, meist am Penis, an den Schamlippen, an der Scheide oder am Damm.
- Warzen können auch spontan, das heißt ohne Behandlung, verschwinden.

Was selbst tun

- Gewebeaufweichende Pflaster verwenden. Nach Aufweichen des Gewebes oberflächliche Schicht entfernen und erneut Pflaster auftragen, bis die Warze abgestorben ist und nur gesundes Gewebe zurückbleibt. Oft entsteht dabei ein »Loch« in der Haut.
- Gewebeschädigende Flüssigkeit auftragen, die Gewebe zerstört und auflöst. Vorsicht: bei radikaler Anwendung Narbenbildung möglich.

- Die beiden beschriebenen Behandlungen sind möglich bei normalen Warzen und Feigwarzen. Dellwarzen müssen gesondert behandelt werden: nach Aufschlitzen des Gewebswalls und Entfernen des wachsartigen Knötchens trocknen die Dellwarzen ein.
- Vorsicht mit chemischen Substanzen, die gewebszerstörend wirken und häufig Narben hinterlassen.

Wann zum Arzt

- Bei erfolgloser Behandlung normaler Warzen oder von Feigwarzen.
- Wenn man sich nicht völlig sicher ist, daß es sich bei Hautanhangsgebilden um harmlose Warzen handelt.
- Zur Behandlung von Dellwarzen.
- Wenn die Entfernung von Alterswarzen gewünscht wird.

Muttermale und Leberflecken

Naevus, Mehrzahl: Naevi

Was ist das

- Scharf begrenzte, braun bis schwarz pigmentierte Hautgebiete in Form von Flecken oder von Verdikkungen in oder auf der Haut, manchmal stark behaart.
- Können überall am Körper auftreten.
- Durch Anhäufung von Pigmentzellen (Melanozyten) bedingt.
- Als Muttermal angeboren, als Leberfleck oft im Laufe des Lebens auftretend.
- Für eine schubartige Vermehrung von Leberflecken im Laufe des Lebens läßt sich meist keine Krankheit als Ursache finden.

Was selbst tun

- Eventuell mit Cremes abdecken, wenn die Male oder Flecken kosmetisch stören.

Wann zum Arzt

- Wenn sich die Flecken verändern, vor allem wenn sie größer werden oder ihre Farbe stark verändern.
- Wenn die Pigmentflecken bluten, jucken, sich entzünden oder schmerzen.
- Wenn die Pigmentstellen kosmetisch als sehr störend empfunden werden.

Krätze
Skabies

Was ist das

- Eine übertragbare Infektion durch Milben (Insekten), die als Parasiten bezeichnet werden und oberflächliche Gänge in die Haut bohren.
- Die weibliche Milbe bohrt sich in der Haut einen Gang und legt dort ihre Eier ab. Diese schlüpfen nach zwei bis drei Tagen aus und entwickeln sich unter der Haut, um nach ca. 15–17 Tagen als ausgewachsene Milben an die Oberfläche zu kommen. Nach der Paarung graben sich die Milben erneut ein.
- Die Übertragung der Milben erfolgt in der Natur oder durch engen Körperkontakt, z. B. bei gemeinsamer Bettbenutzung.
- Charakteristisch ist ein ausgeprägter Juckreiz an den infizierten Hautpartien, der vor allem in der Bettwärme und damit vorzugsweise nachts besonders intensiv auftritt.
- Es können Kratzeffekte auf der Haut und unterschiedliche Veränderungen durch nachfolgende Bakterieninfektion beobachtet werden.
- Bevorzugte Stellen sind:
  - Haut zwischen den Fingern,
  - Ellenbeugen,
  - Achselfalten,
  - Kniekehlen.

Was selbst tun

- Eventuell gegen den Juckreiz Arzneimittel gegen Allergien zur Anwendung auf der Haut (siehe gelbe Seite 277) anwenden.

Wann zum Arzt

- Wenn Sie sich der Diagnose nicht sicher sind.
- Wenn der Juckreiz nach ca. zwei Tagen nicht abklingt oder sich der juckende Hautbezirk vergrößert.
- Wenn das Jucken in ein bis zwei Wochen nach Behandlung nicht abgeklungen ist.

Der Juckreiz kann die Behandlungszeit überdauern, klingt jedoch nach ein bis zwei Wochen ab.

- Bei zusätzlichen bakteriellen Infektionen der Haut, meist zu erkennen an
  - Rötung,
  - Schwellung,
  - Schmerzen,
  - Schorfbildung.
- Wer betroffen ist, sollte sich gemeinsam mit seinem Partner behandeln lassen.

Ekzem
Hautentzündung; Dermatitis

Was ist das

- Unkorrekter Sammelbegriff für entzündliche Hautveränderungen.
- Kann ausgelöst werden durch:
  - *Äußere Einwirkung* (exogene Dermatitis), z. B. bei Kontaktdermatitis durch Medikamente, Metalle, Kosmetika, evtl. verstärkt durch Lichteinwirkung. Beginnt häufig im Erwachsenenalter.
  - *Innere Ursachen,* die man nicht erklären kann, wie z. B. bei Neurodermitis, Hand- und Fußdermatitis: wird dann auch *endogenes Ekzem* genannt.
- Beginnt häufig im Säuglingsalter.
- Tritt oft zusammen mit Asthma auf.
- Kann verschlimmert werden durch bestimmte Nahrungsmittel wie z. B. Kuhmilch bei Säuglingen.
- Kann sich bessern mit besonderen Diätformen: Meiden von Zucker und tierischem Eiweiß.
- Eine Dermatitis zeigt im akuten Stadium Bläschen, Rötung, Schwellung der Haut und evtl. Flüssigkeitsabsonderungen. Später Verkrustung, Schuppenbildung, Jucken.
- Kratzen und Reiben kann zu einer chronischen Verdickung der Haut führen. Diese Form der chronischen Dermatitis wird dann häufig als Ekzem bezeichnet.
- Ein Ekzem tritt besonders an denjenigen Stellen am Körper auf, die in Berührung mit dem auslösenden Stoff kommen, z. B. Jeansknöpfe, Gürtelschnallen, Metallarmbänder, Ringe. Bei innerer Ursache Auftreten vor allem in den Kniekehlen, den Ellenbeugen und der Innenseite der Handgelenke.

Was selbst tun

Vorbeugen

- Säuglinge sollten möglichst lange mit Muttermilch ernährt werden, wenn Dermatitiden (Ekzeme) in der Familie aufgetreten sind.

Bei bestehendem Ekzem

- Versuchen Sie festzustellen, in welcher Umgebung, bei welchem Kontakt mit Chemikalien, Kosmetika oder anderen Substanzen und in welchen Situationen Ihre Hautveränderungen auftreten oder sich verschlechtern.
- Prüfen Sie, ob sich bei Einhalten einer streng vegetarischen Kost über 6–8 Wochen die Hautveränderungen bessern:
  - kein Zucker,
  - keine tierischen Eiweiße,
  - möglichst Vollwertkost.
- Waschen Sie sich *möglichst wenig* mit *Seife,* auch nicht mit sog. medizinischen Seifen. Eine Störung ihres natürlichen Hautschutzmantels, der im sauren Bereich liegt (pH-Wert 5), begünstigt den Kontakt von Fremdstoffen mit der Haut und damit die Hautreaktion.
- Waschen Sie sich unter fließendem, warmen Wasser, am besten durch Abreiben mit Ihren Händen. Waschlappen sollen weich sein, häufig ausgekocht und nach der Wäsche gut gespült werden, um Waschmittelreste zu beseitigen.
- Benutzen Sie nach dem Waschen eine parfümfreie Feuchtigkeitsmilch ohne chemische Zusätze.
- *Meiden Sie Kortisonpräparate.* Sind Kortisonpräparate unbedingt nötig, dann wenden Sie diese nur kurzfristig an. Kortisonpräparate helfen zwar oft rasch, die Beschwerden nehmen jedoch nach Absetzen der Medikamente meist wieder zu. Außerdem verliert Ihre Haut bei längerer Anwendung an Elastizität: Faltenbildung und die Entstehung feiner Gefäßerweiterungen vor allem im Gesicht werden durch Kortisonpräparate begünstigt.

Wann zum Arzt

- Wenn eine Infektion Ihres Ekzems wahrscheinlich ist. Dann rötet sich das Ekzem, näßt und bildet gelbe Krusten.

Schuppenflechte
Psoriasis

Was ist das

- Häufige, nicht ansteckende, in Schüben verlaufende und wiederkehrende Hauterkrankung mit trockenen, bogenförmig begrenzten silberweißen, leicht erhabenen und schuppenden Hautveränderungen unterschiedlicher Größe.
- Am Körper können wenige kleinfleckige Hautveränderungen auftreten, z. B. an den Ellenbogengelenken, in der behaarten Kopfhaut, am Gesäß oder in der Nabelgegend, oder fast der ganze Körper ist von den Hautveränderungen bedeckt.
- Auslösend können sein oder es können beitragen
  - Sonnenbrand,
  - akute Infekte,
  - örtliche Verletzungen,
  - psychische Faktoren wie Ärger, Streß, Sorgen.
- Oft sind die Finger- und Zehennägel befallen. Eine Mitbeteiligung von Gelenken kann zu schwer verformenden (deformierenden) Veränderungen wie bei Rheuma führen. Bei Blutuntersuchungen sind die Rheumafaktoren jedoch immer negativ.
- Die Ursache der Schuppenflechte ist unbekannt. Sie tritt jedoch in einzelnen Familien gehäuft auf.
- Schuppenflechte ist *nicht heilbar* und kann in unterschiedlicher Ausprägung ein ganzes Leben lang anhalten.

Was selbst tun

- Schuppen durch vorsichtiges Waschen entfernen.
- Veränderte Hautstellen mit Cremes aufweichen, wobei sich die Schuppen meist ablösen und gerötete Hautstellen sichtbar werden.
- Auf dem Kopf Schampoos mit Kohlenteer oder Schwefel verwenden. Fragen Sie ihren Apotheker nach einem entsprechenden Präparat.
- Dem Sonnenlicht aussetzen.

Wann zum Arzt

- Beim erstmaligen Auftreten der typischen Hautveränderungen, um die Diagnose zu sichern.
- Der Arzt wird je nach Ort und Schweregrad der Schuppenflechte Arzneimittel verordnen, deren Anwendung vom Patienten selbst durch Beobachtung der Wirksamkeit mit beeinflußt werden soll.

- In Phasen starker Ausprägung der Schuppenflechte, um die *regelmäßig* durchgeführte *Behandlung* gegebenenfalls durch besondere Maßnahmen zu ergänzen.
- Ultraviolett-Bestrahlung wird vor allem bei Ausbreitung am ganzen Körper angewendet.
- Erfolgreich kann auch die kombinierte Behandlung mit Arzneimitteln und einer bestimmten Wellenlänge von ultravioletten Strahlen (PUVA) sein.

Glatzenbildung
Haarausfall

Was ist das

- *Männliche Glatze:* Weitverbreiteter Haarverlust, der mit zunehmendem Alter häufiger wird, meist über den Schläfen (Geheimratsecken), seltener auf dem Hinterkopf beginnt.
- *Haarausfall bei Frauen:* Die Haare werden vor allem auf dem Kopf dünner und stehen weniger dicht.
  - Kann stark ausgeprägt sein, führt aber nicht wie bei Männern zu totalem Haarverlust.
  - Kann begünstigt werden durch starkes Ziehen an den Haaren wie bei strammen Zöpfen oder durch Schlafen auf Lockenwicklern.
  - Ursache meist unbekannt. Manchmal durch eine Anämie (»Blutarmut« durch Eisenmangel, zu starke Periodenblutung oder aus anderen Gründen) oder Funktionsstörungen der Schilddrüse bedingt.
  - Vorübergehender Haarausfall kann auftreten nach einer Schwangerschaft, nach Absetzen der Anti-Baby-Pille oder nach hochfieberhaften Erkrankungen.
- Haarausfall ist üblich nach Medikamenten zur Tumorbehandlung (Zytostatika).
- Kreisförmiger Haarausfall (Alopecia areata) bei beiden Geschlechtern: Oft plötzliches Auftreten an einer Stelle oder mehreren Stellen der Kopfhaut mit runden oder ovalen kahlen Stellen, seltener am Körper. In den meisten Fällen wächst das Haar auch ohne Behandlung nach 2–3 Monaten nach.

Was selbst tun

- Nicht zu häufiges Haarewaschen: nicht mehr als zweimal wöchentlich. Tägliches Haarewaschen wird oft aus kosmetischen Gründen bei fettenden Haaren für nötig erachtet, laugt jedoch die Kopfhaut aus und regt die Talgdrüsen an. Tägliches Waschen verursacht besonders fettige Haare.
- Frauen sollen strammes Einflechten der Haare vermeiden. Nachts keine Lockenwickler tragen.
- Es gibt keine sichere Möglichkeit, Haarausfall oder Glatzenbildung mit inneren oder äußeren Mitteln (Haarwasser) zu bessern.

Wann zum Arzt

- Wenn es sich um eine Erkrankung der Kopfhaut handeln kann.
- Wenn es sich um ausgedehnten kreisförmigen Haarausfall oder wiederholten Haarausfall handelt.
- Alle Frauen mit sich ausbreitendem Haarausfall.
- Wenn eine allgemeine Krankheit als Ursache nicht ausgeschlossen werden kann.

Kopfgrind

Was ist das

- Eine Pilzinfektion, die von anderen Menschen oder Tieren (besonders Katzen und Kühen) auf den Menschen übertragen wird und Kopfhaar, Haut und Nägel befallen kann.
- Auf dem Kopf entstehen schuppige Gebiete mit brechendem und ausgedünnten Haar.
- Am Körper häufig Rötung in Ringform, deren erhabene Ränder sich nach der Peripherie hin ausdehen.
- An den Nägeln gelbliche Verfärbungen, Verdickungen, Deformierungen und Lösen der Fingernägel vom Nagelbett.
- Pilzinfektionen finden sich besonders an Händen und Füßen (siehe auch Fußpilz weiße Seite 134).

Was selbst tun

- Übermäßiges Waschen mit Seife meiden, ebenso das Aufweichen der Haut durch Schwitzen und Feuchtigkeit.
- Verdächtige Haustiere mit Hautveränderungen dem Tierarzt vorstellen.

Wann zum Arzt

- Wenn die Kopfhaut oder die Nägel betroffen sind, da zur Pilzbekämpfung evtl. die Einnahme von Arzneimitteln nötig wird.
- Wenn Sie sich über die Art der Hautveränderungen nicht sicher sind.

Fußpilz

Was ist das

- Oberflächliche Infektion der Haut durch Hautpilze, die sich nur auf »totem Gewebe« der Haut und ihren Anhangsgebilden (Hornschicht, Nägel, Haare) ansiedeln.
- Besonders häufige Pilzinfektion, die bei Menschen jeden Alters meist zwischen dem 3.–5. Fußzeh beginnt und sich zur Fußsohle hin ausdehnen kann.
- Oft an einer »Aufweichung« des normalen Gewebes mit Ablösen der Haut und Randschuppung zu erkennen. Es können sich auch Bläschen bilden. Infizierte Fußnägel sind verdickt.
- Entwickelt sich leichter bei Schweißfüßen und zu engen Schuhen.

Was selbst tun

- Füße sauber und trocken halten, besonders zwischen den Zehen. Langes Aufweichen der Haut meiden, also nach Aufenthalt im Schwimmbad gut abtrocknen.
- Täglich Socken oder Strümpfe wechseln.
- Wollsocken sind gegenüber Synthetikgewebe zu bevorzugen. Wolle saugt Schweiß und Flüssigkeit auf.
- Enges Schuhwerk meiden. Sandalen tragen und Schuhe auch tagsüber wechseln.

- Bei ausgeprägtem Fußpilz, der juckt oder schmerzt, helfen Arzneimittel gegen Pilzerkrankungen (Antimykotika: siehe gelbe Seite 281). Diese lange auftragen, auch wenn man bereits oberflächlich keine Hautveränderungen mehr sieht: da der Hautpilz in Talg- und Schweißdrüsen hineinwächst, breitet er sich bei zu kurz dauernder Therapie von dort sehr rasch wieder an der Oberfläche aus.

Wann zum Arzt

- Wenn die Selbstbehandlung nicht hilft, denn Fußpilz breitet sich aus und ist in der Behandlung hartnäckig. Der Arzt kann feststellen, um welchen Pilztyp es sich handelt, und kann gezielt Arzneimittel verordnen.

Weibliche Geschlechtsorgane

Menstruationsstörungen

Blutungen zwischen den Perioden
Zwischenblutungen

Was ist das

- Blutung aus der Scheide zu anderen Zeiten als während der Periode.
- Manchmal sehr leichte Absonderung, tröpfchenweise oder rosarot, die monatlich zur Zeit des Eisprungs auftreten kann, d. h. wenn das Ei von einem der beiden Eierstöcke ausgestoßen wird.
- Kann auch nach Geschlechtsverkehr auftreten.
- *Ursachen* können sein:
  - Verwendung von Tampons zwischen den Perioden,
  - Entzündungen des Gebärmutterhalses,
  - Polypen (Wucherung der Schleimhaut) am Gebärmutterhals,
  - Entzündungen der Scheide,
  - Arzneimittel zur Schwangerschaftsverhütung: Anti-Baby-Pillen besonders dann, wenn eine Pille vergessen wurde,
  - durch Eierstöcke bedingte hormonelle Störungen.

Was selbst tun

- Zwischen den Perioden keine Tampons verwenden.

Wann zum Arzt

- Wenn die Blutung bei mehr als einem Menstruationszyklus auftritt.
- Bei Zwischenblutung während der Einnahme von Anti-Baby-Pillen.
- Wenn die Blutung vor oder nach dem Geschlechtsverkehr auftritt. Möglicherweise kann eine Scheidenuntersuchung oder ein Abstrich vom Gebärmutterhals erforderlich werden.
- Bei *jeder* Blutung aus der Scheide nach Ausbleiben der Monatsblutungen, d. h. in der Menopause bzw. im Klimakterium.

Schmerzhafte Perioden
Dysmenorrhoe

Was ist das

- Schmerzen im Unterleib oder im Rücken, die während der Monatsblutung auftreten.
- Kann ein oder zwei Tage vor der Blutung auftreten:
  - entweder in Form eines ständigen Schmerzes (Dauerschmerz),
  - oder eines Schmerzes, der kommt und geht (kolikartiger Schmerz).
- Oft auch verbunden mit
  - allgemeinem Unwohlsein,
  - Kopfschmerzen,
  - Schwindelgefühl,
  - Verstopfung.
- Meist bei Mädchen und jungen Frauen, vereinzelt jedoch in jedem Lebensalter.
- *Kein Anzeichen einer Erkrankung.*

Was selbst tun

- Darauf achten, daß Sie während der Regelblutung keine Verstopfung haben. Ernährung mit viel Ballaststoffen kann helfen: grobe Nahrungsmittel wie ungeschälte Getreide oder Kartoffeln.
- Bei Nervosität und dem Gefühl der Unzufriedenheit den möglichen Ursachen nachgehen und ggf. mit einer Person Ihres Vertrauens nach Lösungen suchen.
- Alle normalen körperlichen Aktivitäten einschließlich sportlicher Betätigung fortsetzen.
- Wenn notwendig Schmerzmittel (siehe gelbe Seite 266).

Wann zum Arzt

- Wenn die empfohlenen Maßnahmen zur Selbstbehandlung nicht helfen.
- Wenn die Schmerzen so stark sind, daß der normale Tagesablauf gestört ist.
- Bei bisher völlig beschwerdefreien Regelblutungen kann eine gynäkologische Untersuchung notwendig werden.

Beschwerden vor der Monatsblutung
Prämenstruelle Beschwerden

Was ist das

- Unangenehme Erscheinungen, die meist bis zu 5 Tagen vor der Monatsblutung auftreten und durch Änderungen im Hormonspiegel verursacht sein können.
- Manche Frauen leiden gelegentlich, andere regelmäßiger vor der Periodenblutung unter diesen Beschwerden.
- *Beschwerden* können sein:
  - Gefühl von Spannung, Reizbarkeit und Weinerlichkeit,
  - Schwierigkeiten, mit Alltagsproblemen fertig zu werden,
  - Unbeholfenheit,
  - Vergeßlichkeit,
  - allgemeine Müdigkeit und Lustlosigkeit,
  - Kopfschmerzen,
  - gespanntes Gefühl im Bauchraum,
  - geschwollene und empfindliche Brust,
  - geschwollene Fußknöchel.
- Beschwerden vor der Regelblutung treten im allgemeinen weniger auf bei Frauen, die sich ausgeglichen und leistungsfähig fühlen und mit ihrem Leben zufrieden sind. Die Beschwerden sind dann oft besonders schwer, wenn sie mit anderen Problemen wie z. B. finanziellen Sorgen oder Konflikten mit dem Partner einhergehen.

Was selbst tun

- *Nicht ungeduldig werden:* die Beschwerden brauchen schon im nächsten Monat nicht mehr aufzutreten.
- Versuchen Sie, Partnerkonflikte anzusprechen und zu lösen.
- Bei Kopfschmerzen können kurzfristig Schmerzmittel verwendet werden (siehe gelbe Seite 266).
- Manchmal hilft auch salzarme Kost (Verminderung der Salzzufuhr).

Wann zum Arzt

- Bei schweren und immer wiederkehrenden Beschwerden, die sich mit Maßnahmen der Selbsthilfe nicht bessern.
- Hormonbehandlung kann eventuell Beschwerden lindern.
- Wenn andere Krankheitszeichen hinzukommen wie Fieber oder Gewichtsverlust.

Starke Perioden

Was ist das

- Übermäßiger Blutverlust während der Monatsblutung (Menstruation).
- Periodenblutungen vieler Frauen sind unterschiedlich stark und von unterschiedlicher Dauer.
- Hinweise für eine zu starke Blutung sind:
  - Blutung kann mit den bisher üblichen Binden oder Tampons nicht beherrscht werden.
  - Blutung hält davon ab, ein normales Alltagsleben zu führen.
  - Blutung ist Ursache für Müdigkeit.
  - Blutklumpen gehen ab.
- Einige Frauen haben immer starke Regelblutungen. Bei anderen Frauen treten starke Regelblutungen nur gelegentlich auf, besonders bei psychischer oder körperlicher Belastung.
- Bei einigen Frauen sind die Regelblutungen besonders stark in bestimmten Lebensabschnitten:
  - bei Teenagern,
  - vor der Menopause (Aussetzen der Regelblutungen).
- Für die meisten Frauen sind starke Regelblutungen mehr eine Belästigung, nicht jedoch Anzeichen einer Erkrankung.

Was selbst tun

- Mehr Ruhe während der Regelblutungen. Außergewöhnliche Belastungen meiden.
- Regelmäßige und *gemischte Ernährung* mit ausreichend Eiweiß (25%), schwerverdaulichen Kohlenhydraten (65%) und Fett (10–12%) sicherstellen.
- Kalender führen über die Regelblutungen: an Tagen mit Blutungen so viele Kreuzchen einzeichnen, wie Binden oder Tampons gebraucht werden. So haben Sie jederzeit eine Kontrolle über Stärke und Dauer der Periode.

Wann zum Arzt

- Wenn bisher normale Perioden plötzlich sehr stark werden.
- Wenn die Blutung so stark ist, daß sie den Tagesablauf beeinträchtigt.
- Wenn Blutklumpen abgehen.
- Wenn Gefühl der Erschöpfung und Müdigkeit auftritt.

Unregelmäßige Blutungen

Was ist das

- Der Abstand von Menstruationszyklen, d. h. vom 1. Tag einer Periodenblutung bis zum 1. Tag der darauffolgenden Periodenblutung, beträgt normalerweise 28 Tage.
- Unregelmäßige Perioden liegen vor, wenn
  - die Dauer eines Zyklus mehr als 2 Tage variiert,
  - die Dauer eines Zyklus unterschiedlich lang ist.

  Fühlen Sie sich dabei jedoch wohl, muß dies keine Bedeutung haben.
- Geringe Abweichungen in der Zyklusdauer einer Periode sind häufig.
- Bei einigen Frauen ist der Zyklus immer unregelmäßig.
- Periodenblutungen können auch ohne Schwangerschaft ausfallen bei:
  - fehlendem Eisprung,
  - Anti-Baby-Pille,
  - psychischen Belastungen wie Sorge, Unruhe, Angst, Depression,
  - Krankheiten wie Anämie oder Überproduktion von Schilddrüsenhormon,
  - Eintritt der Wechseljahre (Klimakterium).

Was selbst tun

- Kalender führen über die Regelblutungen: an Tagen mit Blutungen so viele Kreuzchen einzeichnen, wie Binden oder Tampons gebraucht werden. So haben Sie jederzeit eine Kontrolle über Stärke und Dauer der Periode.

Wann zum Arzt

- Wenn bei bisher normalen Periodenblutungen plötzlich Unregelmäßigkeiten des Menstruationszyklus auftreten.
- Wenn bisher normale Perioden plötzlich sehr stark werden.
- Wenn die Blutung so stark ist, daß sie den Tagesablauf beeinträchtigt.
- Wenn Blutklumpen abgehen.
- Wenn Gefühl der Erschöpfung und Müdigkeit auftritt.
- Bei gleichzeitigem Krankheitsgefühl.
- Bei *jeder* Blutung in der Menopause (Wechseljahre).

Knoten in der Brust

Was ist das

- Tastbare, aber meist schmerzlose Knoten im Brustgewebe.
- Die meisten Knoten in der Brust sind *kein* Krebs.
- Jede Brust liegt auf einer Muskelschicht über den Rippen und besteht aus Milchdrüsen, Milchgängen mit Blutgefäßen und Bindegewebe, die eingehüllt sind in eine dickere und weiche Fettschicht.
- Zusammen mit hormonellen Veränderungen, die während des Menstruationszyklus auftreten, ändert sich auch das Gewebe der Brust:
  - unmittelbar *nach* der Periode sind die Brüste im allgemeinen weicher. Es sind *keine* Knötchen tastbar.
  - Unmittelbar *vor* der nächsten Periode sind die Brüste fester. Dabei können normalerweise stecknadelkopfgroße Knötchen tastbar sein. Ein Spannungsgefühl *vor* der Periode in beiden Brüsten ist normal. Es verschwindet *mit* der Periode.
- Knoten, die durch den Menstruationszyklus bedingt sind, verschwinden nach der nächsten Periode.
- Bei einigen Frauen ist es normal, daß die Brüste in ihrem Gewebe immer leicht knotig sind.
- Einzelne *größere* Knoten in der Brust (von 6–8 mm Durchmesser an) können sein:
  - Geschwollene Drüse: gut abgrenzbar, verschieblich.
  - Abszeß oder andere Infektion: meist schmerzhaft und wärmer als die Umgebung.
  - Zyste: praller, mit Flüssigkeit gefüllter Hohlraum.
  - Bindegewebiger (fibröser) Knoten.
  - Kombination zystischer und bindegewebiger Knotenbildungen: sehr häufig bei Frauen mit zunehmenden Lebensalter.
  - Brustkrebs.

Was selbst tun

- Untersuchen Sie Ihre Brüste regelmäßig nach jeder Periode. Einmalige jährliche Untersuchungen durch den Arzt im Rahmen von Früherkennungsmaßnahmen reichen *nicht* aus.
- Wenn die Perioden aufgehört haben (Menopause; Klimakterium) untersuchen Sie Ihre Brüste ungefähr einmal im Monat *zusätzlich* zur jährlichen Früherkennungsuntersuchung.

- Die Untersuchung der Brüste führen sie so durch:
  1. Oberkörper entblößen und aufrecht vor einen Spiegel setzen oder stellen. Die Brüste mit herabhängenden Armen und dann mit erhobenen Armen betrachten und vergleichen. Die Brüste sind oft unterschiedlich in der Größe. Merken Sie sich jede Veränderung, die seit der letzten Untersuchung aufgetreten ist.
  2. Flach liegend oder auch im Sitzen eine Brust nach der anderen von außen bis zur Brustwarze hin mit den Fingerkuppen beider Hände gut abtasten. Haut kreisförmig verschieben.
  3. Bei herunterhängendem Arm zunächst die Achselhöhle, dann die seitliche Brustmuskelfalte (vordere Begrenzung der Achselhöhle) mit der Hand der Gegenseite auf Knoten abtasten.

Wann zum Arzt

- Bei allen Unregelmäßigkeiten einer Brust im Vergleich mit der anderen Brust, z. B.
  - neuerlich eingezogene Brustwarze,
  - Verziehungen der Brustform,
  - festes Verhaften der Haut auf dem Brustgewebe,
  - Einziehen der äußeren Haut.
- Wenn nach der Periode ein Knoten getastet wird.
- Immer bei blutiger Absonderung aus der Brustwarze.
- Bei flüssiger Absonderung aus der Brustwarze außerhalb von Schwangerschaft und Stillzeit.
- Bei Schmerzen in einer Brust.
- Wenn Sie sich bei der Beurteilung eines Tastbefundes unsicher sind.

Ausfluß, Wundsein und Reizung der Scheide

Was ist das

- Die Scheide ist ein warmer, feuchter Gang, der eine schleimige, weißliche Flüssigkeit absondert.
- Das Austreten dieser schleimigen, weißen Flüssigkeit aus der Scheide ist ein normaler Ausfluß. Die Menge kann zu verschiedenen Zeiten im Monat und in verschiedenen Lebensphasen unterschiedlich sein. Jede Frau lernt zu beobachten, was für sie normal ist.

- Von *unnormalem* Ausfluß wird gesprochen, wenn Menge oder Art des Schleimes deutlich verändert sind:
  - dick und gelb wie Eiter,
  - unangenehm riechend,
  - der Schleim reizt und wund macht,
  - der Scheidenausgang juckt,
  - die Absonderung blutig ist.
- Unnormaler Ausfluß oder Wundsein oder Reizungen der Scheide können bedingt sein durch:
  - Gesundheitsstörung oder hormonelle Störung,
  - Empfindlichkeit oder Allergie gegenüber desodorierenden Mitteln wie Sprays oder empfängnisverhütenden Arzneimitteln, die in die Scheide eingeführt werden, oder dem Gummi von Verhütungsmitteln,
  - Infektionen durch Pilzerreger, Bakterien oder durch einen vergessenen Tampon,
  - Geschwür oder Polyp am Gebärmutterhals,
  - Gebärmutterentzündungen.

Was selbst tun

- Einen Eßlöffel Salz oder Essig dem Badewasser zusetzen.
- Die Scheide nicht zu häufig mit Seife oder chemischen Waschmitteln reinigen. Duschen mit warmem Wasser reicht meist aus.
- Badesalze, geruchsverhütende Mittel, Salben und Körpersprays meiden, da sie Wundsein oder Allergie hervorrufen können.
- Nicht zu lange in einem heißen Bad liegen, da dadurch der Hautschutzmantel geschädigt wird.
- Bei Wundsein Geschlechtsverkehr meiden.
- Sicherstellen, daß sich kein Tampon in der Scheide befindet.

Wann zum Arzt

- Wenn die Beschwerden nach dem Geschlechtsverkehr mit einem neuen Partner auftreten.
- Wenn sich der Ausfluß gegenüber sonst verändert und
  - übel riecht,
  - blutig ist.
- Wenn der Scheideneingang gereizt ist oder juckt.

Schmerzen beim Geschlechtsverkehr

Was ist das

- Der Schmerz kann am Eingang oder in der Tiefe der Scheide auftreten.
- Schmerzen am Scheideneingang können verursacht sein durch
  - Trockenheit der Schamlippen und der Scheide,
  - Wundsein oder Infektion,
  - Angst oder Furcht vor dem Geschlechtsverkehr: dadurch können sich die Muskeln der Oberschenkel und der Scheide verkrampfen (Scheidenkrampf) und den Geschlechtsverkehr erschweren.
- Schmerzen in der Tiefe der Scheide können verursacht sein durch:
  - volle Harnblase,
  - Verstopfung,
  - Entzündung von Gebärmutter, Eileiter, Eierstock.

Was selbst tun

- Vor dem Geschlechtsverkehr:
  - Harnblase entleeren.
  - Geschlechtsverkehr erst nach einem Vorspiel, d.h. dem Austausch von Zärtlichkeiten.
  - Bei trockener Scheide kann eine Gleitsalbe helfen. Fragen Sie dazu Ihren Apotheker.
- Verstopfung durch eine ballastreiche Ernährung oder mäßige Anwendung von Abführmitteln verhindern (siehe weiße Seite 74 und gelbe Seite 297).
- Konflikte mit Ihrem Partner, die auch das Sexualleben beeinträchtigen können, sollten sie offen miteinander besprechen, bevor die Hilfe eines Arztes oder einer Eheberatungsstelle in Anspruch genommen wird.

Wann zum Arzt

- Wenn trotz der empfohlenen Maßnahmen Schwierigkeiten bestehen bleiben.
- Wenn es sich offenbar um eine Infektion oder eine andere Erkrankung der Scheide handelt.
- Wenn Sie beim Laufen, Bücken oder beim Tragen von Lasten einen dumpfen Schmerz im Unterleib verspüren.

- Wenn Spannungen und Konflikte Sie davon abhalten, ausreichend entspannt zu sein.
- Ergab eine ärztliche Untersuchung keinen krankhaften Befund und treten beim Geschlechtsverkehr weiterhin Beschwerden auf, so ist eine erneute ärztliche Beratung erforderlich.

Wechseljahre
Klimakterium; Menopause

Was ist das

- Übergangsphase im Leben einer Frau mit Aufhören der Monatsblutungen.
- Wechseljahre können eintreten
  - natürlicherweise zwischen dem 45. und 50. Lebensjahr,
  - vorzeitig,
  - künstlich nach operativer Entfernung der Eierstöcke oder radioaktiver Unterleibsbestrahlung wegen Krankheit.
- Der Blutspiegel des weiblichen Hormons Östrogen fällt über mehrere Jahre kontinuierlich ab (Präklimakterium), bevor die Monatsblutungen endgültig aufhören.
- Bevor die Regelblutungen endgültig aufhören, können sie
  - häufiger oder seltener auftreten,
  - stärker oder schwächer als üblich sein.
- Es können aber auch Zwischenräume von einigen Monaten zwischen den einzelnen letzten Regelblutungen liegen.
- Während dieser Zeit können verschiedene Veränderungen am Körper beobachtet werden, die jedoch nicht alle Frauen betreffen. Einige Frauen spüren keinerlei Veränderungen.
- Manche Frauen haben vorübergehende und wechselnde *Beschwerden*. Die häufigsten sind:
  - Wallungen oder Schweißausbrüche (»Hitzewallungen«): oft unvermittelt auftretend mit Gefühl intensiver Hitze, die durch den ganzen Körper geht.

Haut fühlt sich heiß an. Gesicht kann gerötet sein. Lästig sind unterschiedlich stark ausgeprägte Schweißabsonderungen.
- Trockene Scheide: die Scheide kann wund sein und jucken als Folge einer Abnahme der üblichen Schleimabsonderung und Hautelastizität. Manchmal ist der Geschlechtsverkehr dadurch unangenehm.
- Psychische Unausgeglichenheit: am häufigsten sind gesteigerte Reizbarkeit, Weinerlichkeit, depressive Verstimmung und allgemeine Lustlosigkeit, Schlafstörungen, Müdigkeit und Nachlassen des Geschlechtstriebes. Die Beschwerden können verstärkt werden durch reale Alltagsprobleme wie Partnerkonflikte, Krisen mit heranwachsenden Kindern, veränderte Aufgabenstellung im Haushalt oder am Arbeitsplatz.

- Erst nachdem mindestens ein Jahr ohne Regelblutung vergangen ist, kann mit Sicherheit gesagt werden, daß die Menopause eingetreten ist.

Was selbst tun

- Schonen Sie sich. Sollten Sie sich schuldig fühlen, weil Sie gereizt oder müde sind, verstärkt dies nur Ihre persönliche Konfliktsituation.
- Meiden Sie wenn möglich Besprechung konfliktreicher Themen in der Familie.
- Sichern Sie sich die Hilfe Ihrer Familie. Sie sollten mit ihr offen Ihre Schwierigkeiten ansprechen, da größere Hilfsbereitschaft Ihre Situation verbessern kann.
- Wenn die Scheide sehr trocken ist, besonders während des Geschlechtsverkehrs, benutzen Sie eine Gleitsalbe, die Sie in Ihrer Apotheke erhalten können.
- Nicht aufhören, empfängisverhütende Maßnahmen zu treffen, bis mindestens ein halbes Jahr vergangen ist, seit Sie ihre letzte Regel hatten.

Wann zum Arzt

- Bei Blutungen
  - zwischen den Perioden,
  - während oder nach dem Geschlechtsverkehr,
  - wenn die Blutungen nach einem Zwischenraum von mehr als 6 Monaten wieder auftreten,

  kann eine gynäkologische Untersuchung erforderlich werden, in manchen Fällen auch eine Ausschabung (Abrasio).

- Bei starken und andauernden Wallungen oder Schweißausbrüchen kann Ihr Arzt eine Behandlung mit Hormonen durchführen.
- Wenn Sie unter einer andauernden depressiven Verstimmung leiden.
- Wenn die Scheide sehr trocken oder wund wird oder die Haut leicht einreißt.

Männliche Geschlechtsorgane

Vergrößerung der Vorsteherdrüse
Prostatahyperplasie; Prostataadenom

Was ist das

- Beim Mann gutartige Vergrößerung der Vorsteherdrüse (Prostata). Die Prostata ist etwa kastaniengroß und liegt unterhalb der Harnblase auf dem Beckenboden. Die Harnröhre führt beim Mann von der Harnblase durch die Prostata im Penis nach außen.
- Eine Vergrößerung der Vorsteherdrüse tritt vorwiegend bei Männern über 50 Jahre auf.
- Größe, Form und Knotenbildungen der Prostata können beim Abtasten mit einem Finger durch den Schließmuskel des Dickdarmes beurteilt werden.
- Verhindert eine vergrößerte Vorsteherdrüse die vollständige Blasenentleerung, können sich Bakterien in der Harnblase leichter vermehren. Außerdem kann sich der Harn bis in den oberen Harntrakt (Nierenbecken) zurückstauen.
- Die meisten Vergrößerungen der Prostata sind *gutartig*. Sie sind durch hormonelle Veränderungen im Körper bedingt, die mit dem Altern verbunden sind.
- Die Vergrößerung der Prostata kann zu einem Krebs entarten (Adenokarzinom). Bei Männern über 65 Jahre ist das Adenokarzinom der Prostata die häufigste Krebsart.
- Eine Vergrößerung der Vorsteherdrüse verursacht zunächst keine Beschwerden.
- Eine langsame Vergrößerung kann das Wasserlassen beeinträchtigen und die vollständige Entleerung der Harnblase verhindern. Als Beschwerden treten auf:
  - Häufiger Drang zum Wasserlassen.
  - Es ist kein kräftiger Harnstrahl zu erzeugen. Das Wasserlassen beginnt und hört sofort wieder auf.
  - Nachtröpfeln am Ende des Wasserlassens.
  - Evtl. Auftreten von blutigem Urin.
  - Schwierigkeiten der Kontrolle der Blasenfunktion, so daß Einnässen (Inkontinenz) auftritt, und nachts der Drang besteht, Wasser zu lassen: »Es drückt, aber es kommt nichts.«

– Plötzliche Harnverhaltung: es kann kein Urin mehr gelassen werden. Im Laufe von Stunden entstehen starke Schmerzen und Druckempfindlichkeit im Unterbauch über dem Schambein.

Was selbst tun

- Lassen Sie regelmäßig die gesetzliche Früherkennungsuntersuchung (Vorsorgeuntersuchung für Männer) durchführen. Eine Vorsteherdrüsenvergrößerung kann dadurch frühzeitig erkannt werden.

Wann zum Arzt

- Wenn Beschwerden auftreten, die auf eine Vorsteherdrüsenvergrößerung hinweisen.
- Wenn Sie nachts häufig aufstehen müssen, Harndrang verspüren und trotzdem nicht richtig Urin lassen können.
- Wenn eine akute Harnverhaltung auftritt, ist sofortige Hilfe nötig. Ihr Hausarzt kann durch das Einführen eines Blasenkatheters die Harnblase entleeren.
- Ein Harnblasenkatheter sollte auf Dauer nur im Notfall liegenbleiben, da er Harnblaseninfektionen und aufsteigende Infektionen in die Nieren begünstigt.
- Bei starker Prostatavergrößerung und Harnabflußbehinderung muß eine Operation durchgeführt werden. Diese kann elektrisch durch die Harnröhre mit teilweisem Entfernen der Prostata erfolgen oder mit einem Bauchschnitt oberhalb des Schambeins. Dabei wird die ganze Vorsteherdrüse ausgeschält und entfernt.
- Nach einer Vorsteherdrüsenoperation haben viele Männer vorübergehend das Gefühl, impotent zu sein, weil die Fähigkeit zur Erektion herabgesetzt ist. Diese Beschwerden gehen nach einigen Wochen zurück. Ein normaler Geschlechtsverkehr ist wieder möglich.
- Wird bei bestehender Vorsteherdrüsenvergrößerung ein Krebs festgestellt, kann mit modernen Hormonpräparaten eine Behandlung erfolgen, ohne daß operiert wird.

Erektionsstörungen
Impotenz

Was ist das

- Die Unfähigkeit, den normalen Geschlechtsverkehr durchführen zu können, bedingt durch ungenügendes Steifwerden (Erektion) des männlichen Gliedes.
- Die Störung ist meist im Laufe des Lebens erworben.
- Falls morgendliche Erektion oder vollständige Erektionen bei der Onanie erreicht werden können, verursachen vor allem psychische Faktoren die Erektionsstörung.
- Als psychische Ursachen werden verantwortlich gemacht
  - sexuelle Schuldgefühle,
  - Angst vor Intimität,
  - Niedergeschlagensein.
- Die Störungen können auch an bestimmte Orte gebunden sein und nur einen bestimmten Partner betreffen, vor allem wenn Unterlegenheitsgefühle, Störung der Selbstachtung oder Leistungsdruck eine Rolle spielen.
- Tritt auch auf bei Diabetes, chronischem Alkoholismus oder Durchblutungsstörungen.
- Kann vorübergehend auch auftreten
  - nach Prostata-Operation,
  - bei Einnahme von Medikamenten, z. B. Beruhigungsmitteln, Psychopharmaka, Mitteln gegen Bluthochdruck.
- Die völlige Unfähigkeit zur Erektion macht es notwendig, nach Ursachen zu suchen, die körperlich (organisch) und *nicht* psychisch bedingt sind.

Was selbst tun

- Prüfen Sie, welche Gedanken, Sorgen oder Schuldgefühle Sie beschäftigen, wenn es zu einer Erektionsschwäche kommt.
- Meiden Sie strikt Alkohol.
- Lassen Sie Ihren Blutzucker untersuchen.

Wann zum Arzt

- Wenn Sie die Ursache für Ihre Erektionsstörung nicht finden können. Bei psychischen Ursachen ist es sinnvoll, Ihren Partner mit einzubeziehen. Häufig ist eine Aufklärung ausreichend.

- Ihr Arzt kann Ihnen die dreistufige Behandlungsmethode erläutern, die von Masters und Johnson als spezifische Technik entwickelt wurde:
  1. Schrittweiser Austausch von Zärtlichkeiten.
  2. Geschlechtliche Reizung.
  3. Geschlechtsverkehr ohne Leistungsdruck.
- Eventuell überweist Sie Ihr Hausarzt an einen Eheberater oder Psychologen.

Hodenhochstand
Leistenhoden; Bauchhoden; Kryptorchismus

Was ist das

- Unvollständige Abwärtswanderung eines oder beider Hoden aus der Bauchhöhle in den Hodensack (Skrotum). Normalerweise sind bei Knaben bis zur Geburt beide Hoden im Rahmen der körperlichen Entwicklung im Skrotum zu tasten.
- Bei Kälte oder Berührung können auch nach der Geburt die Hoden durch zusammenziehende Muskeln kurzfristig in den Leistenkanal wandern.
- Sind die Hoden nicht wenigstens zeitweilig im Hodensack zu tasten, sollte vor Ablauf des 3. Lebensjahres eine chirurgische Behandlung erfolgen.
- Spätestens bis zum Schulalter sollten beide Hoden ständig im Hodensack zu tasten sein, damit eine normale Geschlechtsreifung und spätere Zeugungsfähigkeit möglich ist.

Was selbst tun

- Hodenstand beobachten.

Wann zum Arzt

- Wenn ein Hoden nicht ständig im Skrotum zu tasten ist.
- Wenn beide Hoden nicht im Hodensack zu tasten sind.
- Wenn nach dem 1. Lebensjahr ein Hoden in der Leiste zu tasten ist statt im Skrotum.
- Vor einer operativen Behandlung kann manchmal eine hormonelle Therapie helfen.

Umschneidung
Beschneidung; Zircumzision

Was ist das

- Keine Krankheit, sondern das operative Entfernen eines Stücks der Vorhaut von dem männlichen Glied, so daß die Eichel freiliegt.
- Selten aus medizinischen Gründen nötig, zum Beispiel bei einer Vorhautverengung, der Phimose: die Vorhaut läßt sich nicht über die Eichel zurückziehen und bereitet vor allem beim Steifwerden des Gliedes (Erektion) Schmerzen. Hinter der Vorhaut entstehen leicht Entzündungen, da die sich hinter der Vorhaut befindlichen Bakterien und abgestorbenen Zellen durch Waschen nicht entfernt werden können.
- Ritual bei vielen asiatischen Völkern, bei Juden und Mohammedanern.

Was selbst tun

- Bereits bei Säuglingen und Kindern beim Baden wiederholt die Vorhaut hinter die Eichel zurückziehen. Beim Baden ist die Haut weicher. Die zusätzliche Verwendung einer fettenden Salbe verhindert das Einreißen der Vorhaut.

Wann zum Arzt

- Wenn sich mit zunehmendem Alter eines Kindes (ab 2. Lebensjahr) die Vorhaut nicht zurückziehen läßt.

Bewußtseinsstörungen und psychische Beeinträchtigungen

Schwindel

Schwanken oder Unsicherheit beim Gehen oder Stehen

Was ist das

- Die Körperbalance wird durch die Gleichgewichtsorgane im Innenohr (Labyrinth) aufrechterhalten. Ist ihre Funktion gestört, entsteht ein Gefühl von Schwindel und Unsicherheit.
- Normal ist ein leichtes Schwindelgefühl
  - nach schnellem Drehen des Körpers,
  - bei plötzlichem Aufstehen, vor allem nach längerer Ruhezeit,
  - wenn man aus einem heißen Bad kommt,
  - nach längerem Sonnenbad ohne Kopfschutz.
- Einige Menschen besitzen sehr empfindliche Gleichgewichtsorgane und neigen eher und häufiger zu Schwindelgefühl als andere.
- Ein schweres Schwindelgefühl wird oft von Krankheitsgefühl oder auch Erbrechen begleitet.
- *Ursachen* von Schwindelgefühl können sein:
  - Durchblutungsstörungen oder Infektionen des Innenohres.
  - Infektionen des Mittelohres (Otitis media).
  - Ohrschmalzpfröpfe im äußeren Gehörgang.
  - Selten hoher Blutdruck und sehr selten Hirntumoren.
  - Menière'sche Krankheit: Anfälle von Schwindelgefühl bei Lagewechsel können mit Ohrensausen und Gehörverlust verbunden sein.
- Oft gibt sich das Schwindelgefühl innerhalb einiger Tage von selbst.
- Häufig wird auch bei gründlicher Untersuchung keine Ursache für das Schwindelgefühl gefunden.
- Besonders bei älteren Menschen können von Zeit zu Zeit Anfälle von Schwindelgefühl auftreten. Man muß lernen, damit zu leben.

Was selbst tun

Beim Schwindelanfall

- Langsam bewegen, besonders beim Aufstehen aus dem Bett oder nach einem heißen Bad sowie beim Hinlegen.
- Plötzliche Drehungen oder plötzliche Aufwärtsbewegungen des Kopfes vermeiden.

Vorbeugen

- Alles vermeiden, von dem Sie wissen, daß es einen Schwindelanfall hervorrufen kann.
- In einigen Fällen kann Einschränkung der Salzzufuhr Schwindelanfälle verhindern.

Wann zum Arzt

- Wenn Schwindelanfälle
  - länger als einige Tage dauern,
  - häufiger auftreten und dadurch den Tagesablauf stören,
  - mit anderen Beschwerden verbunden sind wie Taubheit, Kopfschmerzen, Brechreiz, Benommenheit, Ohnmacht.

Angst

Was ist das

- Angst ist eine natürliche Reaktion und warnt vor Gefahren. Reaktionen auf Angst sind Flucht oder Angriff (Aggression).
- Angst ist ein normales Gefühl, das jeder Mensch irgendwann in seinem Leben empfindet.
- Körperliche Erscheinungen bei Angst können sein:
  - Unruhe,
  - Zittern,
  - Herzklopfen und Herzstolpern,
  - Luftnot,
  - Schweißausbruch,
  - trockener Mund.
- Angst wird zu einem gesundheitlichen Problem, wenn sie ohne erkennbare Ursache auftritt und eine wirklichkeitsfremde Angst ist (krankhafte Angstzustände, siehe weiße Seite 156).

- Angst kann auch zu Überatmen führen (Hyperventilation, siehe weiße Seite 59).
- Angst kann Arbeit, Schlaf, Erholung und Familienleben stören und chronisch werden.
- Angst ist bei Frauen häufiger als bei Männern.

Was selbst tun

- Wenn Sie Angst haben: versuchen Sie, sich die Ursache zu verdeutlichen.
- Wenn Sie die Ursache kennen: versuchen Sie diese zu lösen:
  - Was ängstigt mich bei dem Problem?
  - Wovor habe ich Angst?
  - Ist das Ganze wirklich so bedrohlich?
  - Wie kann ich den Konflikt lösen?
  - Welche einzelnen Schritte zur Lösung der Schwierigkeiten sind nötig?
  - Wer kann mir dabei helfen?
  - Wie kann ich mich am besten verhalten, wenn die Angst auftritt?
  - Gibt es in meiner Nähe eine Selbsthilfegruppe, die sich mit Angstbewältigung beschäftigt?
- Nicht versuchen, die Angst mit Rauchen oder Alkohol zu vertreiben. Konflikte oder Probleme werden damit höchstens aufgeschoben.
- Ihr Arzt, die Volkshochschule oder andere Einrichtungen bieten Kurse für autogenes Training, Entspannungsübungen oder Yoga an. Nehmen Sie eine solche Möglichkeit wahr.

Wann zum Arzt

- Wenn die Angstzustände Sie im Alltagsleben beeinträchtigen oder Sie sich nicht zu helfen wissen.
- Wenn Ihr Familienleben unter Ihrer Angst leidet.
- Ihr Arzt kann Ihnen helfen oder gegebenenfalls gemeinsam mit einem Psychotherapeuten Ihre Angstzustände behandeln.

Krankhafte Angstzustände
Phobien

Was ist das

- Ungewöhnliche, nicht erklärbare oder übertriebene Furcht und Angst, oft ausgelöst durch unterschiedliche Alltagssituationen oder in Verbindung mit bestimmten Gegenständen.
- Kann sich darstellen als
  - Angst vor Menschenansammlungen, z. B. im Kino, im Theater.
  - Angst in geschlossenen Räumen wie Läden, Fahrstühlen, Zügen, Flugzeugen (Claustrophobie).
  - Furcht, das Haus zu verlassen oder auf die Straße zu gehen (Platzangst oder Agoraphobie).
  - Angst vor Insekten wie Spinnen, Wespen, Bienen, Raupen, aber auch vor Schnecken, Katzen und Hunden.
- Ungewöhnliche Angstzustände sind relativ häufig. Manchmal kann ihr Bestehen auf ein unangenehmes Erlebnis zurückgeführt werden. Häufig ist der Grund aber nicht bekannt.
- Mit Angstzuständen auftretende Beschwerden können sein:
  - Herzklopfen,
  - Schwächeanfälle,
  - kalter Schweiß,
  - Panikgefühl,
  - Durchfall,
  - Harndrang.

Was selbst tun

- Situationen meiden, von denen man weiß, daß man mit ungewöhnlicher Angst reagiert.
- Versuchen Sie, sich mit der gefürchteten Situation in kleinen Schritten vertraut zu machen. Wenn Sie so Ihr Selbstvertrauen stärken, werden Sie sich sicherer fühlen.

Wann zum Arzt

- Wenn die Angstzustände Ihr Alltagsleben beeinträchtigen und Sie darunter leiden.
- Ihr Arzt wird Ihnen gegebenenfalls in Zusammenarbeit mit einem Psychotherapeuten zu helfen versuchen. Eventuell ist eine Verordnung von Medikamenten erforderlich.

Anfallsleiden
Epilepsie

Was ist das

- Eine sich wiederholende, anfallsweise auftretende Störung der Hirnfunktion mit kurzdauernden Anfällen (2–5 Minuten), Bewußtlosigkeit und Krämpfen.
- Epilepsie kann vom Kleinkindalter an oder erst im späteren Leben auftreten, vor allem nach Kopfunfällen, bei Hirntumoren, durch Narbenbildungen im Gehirn, z. B. nach einem Schlaganfall, und ganz allgemein durch Erhöhung des Schädelinnendruckes.
- Krampfanfälle können selten auch auftreten bei
  - sehr hohem Fieber im Kindesalter,
  - Hirnhautentzündung (Meningitis),
  - Hitzschlag,
  - Unterzuckerung,
  - Infektionen und
  - durch krampfauslösende Stoffe.
- Am auffallendsten sind *große Anfälle* (grand mal) mit plötzlichem Bewußtseinsverlust, Hinstürzen, anfänglich Streck- (tonischen) und später Schüttel- (klonischen) Krämpfen von Armen und Beinen, Kopf und Rumpf. Unwillkürlicher Urin- oder Stuhlabgang sind häufig. Der große Anfall ist meist von tiefem Schlaf, Kopfschmerz und Muskelkater gefolgt.
- *Kleine Anfälle* (petit mal) können aus nur kurzen Perioden von Abwesenheit bestehen, in denen der Patient nicht ansprechbar ist bzw. nicht normal auf Umweltreize reagiert (Absencen).
- Krampfanfälle können nur einen bestimmten Körperteil betreffen (fokale Anfälle), eine Körperhälfte (Halbseitenkrämpfe) oder den ganzen Körper (generalisierte Krampfanfälle). Die Art der Anfälle erlaubt dem Arzt manchmal einen Rückschluß auf den Ort der Störung im Gehirn.
- Während des Anfalls ist die Atmung gepreßt, erschwert und stoßartig. Die Augen werden oft verdreht. Es bildet sich Schaum vor dem Mund. Das Gesicht sieht blau und verquollen aus. Wenn sich der Krampf löst, wird die Atmung normal und sehr tief. Manchmal beißt sich der Kranke auf die Zunge, die bluten kann.

Was selbst tun

Als Anwesender bei einem Anfallskranken

- Lassen Sie den Patienten flach auf dem Boden liegen oder legen Sie ihn flach auf den Boden. Legen Sie ihm ein Kissen oder eine Decke unter den Kopf, öffnen Sie einengende Kleidungsstücke und stecken Sie ihm ein Taschentuch zwischen die Zähne, damit er sich nicht auf die Zunge beißt.
- Entfernen Sie alle Gegenstände in seiner Umgebung, an denen er sich verletzen kann.
- Versuchen Sie nicht, den Kranken festzuhalten.
- Beobachten Sie die Art des Anfalls: Welcher Körperteil krampft? Halbseitige Krämpfe oder Krämpfe am ganzen Körper? Sie können später dem Arzt damit wichtige Hinweise geben.
- Warten Sie ruhig ab, bis der Anfall vorbei ist. Wischen Sie den Schaum vom Mund ab und lagern Sie den Kranken auf die Seite, wenn er sich auf die Zunge gebissen hat und blutet.
- Versuchen Sie nicht, ihm Flüssigkeit einzuflößen.

Wenn Sie an Anfällen leiden

- Wenn der Anfall zum ersten Mal auftritt, suchen Sie bald Ihren Hausarzt auf, am besten mit einem Beobachter Ihres Anfalls. Die meisten Anfälle lassen sich medikamentös gut behandeln.
- Wenn Sie wissen, daß Sie an Anfällen leiden, notieren Sie sich die Häufigkeit der Anfälle in einem Kalender.
- Nehmen Sie Ihre verordneten Medikamente regelmäßig ein.
- Nehmen Sie die Termine zu Kontrolluntersuchungen wahr.
- *Meiden* Sie unbedingt jeden *Alkohol.*
- Führen Sie Ihr Leben in der üblichen Weise fort und isolieren Sie sich nicht. Meiden Sie jedoch Situationen, in denen Sie sich oder anderen schaden können, so z. B. als Dachdecker, bei Arbeiten auf Gerüsten oder auf Leitern. Nicht allein schwimmen!
- *Autofahren* sollte erst wieder aufgenommen werden, wenn mindestens ein Jahr kein Anfall aufgetreten ist, immer aber nach Absprache mit dem Hausarzt.

Bei Kindern, die zu Fieberkrämpfen neigen

- Fieber rechtzeitig mit fiebersenkenden Mitteln behandeln (siehe gelbe Seite 266).
- Wadenwickel (siehe weiße Seite 215).
- Gegen Krämpfe verordnete Mittel regelmäßig einnehmen.

Wann zum Arzt

- Wenn ein Anfall zum ersten Mal auftritt, um die Ursache zu klären.
- Wenn die Anfälle trotz Medikamenten nicht ausbleiben oder an Häufigkeit zunehmen.
- Wenn Anfälle in kurzen Abständen aufeinanderfolgen, rufen Sie *sofort* den Hausarzt. Er kann durch Injektionen (Spritzen) den Zustand unterbrechen.
- Wenn bei Kindern ein Fieberkrampf auftritt, rufen Sie *sofort* den Arzt.

Niedergeschlagenheit
Depression

Was ist das

- Sich niedergeschlagen oder niedergedrückt fühlen, »alles satt haben«, »völlig fertig sein«, »lustlos sein« ist oft eine normale Reaktion auf Belastung, Überanstrengung oder schwer zu lösende Alltagsprobleme.
- Viele Menschen geben nicht zu, daß auch sie niedergeschlagen sind: Eine falsch verstandene Leistungsorientierung läßt sie solche Empfindungen verdrängen.
- Man unterscheidet drei Arten der Niedergeschlagenheit oder Depression:
  - *Normale Niedergeschlagenheit* oder Hintergrunddepression.
  - *Begründete Niedergeschlagenheit* oder reaktive Depression.
  - *Unbegründete ausgeprägte Niedergeschlagenheit* oder krankhafte Depression, oft periodisch auftretend.

- Ursachen *normaler Niedergeschlagenheit* oder Hintergrunddepression können sein:
  - Müdigkeit,
  - Reizbarkeit oder Aufregung,
  - Stimmungsschwankungen,
  - Mangel an Konzentrationsfähigkeit,
  - mangelnder Schlaf.
- Ursachen *begründeter Niedergeschlagenheit* oder reaktiver Depression können sein:
  - Todesfall,
  - Scheidung,
  - Arbeitslosigkeit,
  - Geldsorgen,
  - schwere Krankheiten.
  - *Begründete Niedergeschlagenheit* (reaktive Depression) ist bei Alltagsproblemen normal, dauert jedoch selten über Wochen an.
  - In wenigen Fällen kann die reaktive Depression selbst Probleme schaffen, wenn sie den Tagesablauf beeinträchtigt, wenn der Zustand zu lange andauert, oder wenn er sich verschlimmert.
- Der ernstere Zustand der *unbegründet ausgeprägten Niedergeschlagenheit* oder der krankhaften Depression kann periodisch auftreten, durch Probleme oder Sorgen ausgelöst werden, aber auch ohne erkennbare Ursache auftreten. Die Anfälle von »deprimiert sein« können Tage, Wochen oder sogar Monate dauern, bevor sie abklingen.

Was selbst tun

- Versuchen Sie, Ihr normales Leben weiterzuführen. Gelingt Ihnen das nicht, ist dies durchaus verständlich und muß nicht Anlaß für Schuldgefühle sein.
- »Sich zusammennehmen« oder irgendwie den Zustand von Deprimiertsein zu überspielen, ist ohne wirklichen Erfolg. Depression ist durch eine echte körperliche und psychische Störung bedingt.
- Es hilft meist, sich mit seinen deprimierenden Gedanken einem Freund, einer Freundin, einem Verwandten oder einer anderen Vertrauensperson mitzuteilen. Eine Krankenschwester, ein Arzt, ein Sozialarbeiter oder ein Mitglied von Selbsthilfegruppen können ebenfalls Ansprechpartner sein.

- Wenn Sie in der Vergangenheit die Erfahrung gemacht haben, daß Ihnen Vitaminpräparate oder Stärkungsmittel helfen, greifen Sie auf diese zurück.

Wann zum Arzt

- Wenn das Gefühl des Deprimiertseins oder der Niedergeschlagenheit andauert, sich verstärkt oder häufig wiederkehrt.
- Wenn Ihnen die Schwierigkeiten des Lebens unüberwindlich erscheinen. Die Gesamtheit Ihrer Persönlichkeit setzt sich aus Körper, Seele und Ihrer Umwelt zusammen. Ursachen für Beschwerden und Sichkrankfühlen können also durch alle drei Bereiche verursacht sein. Es ist dann normal, Hilfe zu suchen: ein Arzt ist nicht nur für körperliche Leiden zuständig.
- Wenn Sie sich verzweifelt fühlen und an Selbstmord denken.
- Wenn Sie sich vor allem morgens nach dem Aufstehen besonders schlecht und niedergeschlagen fühlen, der Zustand sich aber gegen Abend bessert.

Ohnmacht

Was ist das

- Bewußtsein, also bewußtes Reagieren, Denken und Handeln, ist von der ausreichenden Versorgung des Gehirns mit Sauerstoff bei intakter Blutzirkulation abhängig. Ist die Sauerstoffzufuhr herabgesetzt, z. B. bei Blutdruckabfall, starkem Blutverlust oder Verschluß einer Hirnarterie, können Ohnmacht und Bewußtlosigkeit die Folge sein.
- Häufige Ursachen für eine Ohnmacht sind:
  - Langes Stehen in einem warmen Raum, besonders nach Alkoholgenuß: Bei Weitstellung der Venen sammelt sich das Blut in den Beinen. Im Gehirn fehlt Sauerstoff.
  - Stehen ohne Bewegung: Durch fehlende Muskelaktivität kann es zu einer Blutverteilungsstörung kommen, z. B. bei Soldaten während längeren Stehens bei einer Parade.

- Plötzliches Aufstehen nachts: Die Kreislaufaktivität ist im Schlaf herabgesetzt und reagiert bei plötzlicher Belastung oft unzureichend.
- Reaktionen des vegetativen Nervensystems (»Nervenschock«): Bei Schreck durch schlechte Nachrichten, nach einem Unfall, beim Anblick von Blut.
- Kreislauflabilität bei jungen Mädchen kurz vor der Periode: Wachstum und Menstruationsblutungen können Kreislauflabilität zur Folge haben.

• Alte Leute zeigen manchmal Erscheinungen geistiger Abwesenheit, da durch eine Verhärtung der Nackenarterien oder der Halsschlagader die Zufuhr von Blut zum Gehirn nicht immer sichergestellt ist.
• Erste Hinweise auf eine Ohnmacht sind oft
  - Klopfen im Kopf und Schwindelgefühl, gefolgt von kaltem Schweiß und Übelkeit bis hin zur Ohnmacht.
• Beim Abklingen der Ohnmacht kann anfangs alles weit entfernt klingen.
• Für einen Betrachter werden Ohnmächtige blaß, fallen plötzlich hin, um dann ruhig und entspannt dazuliegen. Die Wiederherstellung des normalen Zustandes erfolgt meist rasch, vor allem dann, wenn man Ohnmächtige flach liegen läßt oder flach hinlegt.
• Nur selten wird eine Ohnmacht durch ernste Herzerkrankungen oder Erkrankungen des Gehirns hervorgerufen.

Was selbst tun

• Bei Neigung zu Ohnmachtsanfällen Situationen meiden, die erfahrungsgemäß zu Ohnmachtsanfällen führen.
• Bei ersten Anzeichen wie Schwächegefühl oder Schwindel am besten flach und entspannt hinlegen.
• Wenn jemand ohnmächtig wird:
  - Den Ohnmächtigen *hinlegen,* nicht aufrichten oder setzen!
  - Halskleidung lockern.
  - Abwarten.
• Solange jemand ohnmächtig ist
  - *nicht* versuchen, etwas zu trinken zu geben,
  - *nicht* versuchen, mit Gewalt den Mund zu öffnen.

Wann zum Arzt

- Wenn die Ohnmachtsanfälle häufiger auftreten. Kreislaufkontrolle und Herzuntersuchung können erforderlich werden.
- Wenn eine Ohnmacht mit ungewöhnlichen Erscheinungen einhergeht wie
  - Schmerzen in der Brust,
  - Zuckungen,
  - Einnässen,
  - Kopfschmerzen,
  - andauernde Schwäche nach einer Ohnmacht.
- Immer dann, wenn man sich über die Ursache der Ohnmacht nicht klar ist, z. B. beim Hinfallen ohne zu Stolpern, bei auffallend langsamem Puls, d. h. unter 50 Schlägen in der Minute.

Sonnenstich

Hitzschlag, Hitzefieber

Was ist das

- Kreislauf- und Temperaturreaktion des Körpers auf übermäßige Hitzeeinwirkung.
- Wird verursacht durch Flüssigkeitsverlust und unzureichende Wärmeabgabe, die beide zu einer gefährlichen Temperaturerhöhung (Hitzschlag) führen.
- Begünstigt wird der Hitzschlag durch
  - Wassermangel,
  - Erbrechen oder Durchfall,
  - starkes Schwitzen,
  - andere bestehende Erkrankungen.
- Andere Umstände, die zum Hitzschlag führen, können sein:
  - hohe Luftfeuchtigkeit,
  - geringe Luftbewegung,
  - anstrengende Körpertätigkeit,
  - zu warme Kleidung.

- Erste Anzeichen sind häufig
  - Kopfschmerzen,
  - langsam eintretende Schwäche,
  - Übelkeit,
  - Ängstlichkeit,
  - zunehmende Bewußtseinseinschränkung.
- Hitzschlag ist ein ernstzunehmender Notfall, der ohne Behandlung zu Krämpfen und Hirnschäden führen kann.

Was selbst tun

- In ein nasses kühles Bettuch oder in nasse Kleider einwickeln.
- Den ganzen Körper für den Transport mit Wasser abkühlen. Dabei sollte die Temperatur jedoch nicht unter 38,5 °C absinken.
- Nur bei völlig klarem Bewußtsein und bei klarer Ansprechbarkeit wiederholt kleine Mengen von Flüssigkeit zuführen.
- Transport zum nächsten Arzt oder in das nächste Krankenhaus.

Vorbeugen

- Extreme körperliche Belastung in sehr heißer Umgebung meiden.
- Leichte Kleidung tragen.
- Ausreichend trinken und Salzaufnahme. Besonders in trockener Hitze kann der Flüssigkeitsverlust unbemerkt bleiben, da Schweiß sofort verdunstet. Der Flüssigkeitsersatz kann pro Tag 5–7 Liter betragen und bei körperlicher Tätigkeit noch höher liegen.
- Im tropischen Klima auf ausreichend belüftete Räume und ausreichend Luftbewegung achten.

Wann zum Arzt

- Bei jeder Bewußtseinseinschränkung oder bei Verwirrtheitszuständen: Der Patient spricht ohne Sinn, das Gesprochene ist unverständlich, ein Blickkontakt nur schwer herzustellen.
- Immer dann, wenn Beschwerden des Patienten nicht klar eingestuft werden können.

Schlafstörungen

Was ist das

- Kein Mensch kann ohne Schlaf auf Dauer gesund bleiben. Das Schlafbedürfnis ist jedoch unterschiedlich groß.
- Schlafmangel führt auf Dauer zu Leistungsabfall, Gereiztheit, Unaufmerksamkeit und Nachlassen der Konzentrationsfähigkeit.
- Regelmäßiger Schlaf dem eigenen Rhythmus entsprechend ist eine Voraussetzung für das Erhalten der Gesundheit.
- Eine wichtige Voraussetzung für gesunden Schlaf ist ein bestimmter Schlafrhythmus. Sein Einhalten bereitet häufig Schwierigkeiten, z. B. bei Schichtarbeitern oder Angestellten von Fluggesellschaften.
- Schlaf kann in unterschiedlichem Rhythmus erholsam sein:
  - Nachtschlaf als zusammenhängende Schlafperiode von 6–8 Stunden,
  - mehrere Schlafabschnitte über Tag und Nacht verteilt.
- Mit zunehmendem Alter nimmt das Schlafbedürfnis meist ab.
- Schlafstörungen können sein:
  - *Einschlafstörungen*
    Man liegt stundenlang im Bett wach. Meistens beschäftigen einen dabei Sorgen, Ängste, persönliche Probleme oder Ereignisse des vorangegangenen Tages, über die man nicht ausreichend nachdenken konnte.
  - *Durchschlafstörungen*
    Häufig bei Säuglingen und Kleinkindern, die dann von den Eltern erwarten, daß sie in deren Bett geholt werden.
    Bei Erwachsenen häufig durch die Notwendigkeit bedingt, nachts die Toilette aufzusuchen.
    Durchschlafstörungen können auch bedingt sein durch zu reichliche Nahrungsaufnahme abends, durch blähende Speisen oder durch Alkoholgenuß. Andere Ursachen können psychische Störungen oder Medikamente sein.

Was selbst tun

- Achten Sie darauf, daß Sie Ihren eigenen Schlafrhythmus einhalten.
- Achten Sie tagsüber auf ausreichend Bewegung und körperliche Tätigkeit, damit Ihr Körper auch müde ist.
- Meiden Sie vor dem Schlafengehen Aufregung, Streit, blähende oder schwere Speisen (viel Fett, Kohlarten, Zwiebeln). Kriminalromane und aufregende Fernsehstücke sollten bei Kindern am Abend gemieden werden.
- Sorgen Sie für ein ruhiges, nicht zu warmes Zimmer mit einem bequemen Bett: möglichst einteilige Matratze mit fester Unterlage.
- Achten Sie darauf, daß das Zimmer abgedunkelt werden kann.
- Wenn Sie Ein- oder Durchschlafstörungen haben, halten Sie keinen Mittagsschlaf. Schlafen Sie nicht tagsüber. Für viele Menschen reichen 4–6 Stunden Nachtschlaf aus.
- Meiden Sie Kaffee und Tee kurze oder auch längere Zeit vor dem Schlafengehen.
- Bereiten Sie sich vor dem Zubettgehen eventuell einen Beruhigungstee oder nehmen Sie ein Arzneimittel gegen Schlafstörungen (siehe gelbe Seite 273).
- Wenn Sie absolut nicht einschlafen können, stehen Sie lieber auf, lesen etwas oder betätigen Sie sich im Haus bis zur Müdigkeit, anstatt sich fortgesetzt im Bett herumzuwerfen.

Wann zum Arzt

- Wenn Sie sich durch die Schlafstörungen im Alltag erheblich beeinträchtigt fühlen.
- Wenn Selbstbehandlung oder Selbstmedikation nicht helfen. Der Arzt kann versuchen, mit Ihnen die Ursache Ihrer Schlaflosigkeit zu finden und Ihnen ein stärkeres Arzneimittel zur kurzfristigen Anwendung verordnen.

Sexualprobleme

Was ist das

- Geschlechtstrieb und Geschlechtsverkehr sind Teile des normalen Lebens, jedoch können Gesundheit und Zufriedenheit auch ohne Sexualität bestehen.
- Gute sexuelle Beziehungen hängen von Liebe, Verständnis und Befriedigung zwischen zwei Partnern ab.
- Das »Normale« im Geschlechtsleben hat einen weiten Spielraum. Art und Häufigkeit des Geschlechtskontaktes können sehr unterschiedlich sein.
- Geschlechtsbeziehungen sind spannungsfrei und tragfähig, wenn beide Partner miteinander zufrieden sind.
- Selbstbefriedigung ist bei beiden Geschlechtern, bei Mann und Frau, natürlich und normal. Sie führt niemals zu körperlichen und selten zu psychischen Störungen.
- Sexuelle Phantasien sind normal.
- Sexuelle Beziehungen sollten frei sein von Leistungsansprüchen und Leistungsdruck.
- Sexualprobleme sind:
  - selten körperlicher Ursache; meistens durch Ängste und Leistungsdruck, durch Mißverständnisse oder fehlendes Vorspiel hervorgerufen;
  - meist durch mangelndes Interesse am Partner, durch unzureichendes Eingehen auf seine Gefühle, Wünsche und Empfindsamkeiten bedingt; dies trifft auch zu für Impotenz und Frigidität;
  - auch durch die Erziehung der Einstellung zur Sexualität bedingt.
- Vorzeitiger Samenerguß (Ejakulation; der Mann ist »zu schnell«) ist fast immer Folge von Sorgen und Ungewißheit.
- Das Fehlen eines Orgasmus, beim Mann oder bei der Frau, wird fast immer von unbewußten psychischen Problemen oder einem Mangel an Verständnis für normale Sexualbeziehungen hervorgerufen.

Was selbst tun

- Der Geschlechtstrieb ist angeboren. Die Ausübung von Geschlechtsbeziehungen aber braucht, ähnlich wie andere Körperfunktionen, eine Entwicklung.

Wichtig ist dabei das Beziehungslernen, das heißt das richtige Umgehen mit anderen Menschen und hier mit dem Partner. Dazu gehört auch zu wissen, was man selbst möchte, und wahrzunehmen, was die Wünsche des Partners sind. Versuchen Sie sich Ihre eigenen Wünsche und Grenzen bei Geschlechtsbeziehungen klar zu machen.

- Sexualität ist oft geprägt durch Mißverständnisse zwischen Partnern, da man meist nicht offen darüber spricht und unterschiedliche Beziehungsmuster einbringt (z. B. »Darüber spreche ich nicht«. – »Das tut man nicht.«). Sprechen Sie offen mit Ihrem Partner. Er wird Verständnis für Ihre Probleme aufbringen.
- Konflikte und Schwierigkeiten in Partnerbeziehungen können nur in kleinen Schritten aufgelöst werden. Seien Sie deswegen nicht ungeduldig. Lassen Sie sich und Ihrem Partner Zeit und sprechen Sie *wiederholt* mit ihm.

Wann zum Arzt

- Wenn Schwierigkeiten oder Probleme entstehen, mit denen Sie selbst oder mit Ihrem Partner zusammen nicht fertig werden. Ihr Hausarzt kann Ihnen behilflich sein, oder er verweist Sie an eine Sexualberatungstelle oder an eine Einrichtung zur Eheberatung und Familienplanung.

Streß

Was ist das

- Anspannung und Angst sind *normale Gefühle,* so z. B. vor der Führerscheinprüfung, einem Examen, dem Gang zum Zahnarzt oder Arzt sowie bei Auseinandersetzungen mit anderen Menschen.
- *Angst* hat normalerweise eine *Schutzfunktion:* sie läßt uns bestimmte Situationen meiden und aktiviert den Körper, um mit Schwierigkeiten fertig zu werden. Die körperliche und psychische Belastbarkeit eines jeden Menschen ist unterschiedlich. Beschwerden bei Streß können sein:

- Schnelle und kräftige Herzschläge.
- Schwitzen, besonders unter den Armen und an den Innenflächen der Hand.
- Häufiger Stuhlgang.
- Häufiges Wasserlassen.
- Appetitlosigkeit.
- Schlafstörungen.
- Kopfschmerzen.

• Die Beschwerden verschwinden bei Aufhören der belastenden Situationen.

Was selbst tun

• Beobachten Sie Ihre Gefühle als Reaktion auf verschiedene Lebenssituationen.

• Lernen Sie zu beobachten, was ein besonderes Gefühl des Angespanntseins hervorruft:
  - Sie denken vielleicht oft an alle ungelösten Aufgaben oder Termine gleichzeitig, die zusammen als ein unüberwindlicher Berg erscheinen – anstatt eine Aufgabe nach der anderen durchzudenken.
  - Sie werden bedrückt durch Terminarbeiten – statt sich einen Plan zu machen, wie Sie diese am besten bewältigen können.
  - Sie schieben unangenehme Aufgaben oder Besuche immer weiter vor sich her – statt sich klar zu machen, daß der Erwartungsstreß dadurch nicht abgebaut werden kann: *Erledigen Sie unangenehme Dinge bald.*

• Sprechen Sie mit Freunden und Verwandten über Ihre belastenden Situationen.

• Planen Sie ebenso wie Ihre Arbeitstermine regelmäßige Ruhepausen ein: Nur ein ausgewogener Arbeitstag sichert Ihnen dauerhafte Belastbarkeit ohne Gesundheitsschäden.

• Üben Sie regelmäßig, sich zu entspannen und den Gedankenfluß in Ruhepausen abzustellen: Die besten Ideen kommen oft dann, wenn man nicht intensiv nachdenkt.

• Entspannende Maßnahmen (z. B. autogenes Training, Yoga, Bauchatmung) funktionieren in Streßsituationen *nur,* wenn Sie diese *regelmäßig* und *ohne* Belastung geübt haben.

• *Meiden Sie Alkohol und Beruhigungsmittel:* Probleme werden damit nur aufgeschoben, aber nicht gelöst.

Wann zum Arzt

- Wenn Sie allein mit dem Gefühl des Angespanntseins nicht fertig werden.
- Wenn körperliche Beschwerden als Folge des Angespanntseins auftreten.
- Wenn Sie nicht sicher sind, ob eine Krankheit oder die Angst vor einer Krankheit Ursache für Ihr Angespanntsein ist.

Kummer
Trauergefühl

Was ist das

- Ein Gefühl, das häufig durch den Verlust oder den Tod einer geliebten Person entsteht.
- Trauer ist der persönliche und auch nach außen gerichtete Ausdruck dieser Gefühlsregungen.
- Wir alle erleben Gefühle der Traurigkeit, des Kummers oder des Leidens, z. B. durch den Verlust von Eltern, von Verwandten oder Freunden.
- Das Gefühl der Trauer ist völlig natürlich und normal und Ausdruck bisher erlebter Liebe, Zuneigung oder Geborgenheit in der Beziehung zu einem anderen Menschen.
- Trauer löst normale und natürliche Empfindungen aus wie
  - Schock, Betäubung und Ungläubigkeit: »Man kann es nicht fassen.«
  - Ärger: »Warum muß mir das gerade geschehen?«
  - Schuldgefühl: »Was habe ich falsch gemacht?«
  - Schuldzuweisung: »Wer war schuld daran?«, »Wen kann ich dafür verantwortlich machen?«
  - Sehnsucht: Sich nach jemandem sehnen, den man vermißt, was Wochen und Monate dauern kann.
  - Apathie: Niedergeschlagenheit oder reaktive Depression folgen beispielsweise einer Beerdigung und können lange anhalten.

Was selbst tun

- Verstehen Sie Trauer als eine Phase im Leben, die Sie verarbeiten müssen, und denken Sie daran, daß sie vorübergeht. Das Leben geht weiter.
- Trauer ist nichts, weswegen man sich schämen muß. Trauer braucht deswegen nicht versteckt zu werden.
- Sprechen Sie über den Verlust, den Sie erlitten haben, oder über den geliebten Menschen in der Familie und mit Freunden.
- Eines Tages müssen Sie Ihr normales Leben wieder aufnehmen.
- Früher oder später muß man sich Klarheit über seine eigene Existenz und über seine Beziehungen zu anderen Menschen schaffen.

Wann zum Arzt

- Wenn Sie das Gefühl haben, daß Sie Hilfe brauchen.
- Wenn Sie das, was geschehen ist, nicht allein erklären können.
- Wenn Schlaflosigkeit und Spannungsgefühle Sie nicht zur Ruhe kommen lassen.

Schmerzen

Gelenkschmerzen

Was ist das

- Gelenke haben die Aufgabe, Körperbewegungen zu ermöglichen. Die dafür notwendige Kraft wird ihnen durch Muskeln übertragen. Die Gelenke sind dabei starker Beanspruchung und unterschiedlicher Abnutzung ausgesetzt.
- Gelenke wie Knie, Knöchel, Schultern und die Lendenwirbelsäule sind besonders gefährdet.
- Gelenke nutzen sich leicht ab, z. B. Knie und Hüften.
- Einige Gelenke können durch Allgemeinerkrankungen wie Gicht und Rheuma schmerzen.
- Gelenkschmerzen können viele Ursachen haben. Die häufigsten sind:
  - *Zerrungen und Verstauchungen* durch Unfälle, bei jungen Menschen vor allem beim Sport: durch Druck oder falsche Belastung entstehen vorübergehende Schädigungen oder Dehnungen der Gelenkgewebe.
  - *Bänder- und Kapselverletzungen,* die durch Gewalteinwirkungen oder falsche Belastung auch zu Rissen führen können. Da Gelenkanteile und Bänder schlecht durchblutet sind, ist ihre Heilungstendenz verlangsamt.
  - *Meniskusverletzungen* am Knie, besonders häufig bei Fußballspielern. Jedes Kniegelenk besitzt zwei keilförmige Knorpelringe, die den Oberschenkelknochen an den Schienbeinkopf anpassen. Sie können einreißen oder abreißen. Neben Gelenkschmerzen tritt häufig eine Schwellung des Gelenkes durch vermehrte Flüssigkeitsproduktion und eine Streck- und Beugehemmung auf.
  - *Abnutzung* (Arthrose) von Gelenkflächen vor allem bei älteren Menschen. Selbst bei Besserung besteht Neigung zum Wiederauftreten der Beschwerden. Häufig erkennbar an »Reiben« im betroffenen Gelenk. Typisch ist eine Besserung der Beschwerden

bei Bewegung. Die Schmerzen sind am stärksten in Ruhe, etwa morgens, und zu Beginn der Bewegung. Arthrose ist besonders häufig in den Knie- und Hüftgelenken sowie an der Wirbelsäule. Die Gelenke sind oft erheblich deformiert, d. h. die normalen Konturen wirken verändert.

- *Gelenkentzündung* (Arthritis) durch Stoffwechselerkrankungen, z. B. Gicht, oder durch Bakterien. Das Gelenk ist dabei heiß, meist gerötet und geschwollen. Typisch ist eine Besserung der Schmerzen in Ruhe und eine Verschlechterung bei längerer Belastung.

• Rheumatische Arthritis befällt vor allem die kleinen Fingergelenke, Arthritis durch Gicht (siehe weiße Seite 207) das Großzehengrundgelenk.

• Die Gelenke sind geschwollen, heiß und druckschmerzhaft.

Was selbst tun

• Bei allen Arten von Gelenkschmerzen können Arzneimittel gegen Muskel- und Gelenkschmerzen zur äußeren Anwendung (siehe gelbe Seite 290) helfen.

• Bei starken Schmerzen können über einen kürzeren Zeitraum auch nicht verschreibungspflichtige Schmerzmittel (siehe gelbe Seite 266) angewendet werden.

• Bei den einzelnen Arten von Gelenkschmerzen können Sie folgendes selbst tun:

• *Zerrungen und Verstauchungen*
  - Schmerzhaftes Gelenk schonen.
  - Evtl. durch elastischen Verband stützen, jedoch nicht so fest einschnüren, daß sich das Blut darunter staut und eine Anschwellung körperfern unterhalb des Verbandes entsteht.
  - Kühlende Umschläge mit essigsaurer Tonerde oder verdünnter Alkohollösung, um Schmerz und Schwellung zu lindern.

• *Bänder- und Gelenkverletzungen*
  - Ruhigstellen und schonen.
  - Bei ungewohnter Beweglichkeit Arzt aufsuchen.

• *Meniskusverletzungen*
  - Wenn das Knie anschwillt: hochlagern, keine Belastung.

• Ein starker Gelenkerguß kann die Gelenkbänder überdehnen und dauerhaft schädigen.

- *Abnutzung (Arthrose)*
  - Bei Übergewicht unbedingt abnehmen: Reduktionsdiät durchführen.
  - Überbeanspruchung der betroffenen Gelenke vermeiden, jedoch regelmäßig bewegen.

  Gelenkentzündung (Arthritis)
  - Gelenk ruhigstellen und schonen.
  - Umgehend den Arzt aufsuchen.

Wann zum Arzt

- Wenn die Ursache der Gelenkschmerzen nicht geklärt ist.
- Wenn nach wenigen Tagen keine Besserung eintritt.
- Wenn das Gelenk geschwollen ist, sehr schmerzt oder in seiner Beweglichkeit eingeschränkt ist.
- Wenn mehrere Gelenke betroffen sind.
- Bei starken Gelenkergüssen, z. B. am Knie, die punktiert werden müssen: mit einer Spritze wird Flüssigkeit abgesaugt.
- Wenn am Knie eine Beuge- oder Streckbehinderung mit *Verdacht auf eine Meniskusverletzung* auftritt, *sofort zum Arzt.* Schwere Meniskusschäden verletzen die Gelenkoberfläche der Kniegelenke. Ein abgerissener Meniskus wächst nicht mehr an und muß operativ entfernt werden.

Hals- und Nackenschmerzen

Was ist das

Kurzdauernde Hals- und Nackenschmerzen

- Können entstehen durch:
  - unfallbedingte Zerrungen,
  - »Verliegen« im Schlafen,
  - entzündlich veränderte Drüsen rechts und links am Hals, die dann als Knoten tastbar sind.
- Häufig nach Auffahrunfällen als sogenanntes »Schleudertrauma«: Der nicht abgestützte Kopf wird ruckartig und heftig nach hinten und nach vorn geschleudert.

Anhaltende Nackenschmerzen

- Ursache sind Belastungen und Zerrungen der Halswirbelsäule mit Steifheit und Schmerzen, die in Schulter und Arme ausstrahlen.
- Können auch durch Abnutzungsveränderungen an der Halswirbelsäule entstehen, wodurch abgehende Nerven gereizt werden. Diese Schmerzen strahlen besonders in den Hinterkopf oder in die Schulterblätter aus.

Was selbst tun

Kurzdauernde Hals- und Nackenschmerzen

- Schmerzhafte Gegend schonen.
- Wärme durch Schal oder Rotlicht.
- Vorsichtige Bewegungsübungen.
- Meist bessern sich durch Zerrungen und Entzündungen verursachte Hals- und Nackenschmerzen in wenigen Tagen.
- Arzneimittel gegen Muskel- und Gelenkschmerzen zur Anwendung auf der Haut siehe gelbe Seite 290.

Anhaltende Nackenschmerzen

- Entspannungsübungen der Hals- und Nackenmuskulatur.
- Schultern nicht nach vorn hängen lassen, sondern aufrecht sitzen.
- Unterstützung geschädigter Halswirbel durch Kräftigung von Muskulatur und Bändern durch Krankengymnastik. *Massagen kräftigen nicht, sie lockern.*

Wann zum Arzt

Kurzdauernde Nackenschmerzen

- Bei starken Schmerzen, die den Schlaf stören oder in jeder Körperlage auftreten.
  - Wenn nach 2–3 Tagen keine Besserung eintritt.

Anhaltende Nackenschmerzen

- Wenn der Schmerz Arbeit, Freizeit oder Schlaf beeinträchtigt.
- Wenn der Schmerz anhält oder ständig wiederkehrt.
- Wenn der Schmerz in beide Arme ausstrahlt.

Ischias

Was ist das

- Schmerzen, die vom Gesäß an der Außen- und Rückseite des Oberschenkels bis ins Knie, in den Unterschenkel oder den Fuß ausstrahlen können.
- Kann plötzlich auftreten oder sich langsam entwickeln.
- Oft in Verbindung mit Rückenschmerzen (siehe auch weiße Seite 180).
- Ausgelöst durch Druck, Reizung oder Entzündung seitlich der Lendenwirbelsäule austretender Nerven, die den Ischiasnerv bilden, z. B. bei Bandscheibenschaden oder Bandscheibenvorfall, aber auch bei knöcherner Einengung der Austrittsstellen von Nerven.

Was selbst tun

- Flach auf harte Unterlage legen.
- Beim Liegen Beine anziehen und durch ein Kissen in den Kniekehlen entlasten.
- Auf Stühlen das Gesäß beidseitig gleichmäßig belasten. Nicht schief sitzen, da dadurch Beschwerden verstärkt werden können.
- Beim Autofahren darauf achten, daß im Sitzen der ganze Oberschenkel aufliegt und abgestützt ist.

Wann zum Arzt

- Wenn sich die Schmerzen nicht nach wenigen Tagen bessern.
- Wenn man vor Schmerzen nicht gerade laufen kann, sondern das Becken schief gehalten wird.
- Bei Taubheitsgefühl am Ober- oder Unterschenkel.
- Wenn die Fußspitze nicht angehoben werden kann (Nervenlähmung!).
- Bei Störung der Urin- oder Stuhlfunktion.
- *Bei Bewegungsunfähigkeit den Arzt rufen lassen.*

Muskelkrämpfe

Was ist das

- Plötzlich auftretende Schmerzen vor allem in den Muskeln der Füße, der Unterschenkel und der Bauchmuskulatur.
- Treten häufig nachts im Bett auf, besonders bei älteren Menschen im Fuß oder im Unterschenkel.
- Bei jüngeren Menschen auch beim Schwimmen, bei Arbeiten in heißer Luft und in der Schwangerschaft.
- Häufige Ursache sind:
  - Durchblutungsstörungen,
  - Elektrolytverschiebungen (z. B. Kalium- oder Magnesiummangel),
  - Überanstrengungen.
- Meist ohne bleibende Folgen.
- Muskeln können für einige Tage schmerzhaft und steif sein wie beim Muskelkater (siehe auch weiße Seite 178).

Was selbst tun

- Körper warmhalten.
- Bei Krämpfen im Bein aufstehen und umhergehen.
- Betroffenen Muskel sofort strecken.
- Nicht rauchen.
- Keine Abführmittel nehmen.
- Bei Muskelkrämpfen, die durch starke körperliche Anstrengung verursacht sind, können Salztabletten oder einfach Kochsalz helfen, aber auch Arzneimittel, die Magnesium enthalten. Fragen Sie Ihren Apotheker nach einem geeigneten Präparat.
- Bei länger dauernden Schmerzen auch Schmerzmittel (siehe gelbe Seite 266).

Wann zum Arzt

- Bei wiederholten Muskelkrämpfen läßt sich die Ursache nur ärztlich klären.

Muskelschmerzen
Muskelkater

Was ist das

- Meist nach Unfall, Zerrung oder Überanstrengung durch Gewebeschädigung oder ungenügende Sauerstoffzufuhr (fehlendes Training).
- Als Begleiterscheinung fieberhafter Erkrankungen, z. B. Grippe.
- In seltenen Fällen treten bei älteren Menschen andauernde Muskelschmerzen auf. Diese können Zeichen einer rheumatischen Erkrankung oder Durchblutungsstörung (Schaufensterkrankheit) sein.
- **Achtung!** Muskelschmerzen können auch durch Venenentzündungen bedingt sein! (siehe weiße Seite 201).

Was selbst tun

- Schonung.
- Wenn keine streng begrenzten Entzündungsgebiete vorhanden sind (Anzeichen: Rötung, Druckempfindlichkeit, Härte des Gewebes), Arzneimittel gegen Muskel- und Gelenkschmerzen zur Anwendung auf der Haut (siehe gelbe Seite 290) oder Massagen.
- Wärmebehandlungen, z. B. Rotlicht oder warmes Bad.
- Bei fieberhafter Erkrankung ausreichend trinken.
- Behandlung einer ursächlichen oder begleitenden Allgemeinerkrankung, z. B. Erkältung.

Wann zum Arzt

- Bei starken oder andauernden Schmerzen.
- Wenn neben den Muskelschmerzen andere Krankheitszeichen bestehen.

Länger anhaltende Rückenschmerzen

Was ist das

- Länger anhaltende oder nach schmerzfreien Zeiten wiederholt auftretende Rückenschmerzen sind meistens durch Abnutzungserscheinungen im Bereich der Wirbelsäule verursacht.

- Oft findet der Arzt röntgenologisch sichtbare Veränderungen an der Wirbelsäule.
- Meist dumpfer Schmerz unterhalb der Gürtellinie.
- Zunahme der Schmerzen
  - beim Bücken, Drehen, Heben und Tragen,
  - bei schlechter Körperhaltung,
  - beim Tragen von hohen Absätzen,
  - in der Schwangerschaft.

Was selbst tun

- Haltungsschäden entgegenwirken.
- Kräftigung von Bändern und Muskeln durch Krankengymnastik und Bewegungsübungen ist sinnvoller als Massagen, die häufig das Gewebe nur vorübergehend lockern. So wie ein Sportler nur durch Training, und nicht durch Massagen, seine Leistungsfähigkeit erhöhen kann, muß eine geschädigte Wirbelsäule durch Kräftigung der Bänder und Muskeln geschont und gestützt werden.
- Gewichtszunahme vermeiden.
- Beim Heben Knie beugen und Rücken gerade halten. Lasten also nahe am Körper anheben.
- Frauen sollten nicht zu hohe Absätze tragen.
- Unnötig langes Stehen vermeiden.
- Arbeitsplatten in richtiger Höhe anbringen.
- Rücken warm halten.
- Im Bett feste und einteilige Matratzen ohne Keilkissen. In Rückenlage kann ein Kissen unter den Knien entlasten.

Wann zum Arzt

- Wenn die zuvor genannten Maßnahmen nicht helfen.
- Bei starken Schmerzen.
- Wenn Taubheit oder Bewegungsstörungen auftreten.
- Wenn eine länger dauernde Anwendung von schmerzlindernden Arzneimitteln notwendig scheint.

Plötzlicher Rückenschmerz
Hexenschuß

Was ist das

- Stechende und manchmal zur Fehlhaltung sowie zur Bewegungsunfähigkeit führende stärkste Schmerzen in der Mitte des Rückens (»Hexenschuß«).
- Treten die Schmerzen seitlich hinten auf, und strahlen sie in ein Bein aus, so kann die Ursache Druck auf Rückennerven sein (Ischias, siehe weiße Seite 146).
- Kann durch geringfügige Drehung, beim Bücken oder beim Heben von Lasten entstehen.
- Weitere Ursachen können sein:
  - Bandscheibenschaden,
  - Bandscheibenvorfall,
  - Verletzung von Bändern zwischen den Wirbeln.
- Diese Ereignisse bewirken eine Schädigung von Nerven, die auch entzündet sein können.

Was selbst tun

- Flach auf harte Unterlage legen. Bei Bewegungsunfähigkeit Arzt rufen lassen.

Wann zum Arzt

- Bei Taubheit oder Gefühlsstörung der Haut im Bereich des Beines sowie bei Unfähigkeit, die Fußspitze anheben zu können, *sofort den Arzt aufsuchen.* Länger dauernder Druck auf einen Nerven kann Dauerschäden bewirken.
- Wenn gleichzeitig Schwierigkeiten beim Wasserlassen auftreten.

Bandscheibenvorfall
Nucleus pulposus-Prolaps

Was ist das

- Bandscheiben oder Zwischenwirbelscheiben bestehen aus einem faserigen Knorpelring mit einem unter Druck stehenden Gallertkern in der Mitte.
- Bei Abnutzung oder nach Gewalteinwirkung wie z. B. einem Unfall kann der Knorpelring einreißen und der weiche Kern nach hinten austreten.

- Ein Bandscheibenvorfall kann plötzlich auftreten. Häufig jedoch sind vorangegangene wiederholte Schmerzzustände, z. B. als Ischias oder Hexenschuß.
- Drückt der ausgetretene Bandscheibenkern auf einen seitlich aus dem Rückenmark austretenden Nerven (Spinalnerven), können Schmerzen, Gefühlsstörungen (z. B. Taubheit oder Überempfindlichkeit) und Lähmungen in dem Gebiet die Folge sein. Z. B. können Fußheberschwäche, Urin- oder Stuhlentleerungsstörungen auftreten.
- Bei einem Bandscheibenvorfall verstärken sich die Schmerzen häufig beim Niesen, Pressen, Husten oder Lachen.

Was selbst tun

Vorbeugen

- Lernen Sie, richtig zu sitzen, richtig aufzustehen und den Rücken richtig zu belasten:
  - Belasten Sie beim Sitzen beide Gesäßbacken gleichmäßig und nicht mit einseitiger Belastung durch übergeschlagene Beine oder in eine Lehne eines Stuhles gestützt.
  - Stehen Sie gerade auf, ohne die Wirbelsäule durch unnatürliche Verbiegungen zu belasten.
  - Wenn das Heben schwerer Gegenstände unvermeidlich ist, gehen Sie dabei in die Knie und heben Sie den Gegenstand bei möglichst gestreckter Wirbelsäule nah am Körper an. Vermeiden Sie das Anheben von Lasten bei bogenförmig gebeugter Wirbelsäule.
- Liegen Sie beim Schlafen möglichst flach auf einer einteiligen, festen Matratze ohne Keilkissen.
- Wenn bei Ihnen bereits ein Wirbelsäulenschaden bekannt ist, versuchen Sie die Stützfunktion der Wirbelsäule durch Kräftigung von Muskeln und Bändern zu entlasten, zum Beispiel durch Gymnastik oder Schwimmen. Massagen lockern zwar die Muskulatur, bewirken aber niemals eine Stärkung geschädigter oder schwacher Gewebe.

Bei Bandscheibenvorfall

- Legen Sie sich entspannt ins Bett. Ihre Schmerzen lassen sich häufig lindern, wenn Sie die Kniekehlen mit einem dicken Kissen anheben und weich lagern.
- Schmerzmittel beseitigen nicht die Ursache, aber lindern (siehe gelbe Seite 266).
- Wärmeanwendungen, wenn Sie diese als lindernd empfinden.

Wann zum Arzt

- *Immer,* wenn ausgeprägte Gefühlsstörungen oder Lähmungen auftreten.
- Wenn Ihre eigenen Maßnahmen nicht helfen. Manchmal bessern sich die Beschwerden nach einigen Tagen. Chirotherapie (Chiropraktik) kann manchmal sehr gut helfen.
- Folgende ärztliche Maßnahmen können angezeigt sein:
  - Spritzen in den Rücken oder das Gesäß bringen häufig weitgehende Linderung.
  - Manchmal ist eine operative Ausräumung des Bandscheibenvorfalls erforderlich.
  - Wenn die Wirbelsäule nicht nur an einer, sondern an mehreren Stellen durch Abnutzung geschädigt ist, kann ein Korsett schmerzhafte Bewegungen vermeiden.
  - Auch nach einer Bandscheibenoperation ist man nicht sicher vor einem erneuten Bandscheibenvorfall in einer anderen Wirbelsäulenhöhe.

Rheuma

Was ist das

- Allgemeiner Ausdruck für Knochen- und Gelenkschmerzen, gleichgültig, ob sie entzündlicher oder abnutzungsbedingter Natur (degenerativ) oder durch andere Krankheiten bedingt sind.
- Der Arzt unterscheidet folgende rheumatische Erkrankungen:
  - Rheumatisches Fieber, das als Komplikation einer eitrigen, akuten Entzündung bei einer Infektion mit Bakterien (Streptokokken A) auftritt.
  - Andere rheumatische Erkrankungen bei bekannten Infektionen.
  - Gelenk*entzündungen* unbekannter Ursache, erkennbar an der Silbe -itis in der Bezeichnung, z. B. Arthr*itis*.
  - Seltener erworbene Bindegewebskrankheiten (Kollagenosen).
  - Degenerative Gelenkerkrankungen, d. h. altersbedingte oder durch Abnutzung bedingte Gelenkerkrankungen, erkennbar an der Silbe -ose in der Bezeichnung, z. B. Arthr*ose*.
  - Zahlreiche Stoffwechselkrankheiten und andere Krankheiten, die mit Gelenkbeschwerden und Beschwerden der Wirbelsäule einhergehen.
- *Gemeinsam* sind allen rheumatischen Erkrankungen mehr oder weniger ausgeprägte *Schmerzzustände* und die degenerative Veränderung von Gelenken, Gelenkknorpel, Sehnen und Wirbeln der Wirbelsäule.
- Treten bei Ihnen Schmerzen im Bereich kleiner Gelenke, z. B. Fingergelenke oder mittlerer Gelenke, wie z. B. Knie oder Ellenbogengelenk oder auch großer Gelenke wie z. B. Hüftgelenk auf, dann sind diese Schmerzen nur ein Anzeichen einer noch nicht geklärten Erkrankung. Erst die genaue körperliche Untersuchung, eventuelle Blutkontrollen und die Röntgenaufnahme geben wesentliche Hinweise für die zugrundeliegende Erkrankung Ihrer Beschwerden.

Was selbst tun

- Treten Ihre Gelenkbeschwerden oder Wirbelsäulenschmerzen während einer Infektion, am häufigsten bei einer Erkältung (Virusinfektion) auf, so können Sie ohne Behandlung einige Tage bis nach Abklingen der Infektion abwarten. Meist verschwinden dann auch Ihre Beschwerden. Sind diese sehr lästig, können Schmerzmittel helfen (siehe gelbe Seite 266).
- Treten die Beschwerden wiederholt und ohne Anzeichen einer Erkältung oder Infektion auf, können kurzfristig Arzneimittel gegen Muskel- und Gelenkschmerzen zur Anwendung auf der Haut (siehe gelbe Seite 290) und Wärmeanwendungen helfen. Auch hier lindern Schmerzmittel (siehe gelbe Seite 266).
- Wenn eine andere Krankheit für Ihre Gelenkbeschwerden bereits bekannt ist, z. B. Gicht (siehe weiße Seite 207), vom Arzt verschriebene Medikamente einnehmen.

Wann zum Arzt

- Immer dann, wenn die Ursache Ihrer Beschwerden nicht geklärt ist.
- Wenn mit Ihren Gelenkerkrankungen gleichzeitig Fieber auftritt.
- Wenn Ihren Gelenkbeschwerden eine eitrige Mandelentzündung vorangegegangen ist: relativ häufig im Kindesalter.

Ernährungsstörungen

Gewichtsverlust

Was ist das

- Normal bei Reduktion der Nahrungszufuhr.
- Erhebliche Gewichtsabnahme (mehrere Kilogramm) bei normalem Appetit.
- Bei gleichem Eßverhalten auch Anzeichen möglicherweise ernster Erkrankungen, z. B. Schilddrüsenüberfunktion, chronische Entzündung, Krebs.

Was selbst tun

- Bei unbeabsichtigter Gewichtsabnahme reichlichere Nahrungszufuhr.
- Gewichtskontrolle: Datum und Gewicht in Kilogramm aufschreiben.

Wann zum Arzt

- Wenn das Gewicht bei gleichem Eßverhalten erheblich sinkt.
- Bei Leistungsminderung oder Anzeichen anderer Erkrankungen.
- Immer bei unklarem oder ungewolltem Gewichtsverlust.

Übergewicht

Was ist das

- Gewichtszunahme über das der Körpergröße entsprechende Maß hinaus.
- Folge eines Mißverhältnisses zwischen Energie*zufuhr* durch Nahrungsaufnahme und Energie*verbrauch* durch Aktivität der Körpermuskulatur und des Stoffwechsels.

- Sehr selten durch Krankheit oder »hormonelle Störungen«.
- Länger anhaltendes Übergewicht wirkt schädigend auf Gelenke, Herz und Lungen.

Was selbst tun

- *Gewichtsabnahme* durch vernünftige Reduktionskost: generell weniger essen. Fette und Kohlenhydrate besonders einschränken, also beispielsweise wenig Teigwaren, Limonaden, Kuchen, Süßigkeiten, Colagetränke.
- Keine einseitige Ernährung, da dadurch Mangelerscheinungen hervorgerufen werden können.
- Wenn Sie nicht selbst mit Ihrem Übergewicht fertig werden, treten Sie einem Club oder einer Selbsthilfegruppe bei: *Gemeinsam ist Abnehmen leichter!*
- In keinem Fall »Nulldiät«, d. h. keine Nahrungsaufnahme über mehr als 2–3 Tage. Diese kann zu Schäden führen.
- *»Wundermittel« helfen nicht,* wenn Sie nicht wirklich die Energiezufuhr (Kalorien) vermindern.
- Appetitzügler höchstens kurzfristig zu Beginn des Abnehmens einnehmen. Sie können das Nervensystem beeinflussen und ersetzen nicht die notwendige Änderung des Eßverhaltens. Über die sinnvolle Anwendung eines Appetitzüglers sollte der Arzt entscheiden.
- Keine »Wassertabletten« (Entwässerungstabletten) nehmen, da sie das Gewicht nur kurzfristig durch Wasserausscheidung reduzieren. Fett wird dadurch nicht abgebaut.
- *Reduziertes Gewicht halten.*
  - Nicht naschen.
  - Nicht zwischen den Mahlzeiten essen.
  - Ausreichende körperliche Aktivität.
  - Gewicht kontrollieren.

Wann zum Arzt

- Wenn die Gewichtszunahme mit anderen Beschwerden verbunden ist, z. B.:
  - Luftnot,
  - Anschwellen im Gesicht,
  - Anschwellen der Arme und Beine,
  - Gelenkschmerzen.
- Wenn das, was Sie selbst versucht haben, nicht hilft und Sie mit sich nicht zufrieden sind.

Vergiftungen

Was ist das

- Sammelbegriff für Auswirkungen unterschiedlicher Substanzen im Körper mit Störungen oder Schädigungen besonders von Kreislauf und Atmung.
- Bei Erwachsenen ist häufig die Ursache eine Überdosis von Arzneimitteln bei einem demonstrativen oder wirklich beabsichtigten *Selbstmordversuch*.
- Bei Kindern unbeabsichtigtes Schlucken von Pflanzenfrüchten (Beeren), Arzneimitteln, Reinigungsmitteln oder Chemikalien. Vor allem Kleinkinder schlukken oft alles, was sie erreichen können, selbst wenn es schlecht schmeckt.

Achtung

Viele Arzneimittel und im Haushalt verwendete Chemikalien wie Kalklöser, Abflußreiniger, Mittel für Geschirrspülmaschinen, Batteriesäure, alle benzinhaltigen Mittel, Terpentin und Unkrautvernichtungsmittel sind selbst in geringer Menge gefährlich.

Was selbst tun

- Vergiftungen durch sorgsamen Umgang mit gefährdenden Substanzen verhüten! Alle gefährlichen Mittel für Kinder unerreichbar aufbewahren.
- Ist der Patient schläfrig oder bewußtlos:
  - Zahnprothese und Erbrochenes aus dem Mund entfernen, damit die Atemwege frei sind.
  - Patienten seitlich lagern.
  - Sofort Rettungswagen rufen.
- Bei Kindern Mund spülen, um Giftreste zu entfernen.
- *Nicht* versuchen, Kinder zum Erbrechen zu bringen.

Wann zum Arzt

- Bei jeder Vergiftung *sofort* nach der ersten Hilfe telefonisch den Arzt um Rat fragen. Ist dieser nicht erreichbar, sofort ins Krankenhaus.
- Bei Schläfrigkeit oder Bewußtlosigkeit sofort zum Arzt, notfalls mit Krankenwagen.
- Alle verdächtigen Reste und alle Gefäße mitnehmen, in denen das Gift oder das Arzneimittel gewesen sein kann.

Appetitlosigkeit

Was ist das

- Herabsetzung des Hungergefühls, z. B. bei psychischer Belastung oder bei gestörtem Eltern-Kind-Verhältnis.
- Bei Säuglingen und Kleinkindern meist nur die Annahme der Eltern, daß das Kind nicht genug ißt. Kinder müssen nicht dick sein. Wirken sie zufrieden und lebhaft, sind dies wichtige Zeichen für eine gesunde Entwicklung.
- Selten ernste Erkrankung. Häufig bei Mädchen und Frauen unter 25 Jahren mit Angst vor Gewichtszunahme.

Was selbst tun

- Zurückhaltung mit Süßigkeiten oder Eis zwischen den Mahlzeiten.
- Übermäßiges Trinken von zuckerhaltigen Flüssigkeiten wie Fruchtsäften, Limonaden, Colagetränken einstellen, da Zucker in Getränken sättigt und das Hungergefühl mindern kann.
- Ein Kind niemals zum Essen zwingen.
- Bei Säuglingen ist darauf zu achten, daß der Sauger in der Flasche ein ausreichend großes Loch hat.

Wann zum Arzt

- Wenn zusätzlich das Allgemeinbefinden beeinträchtigt ist.
- Wenn ein Kind abnimmt oder ein Säugling nicht zunimmt.
- Wenn Teenager stark abnehmen.

Kreislauf und Durchblutungsstörungen

Blutarmut
Anämie

Was ist das

- Verminderung der Anzahl von roten Blutkörperchen (Erythrozyten: normal 5 Millionen in einem Kubikmillimeter Blut) oder Verminderung des Blutfarbstoffes (Hämoglobin: normal 14–16 Gramm in 100 Kubikzentimetern Blut) bei normaler Erythrozytenzahl.
- Ursachen können sein:
  1. Übermäßiger Blutverlust bei
  - Verletzungen und Unfällen,
  - zu starken Monatsblutungen der Frau,
  - blutenden Hämorrhoiden,
  - Magen- und Darmbluten.
  2. Ungenügende Neubildung von Blutfarbstoff oder roten Blutkörperchen bei
  - Eisenmangel in der Nahrung,
  - Eisenverwertungsstörungen in Darm oder Knochenmark,
  - schweren Nierenkrankheiten,
  - Schilddrüsenunterfunktion und Eiweißmangel,
  - Erkrankungen des Knochenmarks,
  - Mangel an Vitamin B_{12}, Kupfer oder Vitamin C,
  - bösartigen Neubildungen wie Krebs.
  3. Übermäßiger Erythrozyten-Abbau bei
  - inneren Krankheiten,
  - Giftstoffen, die Erythrozyten auflösen.
- Plötzlicher Blutverlust in kurzer Zeit führt zu ausgeprägteren Krankheitszeichen, als wenn sich der Blutverlust über längere Zeit hinzieht.
- Alle *Anzeichen von Blutarmut* sind hervorgerufen durch die Blutverdünnung mit der Verminderung der transportierten Sauerstoffmenge:
  - Blasse Hautfarbe. Die Hautfarbe eines Menschen ist nicht nur durch den Blutgehalt bedingt, sondern auch durch die Anzahl der Blutgefäße unter der Haut. Deswegen muß blasse Haut nicht immer auch Blutarmut bedeuten. Bei blasser Haut gibt eine gleichzeitig blasse Augenbindehaut einen groben Hinweis auf Blutarmut. Man zieht ein Augen-

unterlid nach unten und kann dabei die gefäßreiche Bindehaut des Auges an der Unterlidinnenseite betrachten. Ist diese auffallend blaß oder hell, liegt möglicherweise Blutarmut vor.
- Frieren auch in warmer Umgebung.
- Rasche Ermüdbarkeit bei körperlicher Belastung und allgemeines Schwächegefühl.
- Luftnot bzw. Kurzatmigkeit bei Anstrengungen.
- Ohrensausen oder Augenflimmern.
- Schweißausbrüche.
- Schneller und schwacher Puls.

- Selten treten alle genannten Anzeichen gleichzeitig auf.

Was selbst tun

- Beim Auftreten mehrerer der genannten Anzeichen daran denken, daß Blutarmut vorliegen könnte.
- Auf ausgeglichene und regelmäßige Ernährung achten.
- Da die häufigste Ursache Eisenmangel ist, kann die Anwendung eisenhaltiger Präparate helfen (siehe gelbe Seite 309).

Wann zum Arzt

- Bei Verdacht auf eine Anämie.
- Bei auffallender Blässe, Müdigkeit oder Atemnot.
- Bei zu häufigen oder zu starken Monatsblutungen der Frau.

Bluterguß
Hämatom

Was ist das

- Aus einer Vene oder Arterie ist unter die Haut oder in das Körpergewebe Blut ausgeflossen.
- Blaufärbung der Haut, die beim langsamen Verschwinden bräunlich und später gelb wird. Dauer je nach Ausdehnung des Blutergusses etwa 2 Wochen.
- Bluterguß kann entstehen
  - durch äußere Gewalteinwirkung,
  - von selbst (spontan) bei Gerinnungsstörungen im Körper oder Gefäßschäden, z. B. bei Arteriosklerose.

Was selbst tun

- Kühle Umschläge.
- Zur Linderung können durchblutungsfördernde Arzneimittel angewendet werden (siehe gelbe Seite 288).

Wann zum Arzt

- Bei ausgedehntem Bluterguß unabhängig von der Ursache.
- Bei gleichzeitig starker Schwellung und Verhärtung des Gewebes.
- Bei Verdacht auf Knochenbruch, der durch unnatürliche Stellung von Arm oder Bein oder an starkem Bewegungsschmerz erkennbar ist.
- Wenn der Bluterguß erst 2–3 Tage nach der Verletzung auftritt. Dies kann durch Knochenbruch verursacht sein.
- Bei wiederholten Blutergüssen ohne äußere Gewalteinwirkung.

Bluthochdruck
Hypertonie

Was ist das

- Eine *dauernde* Erhöhung des oberen (systolischen) Blutdruckwertes über 160 mm/Hg (Quecksilber) und des unteren (diastolischen) über 95 mm/Hg.
- Bei oberen Blutdruckwerten zwischen 140 und 160 mm/Hg spricht man von »milder« Hypertonie.
- Bei jedem Menschen steigt der Blutdruck kurzfristig auf erhöhte Werte, so z. B. bei schwerem Stuhlgang, beim Erbrechen, bei intensivem Geschlechtsverkehr oder beim Pressen bei der Geburt. Dies ist dann *nicht krankhaft*.
- Bei 90 % aller Menschen mit Hypertonie ist eine Ursache nicht zu finden: man spricht von essentieller oder primärer Hypertonie.
- Bei knapp 10 % der Hypertoniker findet sich die Hypertonie als Folge einer anderen Krankheit, z. B. der Nieren: man spricht dann von sekundärer Hypertonie.

- Hypertonie tritt familiär gehäuft auf und ist öfter bei
  - Rauchern,
  - Übergewicht,
  - starkem Salzgebrauch in der Ernährung,
  - Patienten mit Streß.
- Besteht Bluthochdruck über lange Zeit, so wird das Herz stark belastet, da beim Herzschlag das Herausdrücken des Blutes aus dem Herzen gegen einen hohen Widerstand (Druck) erfolgen muß.
- Durch Bluthochdruck können kleine Gefäße platzen und zu Blutungen führen, z. B. im Gehirn, wo dies zu einem Schlaganfall (siehe weiße Seite 195) führt.
- Bluthochdruck macht meist *keine* Beschwerden.
- Bei sehr hohen Blutdruckwerten können Kopfschmerzen, Schwindel, Ohrensausen, rotes Gesicht und häufiges Nasenbluten auftreten.
- Bluthochdruck wird von vielen Menschen nicht ernst genommen, weil er nicht weh tut. Die durch ihn verursachten Schäden im Körper können jedoch lebensgefährlich sein.
- Erhöhter Blutdruck ist häufig ein Zufallsbefund bei Reihenuntersuchungen, betriebsärztlichen Untersuchungen oder bei der Konsultation des Hausarztes.

Was selbst tun

Vorbeugen

- Vom 40. Lebensjahr an jährlich den Blutdruck messen lassen.
- Rauchen einstellen.
- Übergewicht reduzieren.
- Streß abbauen oder bewältigen lernen.
- Salz in der Nahrung unbedingt reduzieren. Würzen Sie mit verschiedenen Kräutern.
- Speisen nicht automatisch nachsalzen, d. h. nicht salzen ohne zu kosten.
- Auf ausreichende körperliche Betätigung achten. Körperliche Aktivität ist die beste Maßnahme zur Durchblutungsförderung und reduziert durch Schwitzen den Salzgehalt im Körper.

Bei bekanntem Bluthochdruck

- Verordnete Medikamente regelmäßig einnehmen.
- An mehreren Tagen regelmäßige Blutdruckkontrollen mehrmals täglich zu gleichen Tageszeiten. Die gemessenen Werte sollten mit Datum und Uhrzeit aufgeschrieben werden. Dabei werden Sie merken, daß der Blutdruck tageszeitlich schwankt und bei Ruhe und im Sitzen niedriger ist als im Stehen oder bei Aufregung.
- Wenn sich bei medikamentöser Behandlung normale Blutdruckwerte finden, dürfen die Tabletten nicht abgesetzt werden: der Blutdruck steigt sonst spätestens nach wenigen Tagen wieder auf erhöhte Werte an.
- Medikamentöse Bluthochdruckbehandlung ist eine Langzeit- oder Dauerbehandlung. Häufig müssen die Medikamente ein Leben lang eingenommen werden.
- Wenn verordnete Medikamente Nebenwirkungen zeigen wie z. B. Kopfschmerzen, Schwindel, Müdigkeit oder Nachlassen von Sexualfunktionen, setzen Sie nicht ohne Absprache mit Ihrem Hausarzt die Medikamente ab. Nur wenn Ihr Arzt von den Nebenwirkungen weiß, kann er Ihnen helfen, z. B. durch die Verordnung eines anderen Präparates. Erzählen Sie Ihrem Arzt von den Nebenwirkungen.

Wann zum Arzt

- Wenn Sie Beschwerden haben, die auf einen Bluthochdruck hinweisen können.
- Wenn Sie in der Brust Schmerzen haben, unter Atemnot leiden oder abends Ihre Knöchel anschwellen.
- Wenn zufällig bei einer anderen Untersuchung ein Bluthochdruck festgestellt wird.
- Bitten Sie Ihren Arzt um eine Blutdruckmessung, wenn Sie ihn aus einem anderen Grund aufsuchen.

Blutniederdruck

Niedriger Blutdruck, Kreislaufbeschwerden, Hypotonie

Was ist das

- Abfall des normalen Blutdrucks von 120/80 mm/Hg auf erheblich niedrigere Werte.
- Ist Ausdruck einer Störung der Blutdruckregulation oder einer Blutverteilungsstörung.

- Häufige Anzeichen sind:
  - Schwindel und Schwarzwerden vor den Augen,
  - Herzklopfen und schneller Puls,
  - Blässe im Gesicht, oft mit Schweißausbruch,
  - Schlaflosigkeit, Mattigkeit, Abgeschlagenheit,
  - Leistungsabfall und Unlustgefühle.
- Kann verursacht sein durch:
  - Salzmangel, Fehlernährung;
  - Herzkrankheiten oder Krankheiten des Nervensystems;
  - Flüssigkeitsmangel, starken Blutverlust;
  - Schreck, Angst, Ekel, Schock;
  - Medikamente, z. B. gegen Bluthochdruck.
- Tritt bei längerem Stehen, z. B. in der Kirche oder bei Versammlungen, bei plötzlichem Lagewechsel wie bücken oder nach oben schauen.
- Eine Anzahl von Personen hat *immer* einen niedrigen Blutdruck und hat *deswegen keine Beschwerden.*

Was selbst tun

- Klären Sie unbedingt die Ursache, wenn Ihre Kreislaufbeschwerden zum ersten Mal auftreten.
- Beugen Sie dem Blutniederdruck vor, wenn Sie die Ursache kennen.
- Häufig hilft regelmäßige körperliche Aktivität.
- Ist der Blutdruck morgens erniedrigt, können Bewegungsübungen und Gymnastik die Beschwerden bessern.
- Bürsten Sie morgens nach dem Aufstehen mit einem Massagehandschuh zuerst Arme und Beine, dann auch den Körper. Das trainiert die Blutgefäße in der Haut und im Unterhautfettgewebe.
- Wenn Sie nachts aufstehen müssen, dann tun Sie das langsam. Ihr Kreislauf braucht Zeit, um sich auf einen Lagewechsel einzustellen. Dies gilt vor allem bei Erkältungskrankheiten.

Wann zum Arzt

- Wenn diese Maßnahmen nicht helfen.
- Wenn Sie zum ersten Mal einen Kollaps haben.
- Wenn die Ursache Ihrer Kreislaufschwäche oder Ihres Blutniederdruckes nicht geklärt ist.

Schlaganfall
Apoplexie

Was ist das

- Ein Krankheitsbild, hervorgerufen durch den Verschluß einer Hirnarterie. Beginnt manchmal mit einer einseitigen Lähmung des Armes, häufig auch mit dem plötzlichen, ausgeprägten Bild des Schlaganfalls.
- Je nach Ausdehnung der Hirnschädigung oft mit Halbseitenlähmung der Körpergegenseite (eine Schädigung z. B. der linken Hirnseite bedingt eine Lähmung auf der rechten Körperseite) mit der Unfähigkeit zu sprechen. In schweren Fällen Bewußtlosigkeit.
- Durch einen Schlaganfall kann auch die Schluckfähigkeit aufgehoben sein.
- Wenn durch einen Hirnarterienverschluß lebenswichtige Zentren betroffen sind, ist der Verlauf oft tödlich.
- Ursachen des Gefäßverschlusses können sein
  - ein Thrombus (Blutgerinnsel),
  - eine Embolie (Einspülen eines Thrombus aus einer anderen Körperregion),
  - Gefäßwandveränderungen.
- Schlaganfall tritt häufiger auf bei
  - älteren Personen,
  - sehr hohem Blutdruck,
  - starken Zigarettenrauchern,
  - schlecht eingestellten Zuckerkranken,
  - Herzerkrankungen mit Herzrhythmusstörungen.
- Ein Teil der Schlaganfälle bildet sich mit geringen Folgen oder ohne Folgen zurück, während bei einem etwa gleich großen Teil eine Halbseitenlähmung, oft auch mit Gefühlsstörungen, zurückbleiben kann.
- Patienten mit schweren Erkrankungsbildern nach Schlaganfall sterben meist innerhalb weniger Wochen.
- Patienten bedürfen intensiver Pflege, wenn sie
  - nicht in der Lage sind zu sprechen,
  - Harnblase und Darm nicht kontrollieren können,
  - halbseitig gelähmt sind.
- Ein Schlaganfall kann oft durch Vorbeugen verhütet werden. Ist er einmal aufgetreten, kann er durch Medikamente weder gelindert noch geheilt werden.

Was selbst tun

Vorbeugen

- Rauchen aufgeben. Rauchen schädigt und verengt die Hirnarterien.
- Übergewicht reduzieren.
- Blutdruck regelmäßig kontrollieren lassen.
- Bei hohem Blutdruck verordnete Medikamente regelmäßig einnehmen: zu hoher Blutdruck läßt sich nicht heilen, sondern muß meist lebenslang behandelt werden.
- Bei Zuckerkrankheit Diät einhalten und verordnete Medikamente oder Insulin-Injektionen nach Anweisung anwenden. Blutzuckerkontrollen durchführen.
- Frauen über 35 Jahre sollten *keine Anti-Baby-Pillen* zur Schwangerschaftsverhütung nehmen. Künstlich zugeführte Hormone können die Entstehung eines Schlaganfalls begünstigen.

Beim Auftreten eines Schlaganfalls

- Den Patienten hinlegen und den Arzt rufen.
- Wenn der Patient bewußtlos ist, auf eine Seite legen, so daß Erbrochenes nicht verschluckt wird.
- Krankenhauseinweisung kann notwendig sein, um lebenswichtige Funktionen aufrechtzuerhalten und abzuwarten, ob eine Besserung eintritt.
- Die Grundleiden, die zu einem Schlaganfall führen, können durch den Hausarzt behandelt werden.

Nach einem Schlaganfall

- Die völlige oder teilweise Wiederherstellung, vor allem in den ersten Wochen, ist nur durch aktive Beteiligung des Kranken möglich. Dies setzt harte Arbeit und ausgeprägten eigenen Willen voraus.
- Die Unterstützung des Überlebenswillens beim Kranken ist besonders wichtig.
- Das normale Leben sollte trotz einer Behinderung so weit wie möglich fortgesetzt werden.
- Der Patient braucht von seiner Umgebung, vor allem aber von seinen Verwandten und seiner Familie, alle Hilfe, Unterstützung und Ermutigung, die nur möglich ist.

- Krankengymnastik, physikalische Therapie z. B. mit Wasser, Wärme und Massagen sowie Sprachübungen helfen und müssen kontinuierlich fortgesetzt werden.
- Wenn Dauerschäden bleiben, kann die häusliche Pflege beinhalten:
  - Essen auf Rädern,
  - Haushaltshilfe bzw. Hauspflege,
  - Anpassung der Wohnung an die bestehende Behinderung,
  - wiederholter Aufenthalt in einer Rehabilitationsklinik,
  - Unterstützung durch eine Gemeindeschwester oder eine Sozialstation.
- Die Organisation von Umweltkontakten, das Verständnis bei Sprach- und Wortfindungsstörungen, immer wieder Ermutigung zu eigener Aktivität und zum selbständigen Durchführen täglicher Verrichtungen und Grundbedürfnisse sind wichtige Aufgaben für das Umfeld des Kranken.
- Gehhilfen wie Gehgestelle sollten, wenn nötig, organisiert werden.

Wann zum Arzt

- Beim plötzlichen Auftreten sehr starker Kopfschmerzen.
- Auch wenn nur kurzzeitige Störungen mit Taubheit, Sprachverlust, Schwäche eines Armes oder Beines auftreten, auch wenn sie sich wieder zurückbilden. Sie können Anzeichen für einen bevorstehenden Schlaganfall sein.
- Wenn plötzlich Verwirrtheit, Bewußtlosigkeit oder Lähmung auftritt.

Thrombose

Was ist das

- Thrombose bezeichnet einen Zustand, bei dem sich ein Blutgerinnsel (Thrombus) in einem Blutgefäß gebildet hat.
- Thrombose kann in Arterien oder Venen auftreten.
  - Arterielle Thrombosen sind häufig an Herzkranzgefäßen (Herzinfarkt) und an Gehirnarterien (Schlaganfall).
  - Venöse Thrombosen sind am häufigsten in Hämorrhoiden (siehe weiße Seite 81), in den Beinvenen und bei Krampfadern.
- Ursache von Thrombosen ist eine Verhärtung und Rauhigkeit der Blutgefäßinnenhaut (Arteriosklerose) oder eine Verletzung durch Spritze, Infusion oder Operation. An den Rauhigkeiten oder Wandverletzungen haften Blutplättchen (Thrombozyten) sowie rote und weiße Blutkörperchen, wodurch sich durch Gerinnung langsam ein Thrombus aufbaut.
- Begünstigt wird die Entstehung eines Thrombus durch Herabsetzung der Blutströmungsgeschwindigkeit besonders in den Beinen bei Bettruhe, nach Operationen oder nach Entbindungen.
- Oft erst erkennbar an den Folgen daraus, daß ein Thrombus ein wichtiges Gefäß verlegt hat, so z. B. bei Herzinfarkt oder Schlaganfall.
- In den Venen wird die Thrombose vom Körper mit einer Entzündung beantwortet: Venenentzündung, Thrombophlebitis (siehe weiße Seite 201).
- Bei einer Thrombose in einer tiefer gelegenen Beinvene findet sich unterhalb des Venenverschlusses ein Spannungsgefühl und eine Anschwellung des Gewebes.
- Gefürchtet ist eine Lungenembolie, bei der sich ein Thrombus löst, in die Lungen gelangt und dort die Blutzirkulation gefährlich beeinträchtigen kann.
- Thrombose tritt häufiger auf bei Rauchern, fettreicher Nahrung und Einnahme von Anti-Baby-Pillen.

Was selbst tun

- Verhütung ist besser als Behandlung:
  - Rauchen aufgeben.
  - Übergewicht reduzieren.
  - Tierische Fette wie Schlagsahne, Butter, Schweinefleisch und Eier reduzieren.
- Nach Operationen bald aufstehen und Beine schon im Bett häufig bewegen, damit die Blutzirkulation aufrechterhalten bleibt und der Entstehung von Blutgerinnseln entgegenwirkt.

Wann zum Arzt

- Immer, wenn Sie den Verdacht auf eine Thrombose haben, so bei
  - Schmerzen im Brustkorb,
  - Schwäche oder Gefühllosigkeit in Armen oder Beinen,
  - Sehstörungen,
  - Kältegefühl und Schmerzen in den Beinen.
- Immer, wenn ein Bein aus unerklärlichen Gründen anschwillt und schmerzt.
- Ihr Arzt muß entscheiden, ob eine Arzneimittelbehandlung mit Antikoagulantien oder ob eine Operation erforderlich ist.

Periphere arterielle Durchblutungsstörungen
»Schaufensterkrankheit«; Claudicatio intermittens

Was ist das

- Eine Verengung der *Beinarterien* durch Ablagerungen in der Gefäßinnenwand.
- Die Ursachen können unterschiedlich sein, so z. B.:
  - langes und starkes Rauchen,
  - Zuckerkrankheit,
  - Bluthochdruck,
  - hohe Blutfettwerte,
  - Übergewicht,
  - Blutarmut,
  - Veranlagung in bestimmten Familien.
- Bei unzureichender arterieller Blutversorgung der Beine ist die Haut kalt und weiß, seltener auch bläulich.

- In den Beinmuskeln, vor allem in der Wadenmuskulatur, treten oft schon nach kurzen Gehstrecken krampfartige Schmerzen auf. Die Patienten können häufig nur einige 100 Meter gehen und müssen dann unter Schmerzen stehenbleiben. Dies erweckt für Unbeteiligte den Eindruck, als wenn sie sich ein Schaufenster ansehen: »Schaufensterkrankheit«. Nach einigen Minuten klingen die Schmerzen ab, und der Weg kann fortgesetzt werden, bis die Schmerzen wiederum auftreten und zum Stehenbleiben zwingen: intermittierendes Hinken, Hinken mit Unterbrechungen.
- Schmerzen durch arterielle Durchblutungsstörungen können auch nachts im Bett auftreten. Die Schmerzen können dadurch gelindert werden, daß Sie die Beine aus dem Bett heraushängen lassen.
- Leichte Hautverletzungen heilen schlecht und entzünden sich leicht.
- Bei regelmäßigem körperlichen Training können sich andere kleine Arterien erweitern und so das Versorgungsgebiet der verengten Arterien verbessern.
- Wird eine arterielle Durchblutungsstörung nicht erkannt und behandelt, kann z. B. das Gewebe der Zehen absterben und unter Schwarzfärbung schrumpfen. Das abgestorbene Gewebestück wird als Nekrose bezeichnet. Dringen Bakterien in ein schlecht durchblutetes Gewebe ein, dann entsteht eine feuchte, nässende und oft übelriechende Wunde: man spricht von Gangrän.

Was selbst tun

Vorbeugen

- Zigarettenrauchen unbedingt einstellen.
- Regelmäßige körperliche Betätigung. Körperliche Aktivität ist das beste Mittel zur Durchblutungsförderung.
- Risikofaktoren abbauen und behandeln.

Bei Durchblutungsstörungen

- Regelmäßig Bewegungsübungen und Krankengymnastik. Ihr Arzt oder eine Krankengymnastin leiten Sie dabei an. Der Erfolg hängt jedoch davon ab, daß Sie die Übungen über lange Zeit hinweg durchführen.
- Hautverletzungen desinfizieren und durch Sauberkeit Infektionen vermeiden.

Wann zum Arzt

- Wenn Sie wiederholt in einem Bein Ziehen, Kältegefühl, oder nachts Schmerzen oder Krämpfe feststellen.
- Wenn nach einer Gehstrecke Schmerzen im Bein auftreten und diese beim Stehenbleiben nachlassen.
- Wenn sich ein Hautgebiet am Unterschenkel oder Fuß verfärbt oder ein Geschwür entsteht.
- Ihr Arzt kann mit seinen Untersuchungen die Diagnose einer arteriellen Durchblutungsstörung sichern.
- Medikamentöse Behandlung, Bewegungsübungen und notfalls der plastische Ersatz eines verengten Gefäßstückes können die Krankheit bessern.

Venenentzündung, Venenentzündung mit Thrombenbildung
Phlebitis; Thrombophlebitis

Was ist das

- Venenentzündungen sind schmerzhafte, druckempfindliche, verhärtete und an der Oberfläche gerötete Veränderungen einer Vene.
- Man unterscheidet oberflächliche und tiefe Venenentzündungen.
- Venenentzündungen können entstehen
  - nach Injektionen: Spritzen in die Vene,
  - nach Infusionen: Tropflösung in eine Vene,
  - von selbst (spontan).

  Venenentzündungen treten am ehesten nach Operationen, nach Entbindungen und bei chronisch Kranken mit langer Bettlägerigkeit auf.
- Bei einer Venenentzündung mit Thrombenbildung (Thrombophlebitis) entzündet sich die Vene als Antwort auf den vollständigen oder teilweisen Verschluß durch einen Thrombus.
- Eine Venenentzündung ist am häufigsten in den Krampfadern der Beine.

Anzeichen einer Venenentzündung

- Meist findet sich am Ober- oder Unterschenkel ein gerötetes, verhärtetes, druckempfindliches und gegenüber der Umgebung erwärmtes schmerzendes Gewebegebiet.
- Diese Zeichen einer oberflächlichen Venenentzündung fehlen meist bei einer *tiefen Venenentzündung.* Der Patient klagt dann über Schmerzen und Spannungsgefühl. Meist schwellen auch der entsprechende Fuß und die Knöchelgegend an. Bei Abtasten der Wade findet sich ein engumschriebenes druckempfindliches Gebiet.

Was selbst tun

Vorbeugen

- Bei Krampfadern vor Operationen und Entbindungen Kompressionsstrümpfe tragen.
- Beine häufig hochlagern und Kompressionsstrümpfe tragen.
- Nach Operationen und Entbindungen möglichst bald aufstehen, umhergehen und körperliche Bewegung.
- Langes Stehen ohne Bewegung meiden.
- Krampfadern frühzeitig behandeln lassen.
- Durchblutungsfördernde Arzneimittel zur Anwendung auf der Haut (siehe gelbe Seite 288).

Bei Venenentzündung

- Unbedingt ärztliche Behandlung, damit Medikamente verordnet und Komplikationen vermieden werden können.
- Keineswegs Gebiet um eine Venenentzündung massieren, da sich hierdurch ein Thrombus lösen und eine gefährliche Lungenembolie entstehen kann (siehe weiße Seite 198).

Wann zum Arzt

- Bei jedem Verdacht auf eine Venenentzündung.
- Bei unklarer Schwellung eines Armes oder Beines.
- Bei Ausbreitung einer bereits bestehenden Entzündung.
- Bei Venenschmerzen, wenn Sie die Anti-Baby-Pille nehmen.
- Ihr Arzt verordnet Ihnen Medikamente zur Einnahme, gibt Ihnen Injektionen zur Entzündungshemmung oder Präparate, welche die Gerinnungsfähigkeit des Blutes herabsetzen.

Stoffwechselstörungen

Erkrankungen der Schilddrüse

Kropf
Struma

Was ist das

- Landschaftlich gehäuft auftretende Vergrößerung der Schilddrüse durch herabgesetzte Schilddrüsenhormonproduktion, ohne daß die Funktion der Schilddrüse herabgesetzt sein muß.
- Der Kropf ist die häufigste Form der Schilddrüsenvergrößerung vor allem zu Beginn der Pubertät, in der Schwangerschaft und beim Aufhören der Regelblutungen in den Wechseljahren (Menopause).
- Der Kropf wird in der Entstehung begünstigt durch
  - einseitige Ernährung,
  - Jodmangel,
  - bestimmte Medikamente wie Aminosalicylsäure, Sulfonylharnstoffe, Lithium und Jod in hohen Dosen.
- Unmittelbare Ursache von Kropfbildung ist die vermehrte Ausschüttung von Schilddrüsen-Wachstumshormon (TSH) in der Hirnanhangdrüse (Hypophyse).
- Anfangs oft Auftreten von Druckgefühl im Hals (»Es drückt mir die Luft ab; ich kann nicht mehr richtig durchatmen«). Das Gefühl tritt unterhalb des Kehlkopfes auf.
- Beim Betrachten vor dem Spiegel im schräg auffallenden Licht bemerkt man bei Kropf ein mit dem Schlukken einhergehendes Aufwärts- und Abwärtsbewegen einer ein- oder beidseitigen Schwellung unterhalb des Kehlkopfes.

  Der Kehlkopf ist bei Männern wegen der starken Ausbildung des Kehlkopfes leichter zu erkennen als bei Frauen.

- Man unterscheidet:
  - eine gleichmäßige Vergrößerung der Schilddrüse: Struma diffusa,
  - eine knotige Vergrößerung der Schilddrüse: Knotenkropf, Struma nodosa.

Was selbst tun

- Verordnete Medikamente regelmäßig einnehmen.
- Bei jedem neu aufgetretenen Kropf ärztliche Untersuchung durchführen lassen.
- Veränderungen im Schilddrüsenbereich beobachten.
- Bei normaler Schilddrüsenfunktion in Jodmangelgebieten Jodsalz verwenden.
- Regelmäßige Kontrolluntersuchung nach Anweisung des Arztes durchführen lassen.

Wann zum Arzt

- Bei jeder neu aufgetretenen Kropfbildung. Oft ist Halsdruck vor allem bei Aufregung und Anstrengung ein erster Hinweis.
- Wenn der Kropf wächst: der Halsumfang nimmt zu, die Bluse, das Hemd oder die Krawatte werden zu eng.
- Bei bekanntem Kropf und Eintreten einer Schwangerschaft.
- Bei Einnahme von Schilddrüsenmedikamenten zur regelmäßigen Stoffwechselkontrolle und eventuellen Korrektur der Medikamenteneinnahme.
- Auch nach einer Kropfoperation mit einer teilweisen operativen Entfernung des Schilddrüsengewebes ist die *Dauereinnahme* von Schilddrüsenhormon notwendig, um die Neubildung eines Kropfes zu verhindern.

Schilddrüsenüberfunktion
Hyperthyreose; Thyreotoxikose; Basedowsche Krankheit

Was ist das

- Überschuß des im Blut kreisenden Schilddrüsenhormons, verursacht durch Überproduktion des Schilddrüsenhormons Thyroxin oder durch Überdosierung von Thyroxin als Medikament.
- Man findet meist mehrere der folgenden Anzeichen:
  - Auffällige Aktivität und Gefühl der Unruhe im Körper.
  - Reizbarkeit und Unausgeglichenheit.
  - Zittrigkeit (Tremor) der Hände, besonders aber der Finger: bei vorgestreckten Händen mit gespreizten Fingern können diese nicht ruhig gehalten werden, sondern zittern unwillkürlich.
  - Hitzewallungen mit Schweißausbrüchen, vor allem in den Handflächen.
  - Schneller Puls mit Herzklopfen.
  - Erhöhte Körpertemperatur.
  - Gesteigerter Appetit ohne Gewichtszunahme.
  - Gewichtsabnahme.
  - Hervorstehende Augen (Exophthalmus).
  - Muskelschwäche.
  - Durchfälle.
- Häufig besteht bei Schilddrüsen*über*funktion gleichzeitig ein Kropf.

Was selbst tun

- Bei bestehendem Kropf auf die zuvor genannten Körperveränderungen oder Körperempfindungen achten.
- Bei Behandlung einer Schilddrüsenüberfunktion mit Medikamenten regelmäßige Hormonkontrollen im Blut durchführen lassen. Schilddrüsenüberfunktion kann bei Überdosierung von Medikamenten in Schilddrüsenunterfunktion übergehen.
- Verordnete Medikamente regelmäßig einnehmen.

Wann zum Arzt

- Beim Verdacht auf eine Schilddrüsenüberfunktion, vor allem bei bestehendem Kropf.
- Die *Behandlung* kann auf drei Wegen erfolgen:
  1. Mit *Medikamenten:* Schilddrüsenhormon (Thyroxin) findet Verwendung zur Therapie der Schilddrüsenunterfunktion *und* der Schilddrüsenüberfunktion. Meist wird das Thyroxin bei Schilddrü-

senüberfunktion kombiniert mit Medikamenten, die den Einbau von Jod in den Eiweißanteil des Hormons verhindern.
2. Durch *Operation,* meist mit medikamentöser Vorbereitung: Bei der Operation wird ein Teil der Schilddrüse entfernt. Danach sind regelmäßige Hormonkontrollen über längere Zeit notwendig.
3. Durch *radioaktives Jod:* Die Behandlung mit radioaktivem Jod zerstört einen Teil der Schilddrüse und verringert damit die Produktion von Thyroxin. Bei Frauen Anwendung nur nach der Menopause.

Schilddrüsenunterfunktion
Hypothyreose, z.T. Myxödem

Was ist das

- Mangel an Schilddrüsenhormon. Die Schilddrüse produziert zwei Hormone, die in das Blut abgegeben werden und verschiedene Stoffwechselfunktionen regulieren.
- Schilddrüsen*unter*funktion kann auftreten nach vorausgegangener Behandlung einer Schilddrüsenüberfunktion mit Medikamenten, aber auch ohne feststellbare Ursache.
- Schilddrüsenunterfunktion geht selten mit Kropfbildung einher.
- Die Beschwerden können vielfältig sein. Hierzu gehören die folgenden Anzeichen, die jedoch selten insgesamt bei einem Patienten auftreten:
  - Herabsetzung aller Körperfunktionen mit dem Gefühl der Lustlosigkeit oder Schwäche.
  - Kältegefühl, oft mit herabgesetzter Körpertemperatur.
  - Herabgesetzter Appetit und trotzdem Gewichtszunahme.
  - Verstopfung.
  - Trockenheit der Haut und des Haares.
  - Haarausfall und Muskelschwäche.
  - Langsamer Puls.
  - Blutmangel.
  - evtl. Taubheit.

- Patienten mit Schilddrüsenunterfunktion haben oft ein ausdrucksloses Gesicht. Das Gesicht ist geschwollen, besonders um die Augen.

Was selbst tun

- Bei unerklärlichen Persönlichkeitsveränderungen an Schilddrüsenunterfunktion denken.
- Verordnete Medikamente regelmäßig einnehmen.
- Regelmäßig zu den vom Arzt angeordneten Kontrolluntersuchungen gehen.

Wann zum Arzt

- Immer, wenn der Verdacht auf eine Schilddrüsenunterfunktion besteht. Diese läßt sich durch regelmäßige Medikamenteneinnahme komplikationslos behandeln.
- Wenn mehrere der für eine Schilddrüsenunterfunktion genannten Anzeichen auftreten.

Gicht
Hyperurikämie

Was ist das

- Eine meist wiederkehrende schmerzhafte Entzündung kleiner Gelenke durch Ablagerung von Harnsäurekristallen in Gelenken und Sehnen und um Gelenke und Sehnen.
- Ursache ist ein erhöhter Harnsäurespiegel im Blut: normal bei Frauen bis 6 Milligramm, bei Männern bis 7 Milligramm Harnsäure in 100 Kubikzentimetern Blut.
- Harnsäure ist das Endabbauprodukt des Eiweißstoffwechsels und entsteht im Körper vor allem bei fleischreicher Kost, besonders aber beim Genuß von Innereien (Leber, Nieren).
- Am häufigsten wird das Großzehengrundgelenk befallen.
- Es erkranken überwiegend Männer.
- Gefährlicher als die Gelenkentzündungen sind als Folgewirkung Nierensteine und chronische Nierenschäden.

- Der *akute Gichtanfall* wird häufig durch überreichliche Mahlzeiten, durch Alkoholgenuß, Erschöpfungszustände oder Medikamente ausgelöst. Der Gelenkschmerz beginnt häufig nachts, ist pochend, drückend und quälend. Das entzündete Gelenk ist gespannt, heiß, gerötet und schmerzhaft.
- *Chronische Gicht* hat beschwerdefreie Intervalle, bedarf aber einer laufenden Behandlung.

Hinweise auf Erkrankung:

- Beim akuten Gichtanfall typische Veränderungen am Großzehengrundgelenk.
- Möglicherweise mehrmals auftretende Nierensteine.
- Bei chronischer Gicht wiederholt erhöhte Harnsäurewerte im Blut.

Was selbst tun

Bei erhöhten Bluthahrnsäurewerten

- Alkohol meiden.
- Schwere Mahlzeiten meiden.
- Übergewicht reduzieren.
- Viel trinken.
- Verordnete Medikamente zum Senken des Harnsäurespiegels regelmäßig einnehmen.

Beim akuten Gichtanfall

- Entzündungshemmende Präparate und Präparate zum Senken des Harnsäurespiegels nehmen.

Wann zum Arzt

- Bei Verdacht auf Gicht.
- Zu regelmäßigen Kontrolluntersuchungen, wenn erhöhte Harnsäurewerte festgestellt wurden und bei Dauerbehandlung mit harnsäuresenkenden Präparaten.

Zuckerkrankheit
Diabetes mellitus

Was ist das

- Störung des Kohlenhydratstoffwechsels mit erhöhten Blutzuckerwerten (normaler Blutzuckerwert nüchtern bis 100 mg% = 100 Milligramm Glukose, also Traubenzucker, in 100 Kubikzentimeter Blut).
- Bei jungen Menschen meist durch einen Mangel an Insulin bedingt, bei älteren Menschen meist durch die Unfähigkeit des Körpers, das im eigenen Körper hergestellte Insulin richtig zu verwerten.
  - Insulin wird in der Bauchspeicheldrüse (Pankreas) gebildet. Die Bauchspeicheldrüse liegt im Oberbauch hinter dem Magen quer vor der Wirbelsäule. Insulin senkt den Blutzuckerspiegel.
  - Bei Insulinmangel kann Traubenzucker im Körper nicht normal verwertet werden, so daß der Blutzuckerspiegel steigt. Ohne Behandlung sind Gefäßverkalkung und Krankheiten der Nerven die Folge. Krankhafte Gefäßveränderungen finden sich besonders am Augenhintergrund und an den Nieren.
- Diabetes tritt familiär gehäuft und relativ oft bei übergewichtigen Menschen auf.
- Bei allen Menschen tritt Blutzucker von einem unterschiedlich hohen Wert an (meist bei 180 mg%) auch im Urin auf. Glukose im Urin deutet immer auf Zuckerkrankheit hin. Da die Zuckerschwelle in der Niere jedoch unterschiedlich hoch sein kann, eignet sich zum Einstellen des Blutzuckers mit Insulin nur die Kontrolle im Blut, nicht aber im Urin.

Anzeichen einer Zuckerkrankheit

- Gewichtsverlust. Bei Insulinmangel gehen die geringen Zuckerreserven im Körper verloren. Statt Traubenzucker wird als Energiequelle Körperfett verwendet, wodurch der Patient an Gewicht verliert.
- Starker Durst. Der im Urin ausgeschiedene Zucker führt dazu, daß mehr Wasser ausgeschieden werden muß. Da der Patient übermäßig Wasser läßt, wird er durstig und sein Flüssigkeitsbedürfnis steigt.
- Häufige Anzeichen einer Zuckerkrankheit sind also
  - starkes Durstgefühl: Trinkmengen im deutschen Klima oft mehr als 3–4 Liter,
  - Gewichtsverlust.

- Häufig fällt auf, daß Wunden schlecht heilen, vermehrt Infektionen auftreten und Hautpilzerkrankungen, z. B. in der Leistengegend, häufig sind.
- Typisch ist ein auffallender Leistungsabfall trotz ausreichender Nahrungsaufnahme. Manchmal sind auch plötzlich nachlassende Sehschärfe oder Durchblutungsstörungen der Beine mit Geschwüren erste Anzeichen einer Zuckerkrankheit.

Was selbst tun

Vorbeugen

- Besonders bei familiärer Disposition zu Diabetes Übergewicht meiden bzw. abbauen.
- Aufhören zu rauchen.
- Regelmäßige, ausreichende körperliche Bewegung, möglichst an drei Tagen der Woche, z. B. Radfahren, Schwimmen, Tennisspielen, Waldlauf.
- Fünf kleine Mahlzeiten am Tag sind besser als drei große Mahlzeiten: Auf diese Weise wird über den Tag ein gleichmäßiger Blutzuckerspiegel ohne große Schwankungen gewährleistet.
- Leicht verdauliche Kohlenhydrate in der Nahrung meiden, also Rübenzucker, Süßspeisen, Süßigkeiten, Kuchen, Zucker im Kaffee oder Tee, Cola-Getränke. Auch Teigwaren sind nur beschränkt erlaubt. Vorzuziehen sind Nahrungsmittel aus ungeschältem Getreide und Vollkornnahrung, z. B. Vollkornbrot.
- Fettes Fleisch (tierische Fette) und ganz allgemein Fett reduzieren, besonders aber Eier, Schweinefleisch, Sahne und alle Streichfette. Margarine ist keineswegs besser oder gesünder als Butter.

Bei erhöhtem Blutzucker

- Bei familiärer Disposition ohne bereits bestehende Erkrankung regelmäßig den Urin mit Teststreifen auf Zucker prüfen. Wenn der Test auch nur einmal positiv ausfällt, regelmäßige Blutzuckerkontrollen durch den Hausarzt durchführen lassen. Bei Insulininjektionen selbst kontrollieren. Ihr Hausarzt berät Sie.
- Leicht erhöhte Blutzuckerwerte nüchtern müssen nicht immer Zuckerkrankheit bedeuten. Erst eine Zuckerbelastungsprobe gibt genaue Auskunft über Ihre Stoffwechsellage. Dabei wird der Blutzucker nüchtern bestimmt und anschließend eine Trauben-

zuckerlösung getrunken, z. B. 50 g Traubenzucker in einer Flüssigkeit gelöst. Anschließend werden nach 30, 90 und 120 Minuten nochmals die Blutzuckerwerte bestimmt. Der Test fällt normal aus (es besteht keine Zuckerkrankheit), wenn in den 2 Stunden kein Wert über 160 mg% gemessen wird und der letzte Wert nach 2 Stunden niedriger ausfällt als der erste Wert, der Nüchternwert.

- Zuckerkranke Menschen werden in zwei Gruppen eingeteilt:
  1. Zuckerkranke, die Insulin für ihre Behandlung brauchen (Typ I): jugendliche Zuckerkranke und ältere Menschen mit stark erhöhten Blutzuckerwerten.
  2. Nicht insulinpflichtige Zuckerkranke (Typ II), die mit Diät oder Tabletten gegen Zuckerkrankheit eine ausgeglichene Stoffwechsellage erreichen: meist ältere Menschen mit sogenanntem »Altersdiabetes«.
- Zuckerkranke, die Diät einhalten müssen, sollten auch ohne Beschwerden einmal im Vierteljahr ihren Blutzuckerwert bestimmen lassen, vor allem nach Feiertagen wie Ostern, Geburtstagen oder Weihnachten. Auch Patienten, die Tabletten gegen die Zuckerkrankheit einnehmen, müssen ihre Blutzuckerwerte kontrollieren lassen.
- Antidiabetische Medikamente verlieren häufig nach 12–15 Jahren ihre Wirksamkeit: der Blutzuckerspiegel steigt trotz regelmäßiger Tabletteneinnahme an. Auf Dauer kann der Blutzuckerspiegel auch bei Erhöhung der Einnahmemenge an Arzneimitteln nicht weiter gesenkt werden. Die Patienten müssen dann von Tabletten auf Insulininjektionen umgestellt werden. Insulin ist nur gespritzt wirksam. Insulin enthält Eiweiß und wird bei Einnahme als Tablette oder Tropfen durch Verdauungsfermente im Magen unwirksam.
- Zur Vermeidung von Diätfehlern oder falscher Nahrungszusammenstellung bei Zuckerkrankheit gibt es leicht verständliche Bücher und Hefte. Besorgen Sie sich in Ihrer Buchhandlung oder bei Ihrem Hausarzt (meist kostenlos) solches Informationsmaterial, das auch Tabellen über den Nährwert einzelner Nahrungsmittel und Austauschtabellen enthält: 1 Brotein-

heit (BE) entspricht wieviel Gramm Kartoffeln, wieviel Gramm Äpfel, Rotkohl, Fleisch, usw.

- Zuckerkrankheit läßt sich behandeln, aber nicht heilen. Lernen Sie, daß Sie deswegen Ihr Leben lang ärztlich betreut werden müssen, und daß Ihr Blutzucker immer wieder zu kontrollieren ist. Mit Ihrem Hausarzt oder in Diabetiker-Selbsthilfegruppen können Sie viele Alltagsprobleme besprechen, z. B. Ihr Verhalten bei Auslandsreisen. Junge Diabetiker können Fragen des Kinderwunsches erörtern.
- Jeder Zuckerkranke, vor allem jüngere Zuckerkranke, sollten in den Ausweispapieren einen Zuckerpaß mit sich führen. Ihnen kann dann im Falle eines Zuckerschocks oder eines Komas schnell geholfen werden.
- Jeder Diabetiker sollte Traubenzucker bei sich führen, den er bei Anzeichen von Zuckerschock auflöst und trinkt.
- Lernen Sie Ihren Blutzucker durch Teststäbchen mit einem Tropfen Blut selbst bestimmen. Ergeben sich dabei höhere Zuckerwerte, müssen diese wegen Ungenauigkeit vom Arzt mit empfindlichen Methoden kontrolliert werden.

Wann zum Arzt

- Bei jedem *Verdacht auf Diabetes,* um die Diagnose zu sichern, den Schweregrad festzustellen und die notwendige Therapie festzulegen: Diät, blutzuckersenkende Tabletten oder Insulin. Angaben, ob viel Durst, unklarer Gewichtsverlust, Leistungsabfall, schlecht heilende Wunden oder Sehverschlechterung, geben dem Arzt wichtige Hinweise auf die Diagnose.
- *Alle jugendliche Diabetiker,* da sie Insulin brauchen. Besonders jugendliche Zuckerkranke sehen die notwendigen Kontrollen und Korrekturen ihrer Behandlung oft nicht ein, da erhöhter Blutzucker nicht unbedingt Beschwerden bereitet und nie schmerzt. Vorzeitige Gewebeschäden durch hohen Blutzucker (Gefäßverkalkung) sind jedoch nicht mehr zu beheben: Geschwürbildungen an den Füßen heilen schlecht, Verschlechterung des Sehens und Nierenschäden können nicht behoben werden. Deswegen regelmäßige Kontrollen, um vorzeitige Schäden zu vermeiden.
- Alle Patienten mit *stark schwankenden Blutzuckerwerten* bei korrekter Diät und regelmäßigem Medikamentengebrauch.

- *Zuckerschock* (hypoglykämischer Schock, Unterzuckerung). Kann die Folge sein von
  - zuviel gespritztem Insulin,
  - unzureichender Nahrungszufuhr,
  - starkem Energieverbrauch: Zucker wird dabei im Körper verbrannt,
  - übermäßiger körperlicher Aktivität,
  - anderen medikamentösen oder hormonellen Faktoren.
- *Anzeichen von Zuckerschock* sind Schwäche, feuchte und blasse Haut, vermehrter Speichelfluß.
- Jeder Zuckerkranke, der Tabletten einnimmt oder Insulin spritzt, sollte im Notfall den Blutzucker mit Schnelltest-Stäbchen selbst bestimmen können. Ihr Hausarzt zeigt Ihnen, wie das geschieht.
- Bei Zuckerschock oder zunehmender Benommenheit vom Patienten selbst Blutzucker mit Schnell-Teststäbchen bestimmen lassen. Der Patient soll mit Traubenzucker gesüßten Tee in kleinen Schlucken trinken, Bonbons oder Süßigkeiten essen und den Hausarzt rufen.
- Ein Diabetiker ist immer auf das Verständnis seiner Mitmenschen bzw. Partner angewiesen.
- Ältere Diabetiker neigen häufiger als jugendliche zur *Überzuckerung* (Koma, Hyperglämie).
  - Anzeichen von Überzuckerung (Zuckerkoma) sind trockene und rote Haut, Fieber, ausgeprägter Durst, beschleunigte Atmung, Azetongeruch in der Ausatmungsluft sowie schwacher und schneller Puls.
  - Bei Verdacht auf Zuckerkoma *immer* den Arzt rufen bzw. den Patienten ins Krankenhaus einliefern, da Zuckerkoma ein lebensbedrohlicher Zustand ist.
- Alle *Schwangeren,* die Diabetiker sind, gleichgültig, ob sie nur Diät einhalten oder Medikamente brauchen. Die normale Entwicklung des Kindes ist überwiegend von einem gut eingestellten Blutzucker abhängig.
- Alle *insulinpflichtigen* Patienten, damit Ihnen der Umgang mit Insulin, mit Spritzen und Kanülen gezeigt wird und sie in die Injektionstechnik eingeführt werden können. Beim Einstellen auf Insulin ist besonders in den ersten Wochen eine genaue und häufige Blutzuckerbestimmung erforderlich.

Infektionen und Parasiten

Fieber

Was ist das

- Erhöhte Körpertemperatur
  - über 37,8 °C im Mund oder in der Achselhöhle
  - über 38,2 °C im Enddarm (rektal).
- Fieber selbst ist keine Krankheit, sondern nur Anzeichen (Symptom) einer Krankheit.
- Fieber ist eine *normale Abwehrreaktion* des Körpers auf eine *Infektion* mit Bakterien oder Viren oder auf ein Eindringen von Allergenen (allergieauslösende Substanzen).
- Fieber hilft dem Körper, eine Infektion zu bekämpfen. Durch das Ansteigen der Körpertemperatur können Bakterien und Viren leichter abgetötet werden. Da Fieber also eine normale Körperreaktion ist, muß es nur bei möglichen Nebenwirkungen und sehr hohem Fieber bekämpft (behandelt) werden.
- Fieber tritt oft auf in Verbindung mit
  - Kopfschmerzen,
  - Gliederschmerzen,
  - anfangs Kältegefühl,
  - später Schüttelfrost und Hitzegefühl.
- Meist tritt Fieber mit Erkältung, Ohrenschmerzen, Erbrechen und Durchfall auf, obwohl gelegentlich Fieber einziges Anzeichen dafür ist, daß eine Abwehrreaktion im Körper abläuft.
- Kinder reagieren im allgemeinen heftiger und haben leicht höheres Fieber.
- Fieber wird behandlungsbedürftig ab 39,5 bis 40 °C:
  - Bei Kindern treten dann Unruhe und gelegentlich auch Fieberkrämpfe auf.
  - Bei Erwachsenen können Kollapsneigung besonders bei raschem Aufrichten und Aufstehen sowie Herzbeschwerden mit schnellem Puls unangenehm sein.

- Fieber kann *auch Ausdruck nichtinfektiöser Krankheiten* sein, z. B.:
  - Schilddrüsenüberfunktion,
  - Wassermangel bei Kindern,
  - ausgedehnte Hautkrankheiten,
  - Venenentzündungen,
  - rheumatisches Fieber.

Was selbst tun

- Ausreichend Flüssigkeit trinken, um die Flüssigkeit zu ersetzen, die durch das Schwitzen verlorengegangen ist: Unter Umständen mehrere Liter am Tag!
- Kinder dadurch kühl halten, daß sie nackt in ein Laken eingewickelt und *nicht* zusätzlich zugedeckt werden. Ein Ventilator kann zusätzlich für Frischluft sorgen.
- Bei Fieber über 39 °C Wadenwickel:
  - Unter beide Unterschenkel dickes Frotteehandtuch legen, damit das Bett nicht naß wird.
  - Dann zwei Leinenabtrockentücher in kühles Wasser tauchen und auswringen.
  - Je eins der Tücher vom Knie bis zum Knöchel um die Unterschenkel wickeln.
  - Wickel alle 20 Minuten erneuern.
  - Durch Verdunstung des Wassers strahlt Wärme ab: deswegen Beine nicht zudecken.
- Eventuell alle 4–5 Stunden ein Schmerzmittel nehmen, um allgemeine Beschwerden wie Gliederschmerzen und Kopfschmerzen zu lindern (siehe gelbe Seite 266). Schmerzmittel können die Temperatur senken, behandeln aber nicht die Ursache der Krankheit.

Wann zum Arzt

- Wegen Fieber allein ist ärztliche Hilfe nicht unbedingt erforderlich, es sei denn:
  - Fieber tritt im Säuglingsalter, also bis zum Alter von 12 Monaten, oder bei alten Menschen (über 70 Jahre) auf.
  - Ein Kind neigt zu Fieberkrämpfen.
  - Fieber über 40 °C.
  - Fieber dauert länger als 3 Tage.
  - Fieberzustände wiederholen sich in wenigen Tagen.

- Wenn andere Erscheinungen zusätzlich zu dem Fieber bestehen, wie z. B. Schmerzen
  - im Brustraum,
  - im Bauch,
  - im Unterleib,
  - beim Wasserlassen.
- Klärung solcher Beschwerden durch den Arzt ist unbedingt erforderlich.
- Es schadet einem Kind nicht, wenn es mit dem Auto in die Praxis des Arztes gebracht wird. Teilen Sie dem Arzt den genauen Zeitpunkt und die Höhe der zuletzt gemessenen Temperatur mit.

Geschwollene Lymphknoten
Geschwollene Drüsen

Was ist das

- Lymphknoten finden sich überall im Körper, auch unter der Haut. Sie sind Teil des Abwehrsystems gegen Infektionen: Sie bilden Blutzellen (Lymphozyten), die Krankheitserreger zerstören können.
- Bei einer *Infektion* werden Lymphknoten in ihrem Zuflußgebiet (z. B. bei »Blutvergiftungen«) aktiver, größer, schwellen an. Sie sind dann z. B. am Nacken, am Unterkiefer oder am Hals zu tasten.
- Bei Drüsenfieber können geschwollene Lymphknoten am ganzen Körper getastet werden, so in Achselhöhlen und Leisten.
- Nach Abklingen der Infektion bilden sich die Lymphknoten in 1–2 Wochen zu ihrer normalen Größe zurück.
- In seltenen Fällen treten geschwollene Lymphknoten am ganzen Körper auf, z. B. bei Leukämie, oder sind auch in der Nähe einer Krebsgeschwulst zu tasten.

Wann zum Arzt

- Wenn Lymphknoten ohne erkennbaren Grund geschwollen sind, z. B. ohne daß eine Erkältung besteht, die zur Schwellung von Lymphknoten führen kann.
- Wenn Drüsen nach Hautverletzungen durch Infektion anschwellen (»Blutvergiftung«): Von der Verletzung führt ein roter Streifen in Richtung zum geschwollenen Lymphknoten.
- Wenn Lymphknoten länger als 2 Wochen geschwollen bleiben.

Grippaler Infekt

Erkältung, Katarrh

Was ist das

- Verstärkte Absonderung von Flüssigkeit oder Schleim gereizter Schleimhäute aus Nase, Nasennebenhöhlen oder Luftröhre.
- Normalerweise durch Viren verursacht: dauert dann 8–10 Tage.
- Kann bei Verstopfung der Nase nach einigen Tagen auch zu gelben und grünen Absonderungen beim Husten und Niesen mit Kurzatmigkeit führen.
- Selten mit hohem Fieber.
- Oft schwer zu unterscheiden von Überempfindlichkeitsreaktionen gegen
  - Staub,
  - Pollen,
  - Rauch,
  - verdampfende Chemikalien,
  - Tabakrauch.
- Überempfindlichkeitsreaktionen treten saisonbedingt oder jährlich zu bestimmten Zeiten immer wieder auf (siehe weiße Seite 121: Allergien und weiße Seite 34: Heuschnupfen). Sie sind oft verbunden mit Bindehautentzündung der Augen oder asthmatischen Beschwerden.

Was selbst tun

- Warmhalten.
- *Ausreichend trinken,* damit sich zäher Schleim lösen kann.
- Medikamente können im allgemeinen nicht die Ursache beseitigen, z. B. Viren abtöten. Sie können aber lästige Beschwerden lindern.
- Kurzfristig Arzneimittel gegen Schnupfen (siehe gelbe Seite 253) zum Beispiel vor Gesprächen und vor dem Schlafen.
- Arzneimittel gegen Husten (siehe gelbe Seite 249).
- Arzneimittel bei Fieber oder Gliederschmerzen (siehe gelbe Seite 266).
- Grippemittel (siehe gelbe Seite 257) enthalten im allgemeinen mehrere Wirkstoffe. Sie können dann sinnvoll sein, wenn gleichzeitig Husten, Schnupfen, Fieber und/oder Schmerzen auftreten.

Wann zum Arzt

- Bei hohem Fieber oder bei Atemnot.
- Wenn gelbe oder grüne Absonderungen im ausgehusteten Schleim auftreten.
- Wenn die Erkältungssymptome nach einer Woche nicht abgeklungen sind.
- Wenn andere Beschwerden zusätzlich auftreten wie Ohrenschmerzen, Kopfdruck, Kreislaufstörungen (Schwindel).

Influenza

Echte Grippe; Virusgrippe

Was ist das

- Akute Virusinfektion, die im Vergleich zum grippalen Infekt oft weitaus stärkere Beschwerden verursacht.
- Anzeichen sind vor allem:
  - Fieber,
  - Schnupfen,
  - Husten,
  - Kopfweh,
  - Unwohlsein,
  - entzündete Schleimhäute der Luftwege.

- Oft plötzlicher Beginn mit
  - ausgesprochenem Krankheitsgefühl,
  - Abgeschlagenheit,
  - Schmerzen in Kopf, Rücken und Gliedmaßen,
  - auch Übelkeit, Erbrechen und Durchfällen.
- Nach 2–3 Tagen meist langsame Besserung, jedoch auch Komplikationen durch Infektion von Ohren, Nasennebenhöhlen, Lungen möglich.
- Besonders gefährdet sind erschöpfte und alte Patienten, bei denen schwere Bronchitis, Lungenentzündung (Pneumonie), Herz- und Kreislaufkrankheiten auftreten können.
- Oft als Epidemie (gehäuftes Auftreten) in den Wintermonaten.

Was selbst tun

- Bei Krankheitsgefühl und Erkrankungen in der Umgebung (Familie, Nachbarschaft, Arbeitsplatz)
  - körperliche Schonung,
  - Überanstrengungen vermeiden.
- Bei Fieber Bettruhe.
- *Ausreichend trinken,* um Flüssigkeitsverlust bei Fieber und Schwitzen zu ersetzen. Viel Flüssigkeit ist auch nötig, damit sich zäher Schleim in den Bronchien und Luftwegen verflüssigen und ausgehustet werden kann.
- Arzneimittel können nicht die Ursache der Erkrankung (Virus) beseitigen, aber lästige Beschwerden lindern.
- Je nach Beschwerden sind Arzneimittel gegen Schnupfen (siehe gelbe Seite 253), gegen Husten (siehe gelbe Seite 249) und/oder gegen Schmerzen und Fieber (siehe gelbe Seite 266) nützlich.
- Grippemittel enthalten meist mehrere Wirkstoffe (siehe gelbe Seite 257). Sie können dann sinnvoll sein, wenn gleichzeitig Husten, Schnupfen, Fieber und/oder Schmerzen auftreten.

Wann zum Arzt

- Wenn nach drei bis vier Tagen keine Besserung eintritt.
- Wenn sich
  - der Husten verstärkt,
  - Luftnot eintritt,
  - Auswurf (abgehusteter Schleim) gelb oder grünlich aussieht.

- Bei Ohrenschmerzen und Nebenhöhlenentzündungen: grünlicher Ausfluß aus der Nase.
- Bei Personen über 70 Jahren und bei Personen, bei denen Herz- oder Lungenerkrankungen bekannt sind.

Masern
Morbilli

Was ist das

- Eine *hochinfektiöse* (ansteckende) *Viruserkrankung,* die vor allem bei Kindern auftritt, falls sie nicht gegen Masern schutzgeimpft sind.
- Neben leichten Erkrankungsformen können ernsthafte Komplikationen auftreten.
- Entwickelt sich 1 bis 2 Wochen nach dem Krankheitskontakt.
- Erste Symptome:
  - Fieber,
  - laufende Nase,
  - gerötete Augen mit Lichtempfindlichkeit,
  - trockener Husten.
- Dann treten sandkornartige Flecken an der Mundschleimhaut gegenüber den oberen hinteren Backenzähnen auf (Koplikschen Flecken).
- Krankheitsgefühl und Fieber, das 3 bis 4 Tage lang ansteigt und mit Auftreten des Hautausschlages wieder absinkt. In dieser Zeit ist das Kind besonders reizbar und kann sich schlecht konzentrieren.
- Der Ausschlag beginnt fleckig, bräunlich-rosa und unregelmäßig hinter den Ohren, dann im Gesicht und am Hals und breitet sich von dort über den Rumpf und die Extremitäten (Arme und Beine) aus, die bei leichten Fällen nicht betroffen sein müssen. Einzelne Flecken können zu großflächigen Rötungen zusammenfließen.
- Lungen- und Ohrinfektionen sind relativ häufige Komplikationen, Augeninfektionen und eine Beteiligung des Gehirns (Enzephalitis) jedoch selten.
- Erkrankung verleiht eine lebenslange Immunität (Schutz gegen erneute Erkrankung).
- *Ansteckungsgefahr* besteht 2 bis 5 Tage vor und 2 bis 5 Tage nach Beginn des Ausschlags.

Was selbst tun

- Kind sollte selbst entscheiden, ob es im Bett bleiben will oder nicht. Körperliche Anstrengungen wie Radfahren oder Sport jedoch unbedingt vermeiden.
- Durch *ausreichendes Trinken* den Flüssigkeitsverlust durch Schwitzen ersetzen.
- Bei gleichzeitigem Appetitverlust nicht zum Essen nötigen.
- Während Fieberperiode drei- bis viermal täglich Tabletten oder Zäpfchen gegen Fieber (siehe gelbe Seite 266).
- Bei lästigem Husten heiße Getränke oder Hustenmittel (siehe gelbe Seite 249).
- Kontakt mit Personen meiden, die noch nicht an Masern erkrankt waren.

Wann zum Arzt

- Bei Brechreiz und Erbrechen sowie bei stark geröteten und verklebenden Augen.
- Bei Atembeschwerden wie verstärktes oder erschwertes Ein- und Ausatmen oder Blaufärbung der Lippen.
- Wenn gelber oder grüner Auswurf beobachtet wird.
- Wenn Komplikationen nicht sicher ausgeschlossen werden können.

Röteln
Rubella; Rubeola

Was ist das

- *Ansteckende Viruserkrankung* mit kleinfleckiger Rötung vor allem am Rumpf.
- Entwickelt sich 2–3 Wochen nach der Ansteckung.
- Zu erkennen an:
  - den meist 3 Tage bestehenden, flüchtigen, rosaroten Flecken,
  - den typischen Lymphknotenschwellungen im Nacken, hinter den Ohren und am Hals.
- Der Rachen kann gerötet, die Stimme rauh sein.
- Manchmal leichte Temperatur.
- Tritt im allgemeinen bei Kindern als harmlose Erkrankung fast ohne jede Komplikation auf.

- Erkrankung gibt lebenslange Immunität und somit Schutz gegen nochmalige Erkrankung.
- Ansteckungsgefahr für Dritte einen Tag vor bis zwei Tage nach Auftreten des Ausschlages.
- Gefährlich sind Röteln vor allem in den ersten 3 Monaten der Schwangerschaft, da beim Kind Mißbildungen besonders an Augen, Ohren und Herz auftreten können.

Was selbst tun

- Kurzfristig Schmerz- und Fiebermittel bei Gelenkschmerzen, Fieber und allgemeinem Unwohlsein (siehe gelbe Seite 266).
- Kontakt zu Schwangeren und zu Frauen, die möglicherweise schwanger sind, vermeiden.
- Bei Mädchen im Alter von 14 Jahren Röteln-Antikörper im Blut bestimmen lassen: Wenn noch keine Röteln aufgetreten waren, sollte eine Schutzimpfung durchgeführt werden.
- Insbesondere vor einer gewünschten Schwangerschaft sollte durch Feststellung von Röteln-Antikörpern geprüft werden, ob die Krankheit mit Sicherheit schon aufgetreten war, beziehungsweise ob eine Schutzimpfung erfolgt ist.

Wann zum Arzt

- Wenn man eine Bestätigung der Diagnose wünscht.
- Jede schwangere Frau sollte bei fraglichem Rötelnkontakt während der ersten Schwangerschaftsmonate ihren Hausarzt aufsuchen und um Rat fragen.
- Abgelaufene Infektion kann durch Röteln-Antikörper im Blut nachgewiesen werden (Blutentnahme).

Windpocken
Varizellen, Wasserpocken

Was ist das

- Akute, ansteckende (infektiöse) Viruserkrankung mit schubweiser Bildung geröteter Flecken auf der Haut, dann Entwicklung kleiner Bläschen, die überall am Körper, auch auf der Kopfhaut, im Mund und in der Scheide auftreten können und mit Krustenbildung abheilen.

- Fast alle Kinder erkranken an Windpocken, am häufigsten zwischen dem 2. und 8. Lebensjahr. Sie erlangen durch eine Erkrankung lebenslange Immunität (Schutz vor wiederholter Erkrankung).
- Die Zeit zwischen dem Kontakt mit einer erkrankten Person und dem Auftreten der Windpocken (Inkubationszeit) beträgt 2–3 Wochen.
- Die akute Krankheitsphase mit Bläschenbildung dauert 4–7 Tage. Die meisten Krusten verschwinden in weniger als 20 Tagen nach Ausbruch. Ansteckungsgefahr besteht bis zur Krustenbildung.
- Da die Krankheit im allgemeinen bei Kindern leichter verläuft als im Erwachsenenalter, ist es besser, die Windpocken frühzeitig zu überstehen.
- Außer den Bläschen können auftreten
  - leichte Kopfschmerzen,
  - Unwohlsein,
  - leichtes Fieber.

Was selbst tun

- Juckende Bläschen
  - eventuell mit einer Zinkschüttelmixtur betupfen,
  - mit Arzneimitteln gegen Allergien zur Anwendung auf der Haut, aber *ohne* Cortison, behandeln (siehe gelbe Seite 277).
- Bläschen nicht aufkratzen, da sonst durch zusätzliche Bakterieninfektion Narben zurückbleiben können.
- Bei Fieber und Unwohlsein eventuell Arzneimittel (siehe gelbe Seite 266).
- Kinder mit Windpocken ohne zusätzliche Allgemeinbeschwerden brauchen nicht im Bett gehalten zu werden.

Wann zum Arzt

- Wenn das Kind einen sehr kranken Eindruck macht.
- Wenn zusätzliche bakterielle Infektionen zu Eiterbildungen führen und Komplikationen zu befürchten sind.
- Im Interesse des Kindes ist es immer sinnvoll, die Diagnose durch einen Arzt sichern zu lassen.

Herpes
Virusherpes; Fieberbläschen

Was ist das

- Schmerzhafte, juckende und mit Spannungsgefühl einhergehende Virusinfektion mit einzelnen oder mit Gruppen kleiner Bläschen auf der Haut oder auf den Schleimhäuten. Die Bläschen sind mit einer wäßrigen Flüssigkeit gefüllt. Sie finden sich vor allem an den Lippen, um den Mund, seltener an der Nase und den Wangen.
- Das Virus ist ein normaler Bewohner der Haut. Es wird jedoch durch Erkältung, durch übermäßige Sonnenbestrahlung oder ohne erkennbaren Grund (»falscher Kuß«) so aktiviert, daß sich Hautveränderungen bilden können.
- Die Bläschen bilden sich nach einem juckend-prikkelnden Gefühl im Erkrankungsbereich, trocknen ein und heilen nach 7 bis 10 Tagen ab.
- Oft schwellen als Folge der Virusinfektion die Lymphknoten am Kinn, am Unterkiefer oder hinter den Ohren an. Dies ist Ausdruck einer normalen Schutzfunktion des Körpers.

Was selbst tun

- Bis zur Abheilung mehrmals am Tag konzentrierten Alkohol auftupfen.
- Nicht kratzen, um zusätzliche Bakterieninfektion zu vermeiden, die Narbenbildung bewirken kann.

Wann zum Arzt

- Bei wiederholtem Auftreten oder bei sehr starker Ausbildung.
- Wenn sich die Hautveränderung immer weiter ausdehnt.

Gürtelrose
Herpes zoster

Was ist das

- Akute Infektion mit einem Virus, das dem Windpokkenvirus gleicht. Äußerlich erkennbar an Bläschenbildung auf der Haut entlang dem Ausbreitungsgebiet eines Nerven. Da die Ausbreitung oft gürtelartig auftritt, spricht man von Gürtelrose.
- Befällt vor allem Erwachsene vom 50. Lebensjahr an, kann jedoch grundsätzlich in jedem Alter auftreten.
- Die Krankheit kündigt sich zwischen dem 3. und 14. Tag nach der Infektion an, meist mit
  - Frösteln,
  - Fieber,
  - Unwohlsein,
  - Schmerzen im später erkrankten Hautbereich.
- Der Ausschlag befällt immer halbseitig ein begrenztes Hautgebiet in Form einer fleckigen Ansammlung von roten Stellen, die nach 24 Stunden mit Flüssigkeit gefüllte Bläschen bilden.
- Hautgebiete verfärben sich dunkel und trocknen etwa am 5. Tag zu Krusten oder Schorf mit gelegentlicher Narbenbildung ein.
- Die teils nur gruppenförmigen Bläschen, teils großflächigen und zusammenfließenden Veränderungen heilen im allgemeinen nach 10–20 Tagen ab. Bei einigen Patienten Schmerzen über Wochen und Monate im betroffenen Gebiet, als Neuralgien, vor allem bei Wetterwechsel.

Was selbst tun

- Es gibt keine gezielte Therapie gegen Gürtelrose.
- Nicht kratzen, um zusätzliche bakterielle Infektionen zu vermeiden.
- Schmerzlindernde Flüssigkeiten, z. B. Zinkschüttelmixtur, auf die Flecken auftragen.
- Schmerzmittel (siehe gelbe Seite 266).
- *Nicht* cortisonhaltige Arzneimittel aus der Hausapotheke verwenden!

Wann zum Arzt

- Grundsätzlich immer zur Abklärung der Diagnose.
- Wenn die Schmerzen nicht mit einfachen Mitteln zu bessern sind.
- Wenn das Gesicht oder ein Auge betroffen ist, da Hornhautschäden bleibende Sehbehinderungen zur Folge haben können.
- Wenn die Bläschenbildungen streuen oder länger als 2 Wochen andauern. Andere ernste Erkrankungen können die Ursache sein.

Scharlach
Scarlatina

Was ist das

- Infektion des Rachenbereichs mit Bakterien (Streptokokken), verbunden mit
  - Halsschmerzen,
  - Fieber,
  - Rachenrötung,
  - entzündeten bzw. vereiterten Mandeln.
- 2–3 Tage nach der Halsentzündung tritt ein typischer Hautausschlag mit Fieber auf: Hellrote Punkte breiten sich aus, beginnend in der Leistengegend, am Bauch und seitlichen Brustbereich (Achselgegend), schließlich über den gesamten Körper. Dabei bleibt jedoch ein blasser Bereich um den Mund ausgespart.
- Zunge kann zu Beginn weiß belegt sein, um dann wie eine Himbeere (»Himbeerzunge«) auszusehen.
- Ausschlag klingt in 3–4 Tagen ab, dann schuppt sich die Haut.
- Selten Herz- oder Nierenkomplikationen.

Was selbst tun

- Scharlach tritt meist bei Kindern auf, die selbst entscheiden sollten, ob sie im Bett bleiben wollen oder nicht.
- Bei Fieber *ausreichend trinken,* um Flüssigkeitsverlust durch Schwitzen zu ersetzen.
- Arzneimittel zur Fiebersenkung (siehe gelbe Seite 266).

Wann zum Arzt

- Alle Kinder mit Verdacht auf Scharlach sollten dem Arzt vorgestellt werden, der bei Bestätigung der Krankheit ein Antibiotikum verordnen kann. Bei frühzeitiger Verordnung können einige typische Zeichen von Scharlach ausbleiben. Eine *Zweitinfektion* ist dann *möglich,* d. h. ein erneutes Auftreten von Symptomen wie Fieber, Rachenrötung und geschwollenen Mandeln.

Mumps
Ziegenpeter; Parotitis epidemica

Was ist das

- Akute, ansteckende Viruserkrankung, die ungefähr die Hälfte aller Kinder befällt, mit schmerzhafter Vergrößerung der Speicheldrüsen, vor allem der Ohrspeicheldrüse (Parotis).
- Die Schwellung der Ohrspeicheldrüse liegt unterhalb und etwas vor dem Ohr, so daß das Ohrläppchen nach oben und vorn gedrückt wird. Schwellung geht meist nach 2–3 Tagen zurück.
- Tritt 2–3 Wochen nach Kontakt mit erkrankten Menschen auf.
- Erste Anzeichen:
  - allgemeines Unwohlsein,
  - Schmerzen beim Kauen und Schlucken,
  - dann schmerzhafte Anschwellung der Speicheldrüsen,
  - dabei Fieberanstieg für 2–3 Tage auf 39,5° bis 40 °C.
- Die meisten Kinder fühlen sich während der Erkrankung nur wenig beeinträchtigt, so daß dann kein Grund besteht, sie ins Bett zu stecken.

- *Erwachsene* sind ernsthafter betroffen.
- Mögliche Komplikationen:
  - Bei 20 % der männlichen Erwachsenen und Jugendlichen nach der Pubertät können Schmerzen und Schwellung der Hoden auftreten.
  - Schwere Kopfschmerzen.
  - Erbrechen.
- Erkrankung verleiht lebenslangen Schutz (Immunität).
- Ansteckungsgefahr für Dritte vom 3. Tag vor Beginn der Schwellung bis zu deren Abklingen.

Was selbst tun

- Das Kind sollte selbst entscheiden, ob es im Bett bleibt oder nicht.
- Bei Fieber: *Viel trinken,* um Flüssigkeitsverlust zu ersetzen, der durch das Schwitzen entsteht.
- Arzneimittel bei Schmerzen (siehe gelbe Seite 266).
- Soweit möglich sollte ein ansteckendes Kind von Erwachsenen ferngehalten werden, die noch keinen Mumps hatten.

Wann zum Arzt

- Bei Kopfschmerzen, Übelkeit, Erbrechen, Schmerzen im Nacken, Verwirrtheit oder Krampfanfällen.
- Wenn die Hoden schmerzhaft oder geschwollen sind.

Drüsenfieber

Pfeiffersches Drüsenfieber; infektiöse Mononukleose

Was ist das

- Herpes-Virusinfektion, die besonders häufig bei Teenagern auftritt: »kissing disease = Küß-Krankheit«.
- *Nicht sehr ansteckend,* doch kann gut eine Woche nach Kontakt mit einer erkrankten Person Fieber auftreten.
- Oft ausgeprägtes Krankheitsgefühl mit
  - Appetitlosigkeit,
  - Fieber.
- Typisch sind Halsschmerzen und Lymphknotenschwellung am ganzen Körper, vor allem an Nacken und Unterkiefer, in den Achselhöhlen und Leisten.
- Ähnelt im Bild einer akuten Mandelentzündung (Angina tonsillaris), bessert sich jedoch nicht durch Penicillin oder Antibiotika-Behandlung.
- Im Blutbild Lymphozytenvermehrung und meist krankhafte Leberwerte.
- Manchmal Seitenstechen links durch vergrößerte Milz.
- Klingt nach 1–4 Wochen ab, in Einzelfällen aber auch erst nach 2 Monaten.

Was selbst tun

- Bei Fieber ausreichend Flüssigkeit zuführen, da durch Schwitzen Flüssigkeit verloren geht.
- Arzneimittel bei Fieber und Schmerzen siehe gelbe Seite 266.
- Bei Halsschmerzen mit warmem Salzwasser gurgeln oder ein Arzneimittel gegen Halsschmerzen und Entzündungen im Mund nehmen (siehe gelbe Seite 262).

Wann zum Arzt

- Bei starker Halsentzündung und bei Unsicherheit, ob eine Mandelentzündung oder Mandelvereiterung vorliegt.
- Bei ausgeprägtem Krankheitsgefühl sollte ein Arzt die Diagnose sichern, z. B. durch eine Blutuntersuchung.

Läuse und Nissen
Kopf-, Filz- und Kleiderläuse

Was ist das

- Läuse sind Insekten, die am Kopf, in den Schamhaaren oder selten an anderen Stellen des menschlichen Körpers leben können.
- Meist wird man durch auffallendes Jucken der Kopfhaut oder anderer Körperteile aufmerksam, hervorgerufen durch Insektenbisse.
- Die *Übertragung* erfolgt:
  - Bei der *Kopflaus* durch direkten Kontakt und durch Kämme, Hüte und Mützen.
  - Bei der *Kleiderlaus* unter unhygienischen Verhältnissen, z. B. durch gebrauchte und ungereinigte Schlafsäcke.
  - Bei der *Filzlaus* überwiegend durch Geschlechtsverkehr.
- Die Kleiderlaus ist ein bedenklicher Bakterienüberträger und kann fieberhafte Erkrankungen auslösen.
- Die weibliche Laus legt viele Eier an den Haaren oder in die Unterwäsche ab, die sich zu Nissen entwickeln: kleine grauweiße, ovale Gebilde, die seitlich am Haarschaft befestigt sind.

Was selbst tun

- Haare gut waschen und nachbehandeln, beispielsweise mit einem gammexan-haltigen Shampoo. Fragen Sie Ihren Apotheker nach einem geeigneten Präparat. Behandlung insgesamt zweimal an zwei aufeinanderfolgenden Tagen. Nach 10 Tagen Waschkur wiederholen, um restliche Nissen zu töten.
- Alle Familienmitglieder einmal mit Waschkur behandeln, auch wenn keine Läuse oder Nissen zu finden sind.

Wann zum Arzt

- Wenn die Selbstbehandlung von Kopfläusen erfolglos ist.
- Bei Filzläusen und Kleiderläusen.

Flohstich

Was ist das

- Flöhe sind kleine Insekten, die vom Blut von Menschen und Tieren leben.
- Werden im allgemeinen durch Haustiere übertragen, von wo sie sich im Haus auf Möbel und Teppiche fallen lassen.
- Flohstiche treten im allgemeinen an *unbekleideten* Körperstellen auf, z. B. unterhalb der Knie, an Armen und an Händen.
- Flohstiche sind rot, erhaben und juckend mit einer zentralen Eindellung an der Stichstelle. Um diese kann sich eine Blase bilden.

Was selbst tun

- Bei starkem Jucken eventuell Arzneimittel gegen Allergien zur Anwendung auf der Haut (siehe gelbe Seite 277).
- Mit Haustieren bei Verdacht auf Flöhe zum Tierarzt, damit ein insektenbekämpfender Puder angewendet werden kann.

Wann zum Arzt

- Wenn die Hautveränderungen nicht klar einzuordnen sind.
- Wenn die vermeintlichen Flohstiche nach einigen Tagen nicht abklingen.

Würmer

Was ist das

- Im Darm schmarotzende Lebewesen.
- Übertragung erfolgt durch
  - Eier im Kot von Lebewesen, z. B. von einem Hund;
  - mit Kot verunreinigtem Wasser;
  - infizierte Nahrungsmittel, beispielsweise Schweinefleisch, Fisch, Garnelen;

- Gebrauchsgegenstände;
- Toiletten;
- Finger-Mund-Kontakt nach Kratzen am After, besonders bei Kindern.

• In Deutschland häufigste *Wurmarten:*
  - *Madenwürmer* (Oxyuren): Fadenförmige 3–10 mm lange Rundwürmer, die oft erst durch ihre Bewegung erkennbar sind.
  - *Spulwürmer* (Askariden): Mehrere Zentimeter lange Rundwürmer, die mit dem Stuhl oder allein aus dem Darm ausgeschieden werden.
  - *Schweine- und Rinderbandwurm* (Taenia solium und Taenia saginata): Mehrere Meter lange Bandwürmer, von denen häufig nur ein Teil mit oder nach dem Stuhlgang abgeht.
  - In den letzten Jahren zunehmend auch seltenere Wurmerkrankungen, die durch Reisen in fremde Länder mitgebracht werden.
• Nur schwere Wurminfektionen rufen Beschwerden wie Bauchschmerzen oder Durchfälle hervor.

Was selbst tun

Vorbeugen

• Hände waschen vor Zubereitung von Mahlzeiten und vor dem Essen.
• Fingernägel kurz halten.
• Nach dem Stuhlgang Hände waschen.
• Keine ungereinigten gedüngten Früchte oder Gemüse essen.
• Kratzen am After vermeiden.
• Kontakt mit Stuhlverunreinigungen meiden.

Wann zum Arzt

• Wenn im Stuhlgang Würmer oder Wurmteile festgestellt werden.
• *Immer bei Bandwürmern.* Diagnose und Arzneimitteltherapie sollte durch den Arzt erfolgen. Der Bandwurm muß vollständig, also mit Kopf, ausgeschieden werden.

Krebs

Bösartige Neubildungen; Tumoren; Karzinom

Was ist das

- Laienhafter Sammelbegriff für eine Gruppe von Erkrankungen, bei denen sich abnorme Zellen bilden, die gesundes Körpergewebe zerstören, verdrängen und sich meist rasch vermehren.
- Im medizinischen Sprachgebrauch heißt »Tumor« nur, daß eine Neubildung vorliegt. Dies ist noch keine Differenzierung in gutartig oder bösartig.
- *Gutartige Tumoren* wachsen meist langsam, sind gut abgrenzbar, zerstören nicht andere Körpergewebe und bilden keine Metastasen.
- *Krebs* kann sich in jedem Körpergewebe entwickeln, so in der Haut, in tiefer gelegenen Gewebearten wie Leber oder Knochen (Sarkom), aber auch im Blut (Leukämie) oder in Lymphknoten.
- Krebs kann sich vom Ort seiner Entstehung (Primärtumor) ausbreiten, aber auch entfernt von der Erstgeschwulst als Tochtergeschwulst (Metastase) wachsen. Die Ausbreitung erfolgt entlang vorgegebener Wege im Körper, zum Beispiel entlang den Blut- oder Lymphbahnen.
- Zerstörendes (infiltrierendes), verdrängendes und metastasierendes Wachstum (Wachstum entfernt vom Primärtumor) sind wichtige Anzeichen von Bösartigkeit. Die genaue Diagnose von Krebs ist erst durch mikroskopische Untersuchung (Histologie) des Krebsgewebes möglich.
- Krebs kann in jedem Alter auftreten, ist aber häufiger bei älteren Menschen.
- Folgende Organe sind am häufigsten von Krebs befallen:
  - Lungen und Bronchien,
  - weibliche Brustdrüse,
  - Gebärmutterhals und Gebärmutterkörper (Uterus),
  - Magen,
  - Dickdarm (Kolon),
  - Vorsteherdrüse (Prostata),
  - Haut.

- Die genauen *Ursachen* des Krebses sind nicht bekannt. Es gibt jedoch eine Reihe von Faktoren, von denen man weiß, daß sie die Entwicklung von Krebs begünstigen. Nicht jede Person, die diese Faktoren aufweist, entwickelt auch Krebs, doch ist die Wahrscheinlichkeit bei ihr größer als bei Menschen ohne diese krebsbegünstigenden Faktoren. Bekannte Schadfaktoren sind:
  - radioaktive Strahlen,
  - Röntgenstrahlen oder extreme ultraviolette Bestrahlung,
  - Rauchen,
  - Asbest,
  - verschiedene chemische Substanzen.
- Krebsbegünstigende Faktoren können vererbt werden. Kontrolluntersuchungen auf Krebs sind in diesen Familien besonders regelmäßig erforderlich.
- Jede Veränderung am Körper sollte aufmerksam beobachtet werden.
  - *Schmerzen* können zum Beispiel auch Ausdruck einer Verdrängung oder von Druck auf einen Nerven durch eine Neubildung sein.
  - *Husten* kann auch dadurch bedingt sein, daß eine Neubildung auf die Luftwege drückt und sie reizt.
  - *Verwölbungen* der Haut oder *Knoten* in der Muskulatur sollten immer beobachtet und bei Wachstum einem Arzt vorgestellt werden.
  - *Blutungen aus der Scheide* können außer durch Periodenblutung auch durch krankhafte Veränderungen oder zerfallende Tumoren am Muttermund, am Gebärmutterhals oder im Gebärmutterkörper (Uterus) hervorgerufen werden. Frauen sollten sich deswegen im gebärfähigen Alter regelmäßig den Unterleib untersuchen lassen. In der Menopause (Klimakterium) ist jede Blutung auf eine Neubildung verdächtig.
  - *Blut im Stuhlgang* ist am häufigsten Folge blutender Hämorrhoiden (siehe weiße Seite 81), kann jedoch auch durch Tumoren im Dickdarm bedingt sein.
  - Wiederholter und unerklärter Wechsel von *Verstopfung* oder *Durchfällen* weist ebenfalls auf die Möglichkeit einer Tumorerkrankung im Darm hin.

- Die Behandlungserfolge von Krebs hängen wesentlich von der Zellart des Tumors ab. Lungenkrebs ist zum Beispiel schwieriger zu behandeln. Krebse der Haut, der Gebärmutter oder des Dickdarms haben im allgemeinen gute Behandlungserfolge.
- Viele Krebsarten können geheilt werden, wenn rechtzeitige Behandlung erfolgt. *Frühzeitiges Erkennen und Behandeln ist deshalb besonders bedeutsam.*

Was selbst tun

- Auf gesunde Lebensweise achten und Schadstoffe meiden:
  - Rauchen einstellen.
  - Nur mäßigen Alkoholgenuß.
  - Ausreichend körperliche Bewegung.
  - Regelmäßiger Nachtschlaf.
  - Streß abbauen.
- Auf regelmäßige und ausgeglichene Ernährung mit wenig chemisch aufbereiteten Nahrungsbestandteilen achten. Häufige und kleine Mahlzeiten sind gesünder als wenige und große Mahlzeiten.
- Zurückhaltung bei tierischen Fetten, Rübenzucker, Süßwaren und weißem Mehl ebenso wie bei zuviel tierischem Eiweiß.
- Schlacken- und Ballaststoffe (Gemüse, Kartoffeln, ungeschälte Getreide und Reis) sind für eine ausgewogene Verdauungs- und Darmtätigkeit nötig.
- Veränderungen am eigenen Körper, seinen Funktionen und in der Leistungsfähigkeit wahrnehmen und nicht verdrängen: Alle neuen Erscheinungen können uncharakteristische Hinweise für Krankheiten sein, wobei normale Schwankungen der Reaktions- oder Stimmungslage nicht überbewertet werden sollten. Veränderte Körperfunktionen können zahlreiche Ursachen haben und z. B. auch durch Stoffwechselveränderungen oder Herz-Kreislauf-Reaktionen bedingt sein. Sie müssen nicht auf Krebs hinweisen.

- Früherkennung und Frühdiagnose sind die wichtigsten Maßnahmen, die über den Behandlungserfolg entscheiden. Symptome können sein:
  - Bluthusten.
  - Blutungen in der Menopause (Klimakterium).
  - Blut im Stuhl oder schwarzer Stuhl (»Teerstühle«).
  - Unklare Gewichtsabnahme.
  - Knoten in der Brust.
  - Plötzlicher Leistungsabfall.
- *Achtung: Alle* genannten Anzeichen können auch Hinweise auf andere Krankheiten sein und *müssen nicht* durch Krebs bedingt sein.

Wann zum Arzt

- Bei jeder Erscheinung, die ein Frühsymptom unnormalen Wachstums sein kann, wie:
  - Knoten oder Schwellungen.
  - Geschwüre oder nicht heilende Wunden.
  - Blutungen in der Haut, im Urin, im Stuhl.
  - Bluthusten.
  - Blutungen aus der Scheide.
- Bei unklaren Beschwerden wie Schmerzen, Verdauungsstörungen (vor allem bei Wechsel von Durchfall und Verstopfung), anhaltender Appetitlosigkeit, Gewichtsverlust.
- Zur regelmäßigen kostenlosen Früherkennungsuntersuchung einmal jährlich gehen. Darmkrebs z. B. entwickelt sich meist über Jahre aus harmlosen, gutartigen Polypen im Darm. Ihre Entfernung bei der Vorsorge-Untersuchung ist weder schmerzhaft noch gefährlich und kann meist ambulant ohne Krankenhausaufenthalt durchgeführt werden. Es ist also wichtig, sich auch *ohne* jegliche Beschwerden untersuchen zu lassen. Dies gilt besonders für Personen, in deren Familien bereits Krebserkrankungen vorgekommen sind.

Auslandsreisen

Vor Reiseantritt

- Vor Antritt einer Reise in außereuropäische Länder sollten Sie *sicher sein,* daß Sie *gesund* sind oder ohne Bedenken reisen können und die geographischen Belastungen (z. B. Höhenunterschiede) und klimatischen Belastungen (z. B. hohe Außentemperaturen, hohe Luftfeuchtigkeit) vertragen. Dies gilt besonders für ältere Menschen, Schwangere, Kleinkinder und Personen, die ständig Medikamente einnehmen müssen oder einen Herzschrittmacher haben. Lassen Sie sich von Ihrem Hausarzt beraten.
- Informieren Sie sich beim Reisebüro, im Gesundheitsamt oder in einem Institut für Tropenmedizin über die *Gesundheitsrisiken* bzw. notwendigen Impfungen für das Land, das Ihr Reiseziel ist. Auch die Deutsche Lufthansa hat hierfür eine kurzgefaßte Informationsschrift zusammengestellt.
- Führen Sie entsprechende *vorbeugende Maßnahmen* durch, z. B. Cholera-Impfung oder Tabletteneinnahme gegen Malaria.
- Gegen folgende Krankheiten kann unabhängig vom Reiseziel eine Schutzimpfung notwendig sein:
  - Cholera,
  - Gelbfieber (in Zentralafrika und Mittelamerika),
  - Hepatitis B,
  - Poliomyelitis (Schluckimpfung),
  - Tetanus,
  - Typhus (Schluckimpfung),
  - evtl. Gamma-Globulin gegen Hepatitis A.
- Führen Sie eine *Reiseapotheke* mit sich, da Medikamente in verschiedenen Ländern nur schwer zu besorgen sind. Die Reiseapotheke sollte enthalten:
  - Pflaster bzw. Verbandsmaterial.
  - Haut- und Wunddesinfektionsmittel (siehe gelbe Seite 279).
  - Mittel gegen einfache Durchfallerkrankungen (siehe gelbe Seite 294).
  - Mittel gegen Fieber und Schmerzen (siehe gelbe Seite 266).
  - Mittel gegen Allergien zur inneren und äußeren Anwendung (siehe gelbe Seite 276 und 277).

  - Zusätzlich können Arzneimittel wie Chemotherapeutika, Antibiotika oder besonders Antimalaria-Mittel notwendig werden, die zum Teil rezeptpflichtig sind und die Ihr Arzt verordnen kann.
- Informieren Sie sich *vor* der Reise, wogegen die einzelnen Medikamente und in welcher Dosierung sie anzuwenden sind.
- Nehmen Sie Mittel gegen *Reisekrankheit* (siehe gelbe Seite 307), wenn überhaupt erforderlich, erst kurz vor Antritt der Reise. Nur dann ist die beabsichtigte Wirkung gesichert.
- Vergessen Sie bei Ihren Ausweispapieren nicht den *Internationalen Impfausweis.* Verschiedene Länder erkennen nur die dort eingetragenen Impfungen an, die zum Teil amtlich und mit Siegel bestätigt sein müssen.

Während der Reise

- Achten Sie auf *peinliche Sauberkeit.* Waschen Sie sich regelmäßig die Hände und führen Sie Alkoholtücher zum Reinigen der Hände für den Fall mit sich, daß kein Wasser vorhanden ist. Viele Krankheitserreger werden durch Schmierinfektion (Schweiß, Speichel, Stuhlgang, klebriger Schmutz) übertragen. Desinfizieren Sie sofort kleine Hautwunden, da sich Bakterien in Feuchtigkeit und Wärme rasch vermehren.
- Trinken Sie *niemals ungekochtes Wasser,* sondern möglichst Getränke aus geschlossenen Flaschen oder Dosen. In unsauberem Wasser können Bakterien und Krankheitserreger enthalten sein, die zu Infektionen führen wie Cholera, Typhus und durch Salmonellen oder Amöben hervorgerufene Erkrankungen.
- Meiden Sie Eiswürfel, denn Sie wissen nicht, ob das Wasser vorher abgekocht wurde.
- Putzen Sie Ihre Zähne mit Mineralwasser oder sicher abgekochtem Wasser.
- Essen Sie nur Früchte, die Sie schälen können.
- Essen Sie in einfachen Restaurants keine Salate und kein rohes Gemüse. Sie wissen nicht, woher das Wasser zum Waschen der Salate und Gemüse stammt, oder ob eine Kopfdüngung mit Jauche durchgeführt wurde.

- Baden Sie nicht im stehenden Süßwasser (Teiche oder Tümpel), und tragen Sie im schlammigen Gebiet geschlossene Schuhe. Auch in fließendem Wasser (Bäche, Flüsse) können noch Krankheitserreger sein, z. B. der Bilharziose (Ägypten).
- Führen Sie die *Malaria-Prophylaxe* in den meisten tropischen Regionen gewissenhaft durch. Basis-Medikation ist Resochin® mit dem Wirkstoff Chloroquin. In Ländern mit Resistenz gegen diese Mittel (Teile von Ostasien, Ostafrika, Südamerika) ist *zusätzlich* das Kombinationspräparat Fansidar® notwendig. Wenn Sie nur wenige Wochen in die Tropen reisen, sollten *beide* Medikamente *gleichzeitig* eingenommen werden. Die Prophylaxe muß zwei Wochen vor Antritt der Reise in ein Malaria-Gebiet beginnen und sechs Wochen nach Verlassen fortgesetzt werden: Erwachsene zweimal zwei Tabletten Resochin® (z. B. montags und donnerstags) und einmal eine Tablette Fansidar® wöchentlich.
- Im *Wüstenklima*:
  - Nie Sonnenbrille und Hut vergessen. Gesundheitsschäden durch starke Sonneneinstrahlung treten rasch und meist ohne Warnzeichen auf.
  - Für ausreichende *Flüssigkeitszufuhr* und *Salz* in der Nahrung sorgen. Schweiß verdunstet im trockenen Klima sofort, so daß der Salzverlust nicht bemerkt wird.
  - Kleidung aus Naturfasern wie Baumwolle und Wolle bevorzugen. Naturfasern saugen den Schweiß gut auf und fördern die Verdunstung.

Nach der Reise

- Malaria-Prophylaxe 6 Wochen lang fortsetzen.
- Bei unklaren Beschwerden wie Fieber, andauernder Übelkeit, Hautausschlägen oder Durchfällen unbedingt den Hausarzt aufsuchen. Es ist nicht auszuschließen, daß Sie unter einer Infektion leiden, z. B. auch einer Tropenkrankheit.

Impfplan

Folgende Schutzimpfungen werden bei Kindern empfohlen:

Wann	Was	Wie
1. Lebenswoche	Tuberkulose-Schutzimpfung (BCG)	
Ab 3. Lebensmonat	Kombinierte Grundimmunisierung gegen Diphtherie/Keuchhusten/Tetanus	3 mal im Abstand von 4 bis 6 Wochen
	oder wenigstens Grundimmunisierung gegen Diphtherie und Tetanus.	2 mal im Abstand von 4 bis 8 Wochen
	Außerdem Schluckimpfung gegen Kinderlähmung (Poliomyelitis)	2 mal im Abstand von mind. 6 bis 8 Wochen
2. Lebensjahr	Schutzimpfung gegen Masern, Mumps und Röteln (ab 13., besser ab 15. Lebensmonat)	1 mal
	Abschluß der jeweils begonnenen Grundimmunisierung gegen Diphtherie/Tetanus	1 mal
	oder Diphtherie/Keuchhusten/Tetanus	1 mal
	und Poliomyelitis-Schluckimpfung	1 mal
3. bis 6. Lebensjahr	Nachhol-Impfungen	Bisher versäumte Impfungen, insbesondere gegen Mumps (ausgenommen Keuchhusten)

6./7. Lebensjahr	Auffrischimpfung gegen Diphtherie	1 mal
	Tuberkulin-Test; Tuberkulose-Schutzimpfung von Kindern, die auf den Tuberkulintest negativ reagieren	1 mal
10. Lebensjahr	Auffrischimpfung gegen Poliomyelitis	1 mal
	Auffrischimpfung gegen Tetanus	1 mal
11. bis 14. Lebensjahr	Röteln-Schutzimpfung für Mädchen	1 mal

Pflege von chronisch Kranken und Schwerstkranken

Was ist das

- Die Pflege von Menschen, von denen man weiß, daß sie aller Wahrscheinlichkeit nach nicht wieder gesund werden und nur noch kurze Zeit zu leben haben.
- Einige Menschen sterben schnell und unerwartet, z. B. nach Unfall, Herzinfarkt oder Lungenembolie, andere sterben langsam, wobei der Tod oft erwartet wird und eine Erlösung bedeutet. Sie bedürfen oft jahrelanger Pflege, z. B. bei Halbseitenlähmung nach einem Schlaganfall.
- Die Pflege von unheilbar Kranken und Sterbenden bedeutet für die Pflegeperson:
  - Gefühle und Absichten ausdrücken können und sich mit dem Vorgang des Sterbens auseinandergesetzt zu haben;
  - zuhören können;
  - mit Kranken sprechen und sie eventuell aufklären können;
  - sich in die Situation eines Todkranken hineinversetzen können;
  - praktische Hilfen organisieren;
  - mit anderen Personen zusammenarbeiten, so mit dem Hausarzt und der Gemeindeschwester.
- In unserem Gesellschaftssystem ist es häufig üblich, chronisch Kranke und Sterbende in Pflegeheime oder Krankenhäuser einzuweisen. Dies kann aus verschiedenen Gründen nötig und oft für den Pflegebedürftigen auch die bessere Lösung sein (Einsamkeit, dauernde Pflegebereitschaft). Andererseits fühlen sich Schwerkranke in ihrer vertrauten Umgebung am wohlsten. Pflege von Angehörigen bedeutet dann Verantwortung übernehmen, verzichten und einen Teil des Leidens von Angehörigen und Mitmenschen mittragen.
- Oft vergessen jüngere Menschen, daß auch sie alt oder eventuell krank werden und dann liebevoll umsorgt und nicht abgeschoben sein wollen.

Was selbst tun

- Den Patienten ermutigen und darin unterstützen, sein bisher gewohntes Leben so lange wie möglich weiterzuführen.
- Sich mit seinen Sorgen und Ängsten auseinandersetzen. Das bedeutet zuhören können und ehrlich sein. Falsches Vertrösten auf nicht zu erwartende Besserung wird vom Kranken meist rasch erkannt und erweckt bei ihm das Gefühl, daß man ihn nicht ernst nimmt.
- Gute Pflege läßt sich meist nur in der Zusammenarbeit von Familie, Arzt und Krankenschwester (Gemeindeschwester, Sozialstation) planen und durchführen. Über notwendige Maßnahmen sollte der bewußtseinsklare Patient immer informiert werden: Es betrifft ihn unmittelbar.
- Halten Sie bettlägerige Menschen immer wieder zum tiefen Durchatmen an, damit die Lungen ausreichend belüftet werden.
- Im Bett liegende ältere Menschen müssen häufig umgelagert werden. Bei schlechter Durchblutung entstehen sonst Druckstellen und schlecht heilende Geschwüre (Dekubitus). Also Kranke nicht nur auf dem Rücken liegen lassen, sondern:
  - von rechts nach links umlagern oder umgekehrt,
  - Gesäß gut trocken halten, damit die Haut nicht aufweicht,
  - eventuell Wasserkissen oder Fell unterlegen, damit die Haut über vorspringenden Knochen nicht aufgeht: man erkennt dies zuerst an einer blauroten Verfärbung der Haut, ehe sich die oberste Schicht wie bei einer Blase abhebt und dann Bakterien eindringen und ein Geschwür bilden.
  - Fersen in Watte packen oder Kissen unter die Unterschenkel legen, um besonders häufige Druckstellen am Fuß zu vermeiden.
- Wasserlassen, Stuhlgang, Aufliegen (Dekubitus), Schlafstörungen, Abhusten von Schleim oder Schmerzen sind häufige Beschwerden bettlägeriger Patienten. Überlegen Sie, wobei Sie selbst helfen können und wo Sie sich nicht sicher fühlen: Fragen Sie den Arzt oder die Gemeindeschwester.

- Notieren Sie sich im Laufe des Tages Aufgaben oder Fragen, die Sie selbst nicht beantworten oder lösen können: Der Arzt oder die Gemeindeschwester werden Ihnen beim nächsten Besuch helfen.

Wann zum Arzt

- Halten Sie regelmäßig Kontakt mit dem Arzt und der Krankenschwester/Gemeindeschwester bei der Planung der Pflege.
- Verordnete Medikamente sind genau nach ihrer Indikation (wofür ist das einzelne Medikament?) und Häufigkeit der Anwendung abzusprechen und schriftlich zu notieren.
- Wenn der Patient wünscht, seine Situation, seine Erkrankung oder seine Beschwerden zu besprechen und Sie sich selbst dazu nicht in der Lage fühlen.
- Wenn in der Familie Schwierigkeiten durch die Pflege entstehen wie Aggressionen, Überforderung, Erschöpfung.
- Wenn die Pflege Ihre Familie finanziell überfordert, kann Ihr Hausarzt möglicherweise Hinweise geben, wo Hilfe zu erwarten ist.

Ausgewählte Arzneimittelgruppen zur Selbstmedikation

Allgemeine Hinweise

- Die Einleitung zu diesem Buch, die 10 Regeln der Selbstmedikation und das Kapitel über den Umgang mit Medikamenten (weiße Seiten 13–19) enthalten wichtige Hinweise zur Anwendung von Arzneimitteln. Auf den folgenden gelben Seiten werden 20 Arzneimittelgruppen beschrieben, auf die in den weißen Seiten hingewiesen wurde und bei denen eine Selbstmedikation möglich ist. Wenn auf einige Arzneimittelgruppen der Selbstmedikation nicht ausführlich eingegangen wird, so bedeutet dies keine Bewertung dieser Arzneimittel.

Aufbau eines Arzneimittels

- Arzneimittel haben teils wohlklingende, teils komplizierte und schwer auszusprechende Namen. Entscheidend für die Wirkung sind jedoch der Wirkstoff oder die Wirkstoffe eines Arzneimittels. Diese stehen meist in kleinerer Schrift auf der Packung und der Packungsbeilage. Wenn Sie Arzneimittel vergleichen wollen, müssen Sie stets auf die *Wirkstoffe* sehen. Der Handelsname eines Arzneimittels kann nicht weiterhelfen.
  Ein Arzneimittel besteht nicht nur aus Wirkstoffen. Für die Anwendung ebenfalls wichtig sind die sogenannten *Hilfsstoffe,* in welche die Wirkstoffe eingebettet sind. Diese Hilfsstoffe ermöglichen unterschiedliche Arzneiformen wie
  - Tablette
  - Dragee
  - Pulver
  - Zäpfchen
  - Salbe
  - Creme
  - Tropfen
  - Saft
  - Spray.

Je nach Art der Beschwerde kann die eine oder andere Arzneiform besser sein. Fragen Sie bei Unsicherheit Ihren Apotheker.

Aufbau der folgenden Kapitel

- Die folgenden 20 Arzneimittelgruppen sind nach einem einheitlichen Muster aufgebaut. Es werden beschrieben:
  1. *Wirkung*. Die Arzneimittel einer Arzneimittelgruppe zeigen eine Wirkung oder auch mehrere Wirkungen. Dies macht deutlich, daß hinter einem volkstümlichen Begriff zusätzliche oder andere Wirkungen stecken können.
  2. *Wirkstoffe*. Es gibt viele Arzneimittel mit unterschiedlichen Namen. Wenn Sie jedoch auf den Wirkstoff sehen, können Sie feststellen, daß in vielen Arzneimitteln der gleiche Wirkstoff oder ein ähnlicher Wirkstoff enthalten ist. Daher werden in der Arzneimittelliste der gelben Seiten stets der wichtigste Wirkstoff oder wichtige Wirkstoffe angegeben.
  3. *Anwendung*. Um eine bestmögliche Wirkung eines Arzneimittels bei möglichst geringen Nebenwirkungen zu erreichen, sind Anwendungsregeln zu beachten. Einige dieser Regeln sind bei den Arzneimittelgruppen angegeben. Fragen Sie bei Unsicherheit oder bei Einnahme verschriebener Arzneimittel stets Ihren Arzt oder Apotheker, ob Sie bei Anwendung eines selbst gekauften Arzneimittels zusätzlich etwas beachten müssen.
  4. *Achtung*. Viele Arzneimittel können bei falscher Anwendung gefährlich sein. Manche Personen müssen besonders vorsichtig sein, weil bei Ihnen ein sonst problemloses Arzneimittel gefährlich sein kann (z. B. Acetylsalicylsäure bei Asthmatikern). Auch bei gleichzeitiger Anwendung weiterer Arzneimittel kann es Probleme durch Wechselwirkungen geben. Lesen Sie daher vor einer Arzneimittelanwendung stets alle Hinweise.

Mit diesen Angaben verfügen Sie über ein Grundwissen zu den einzelnen Arzneimittelgruppen. Um Ihnen einen kleinen Einblick in die Vielfalt der Arzneimittel zu geben, folgt am Ende einer jeden Arzneimittelgruppe ein Überblick über häufig verwendete Arzneimittel.

- Die Auswahl dieser Arzneimittel stellt keine Wertung dar! Nicht aufgeführte Arzneimittel sind nicht als schlechter anzusehen! Aufgrund der Zahl der Arzneimittel in der Bundesrepublik Deutschland ist jedoch eine Auswahl notwendig.
- Bei dem Arzneimittelnamen finden Sie häufig ein hochgestelltes R, z. B. Dobendan®. Dies bedeutet, daß der Arzneimittelname registriert wurde. Das ® ist kein Qualitätskriterium.
- Nach dem Arzneimittelnamen wird der Hersteller angeführt. Wenn Sie besondere Informationen über ein Arzneimittel haben wollen, können Sie an den Hersteller schreiben. Die Adresse erhalten Sie in jeder Apotheke.
- Erklärungen zu den »Wichtigen Wirkstoffen« können Sie meist dem vorangegangenen Kapitel »Wirkung« entnehmen. Finden Sie dort einen Wirkstoff nicht, können Sie ebenfalls Ihren Apotheker um weitere Erklärungen bitten.
- Schließlich gibt Ihnen die Spalte »Darreichungsformen« einen Überblick, in welchen Arten ein Arzneimittel verfügbar ist. Je nach persönlicher Situation kann die eine oder andere Form für Sie günstiger sein. Grundsätzlich sind für die Wirkung in erster Linie jedoch der Wirkstoff bzw. die Wirkstoffe verantwortlich.
- Bei den Arzneimittellisten wurde auf die Angabe des Preises verzichtet. Scheuen Sie sich jedoch nicht, Ihren Apotheker bei Arzneimitteln mit gleichen oder ähnlichen Wirkstoffen nach dem preisgünstigsten Arzneimittel zu fragen. Das teuerste Arzneimittel muß nicht das beste sein!

Anwendungshinweise

- Wenn Sie eine feste Arzneiform (z. B. Tablette oder Dragee) anwenden, sollten Sie dies nicht im Liegen tun, da sonst das Arzneimittel möglicherweise in der Speiseröhre steckenbleibt und zu Schädigungen führen kann!
- Zum Herunterspülen von Medikamenten ist Mineral- oder Leitungswasser generell besser als Kaffee, Tee, Milch, Fruchtsaft oder alkoholische Getränke. *Medikamente nie trocken schlucken! Stets nachspülen!*

- Die meisten der aufgeführten Arzneimittel können Sie nur in der Apotheke erhalten. Einige Arzneimittelgruppen wie Abführ- oder Beruhigungsmittel sind auch außerhalb der Apotheke, beispielsweise in Drogerien oder Reformhäusern, erhältlich.
- Schließlich eine Bemerkung. Die Beschreibung der Arzneimittelgruppen soll Ihnen einen *Hinweis* auf den sinnvollen Gebrauch geben. Weitere Hinweise speziell zu Ihrem Arzneimittel können Sie der jedem Arzneimittel beigelegten Gebrauchsinformation entnehmen. Bei Unklarheiten, Fragen und Problemen sollten Sie unbedingt mit Ihrem Arzt oder Apotheker sprechen. Die allgemeine Beschreibung in diesem Buch kann nicht immer Ihrer ganz persönlichen Situation gerecht werden.

Arzneimittel gegen Husten und Heiserkeit

Wirkung

- Dämpfung des Hustens und/oder
- Förderung der Schleimlösung und des Aushustens von Schleim und damit
- Bekämpfung von Heiserkeit.

Wirkstoffe

- Sowohl die Gruppe der den Hustenreiz dämpfenden Arzneimittel (Hustenblocker) als auch die Gruppe der den Schleim lösenden Arzneimittel enthalten unterschiedliche Wirkstoffe.
- »Chemische« Hustenblocker sind Butetamat, Clobutinol, Clofedanol, Dextromethorphan, Natriumdibunat, Oxeladin, Pentoxyverin, Pipazetat. Außerdem werden eine Reihe von Pflanzenteilen wie Eibischwurzel, Huflattichblätter, Isländisch Moos sowie Malvenblätter und -blüten verwendet.
- Schleimlösende Hustenmittel können enthalten: Ambroxol, Ammoniumchlorid, Bromhexin, Guaifenesin, Guajakol und Kaliumjodid. Daneben werden Auszüge aus Alantwurzel, Anis, Eukalyptusblättern, Fenchel, Lindenblüten, Spitzwegerichblättern, Süßholzwurzel und Thymian als Hustenlöser verwendet.

Anwendung

- Husten ist im allgemeinen nicht Ausdruck einer Erkrankung, sondern ein wichtiger Schutzmechanismus zur Entfernung zum Beispiel von Staub oder Schleim aus den Luftwegen (Husten: siehe weiße Seite 48).
- Zunächst sollte versucht werden, die Ursache des Hustens zu finden und diese Ursache zu bekämpfen.
- Husten kann z. B. durch Zigarettenrauch, Staub, reizende Gase und andere Stoffe aus unserer Umwelt ausgelöst werden. In diesen Fällen ist es am besten, die Ursachen abzustellen, also beispielsweise das Zigarettenrauchen aufzugeben.
- Hustenblocker helfen bei einem trockenen Reizhusten, schleimlösende Arzneimittel bei einem verschleimten Husten.

- Husten tritt häufig in Verbindung mit Erkältungen auf. Er geht im allgemeinen innerhalb weniger Tage von selbst vorbei. Arzneimittel können dabei unangenehme Begleiterscheinungen wie Schlaflosigkeit lindern. Bei mehreren Erkältungsbeschwerden können auch Grippemittel zur inneren und äußeren Anwendung angewendet werden (siehe gelbe Seite 257).
- Husten kann durch Nervosität hervorgerufen werden. In diesem Fall sollte versucht werden, die psychischen Ursachen zu bekämpfen.
- Bei Heiserkeit ohne Husten haben sich Arzneimittel zum Lutschen wie Emser Pastillen oder Isla Moos bewährt.

Achtung

- Bei Verschleimung keine Hustenblocker nehmen, da dadurch das Abhusten des Schleimes aus den Bronchien behindert wird.
- Codein ist ein Hustenblocker, der nicht ohne ärztliche Verschreibung erworben werden kann. Präparate mit Codein befinden sich allerdings häufig in der Hausapotheke: Längere Anwendung vermeiden! Keine Anwendung bei Säuglingen und Kleinkindern! Dosierung genau beachten!

1. Arzneimittel zur Dämpfung des Hustenreizes

Auswahl häufig verwendeter Mittel

Fragen Sie bei Unsicherheit Ihren Apotheker nach einem für Sie geeigneten Mittel.

Handelsname	Hersteller	Wichtige Wirkstoffe	Handelsformen
Aspecton®	Krewel	Natriumdibunat Butetamat	20 ml, 30 ml Tropfen
Cito-Guakalin®	Stada	Natriumdibunat Guaifenesin	100 ml Saft
dorex®-retard	Woelm	Oxeladin	10 Kapseln
Ozothin®	Beecham-Wülfing	Oxidationsprodukte von Terpentinöl Butetamat	100 g, 200 g Sirup
Pectolitan®	Kettelhack Riker	Clofedanol	100 ml Saft

Handelsname	Hersteller	Wichtige Wirkstoffe	Handelsformen
Sedotussin®	UCB	Pentoxyverin	190 g Sirup 30 ml Tropfen
Sedotussin® Expectorans	UCB	Pentoxyverin Guaifenesin	12, 24 Zäpfchen für Säuglinge 12, 24 Zäpfchen für Kinder 30 ml Tropfen
Selvigon®	Degussa	Pipazetat	15 ml Tropfen 5, 10 Zäpfchen für Kinder
Silomat®	Thomae	Clobutinol	10, 20 Dragees 150 g Saft 10 ml Tropfen

2. Arzneimittel zur Schleimlösung

Bisolvon®	Thomae	Bromhexin	40 ml, 100 ml Lösung zum Inhalieren und zum Einnehmen 20, 50, 100 Tabletten 87 ml, 180 ml Saft
Bromhexin-ratiopharm®	ratiopharm	Bromhexin	100 ml Saft
Heumann-Bronchialtee Solubifix®	Heumann	Auszug u. a. aus Eibischwurzel Süßholzwurzel Primelwurzel Anisöl	150 ml, 300 ml Teepulver
Bronchicum® Tropfen	Nattermann	Auszüge aus verschiedenen Pflanzen u. a. Thymian	30 ml Tropfen
Bronchicum® Elixier N	Nattermann	Auszüge aus verschiedenen Pflanzen u. a. Thymian und Primelwurzel Menthol Eukalyptusöl	130 g, 325 g Elixier
Melrosum®	Nattermann	Honig Auszüge aus verschiedenen Pflanzen u. a. Thymian und Primelwurzel	130 g, 325 g Sirup
Ipalat®	Pfleger	Auszug aus Primelwurzel Menthol Fenchelöl Anisöl	40 Pastillen

Handelsname	Hersteller	Wichtige Wirkstoffe	Handelsformen
Mucosolvan®	Thomae	Ambroxol	20, 50, 100 Retardkapseln 100 ml, 250 ml Saft 20, 50, 100 Tabletten 50 ml, 100 ml Tropfen
Larylin® Hustensirup	Beiersdorf	Saponin Guaifenesin Vitamin C Menthol Eukalyptusöl	24 Bonbons
Larylin® Hustenlöser	Beiersdorf	Dropropizin Saponin	220 g Hustensirup
Optipect®	Thiemann	Ammoniumchlorid Ephedrin Kampfer Pfefferminzöl Eukalyptusöl	20, 50 Dragees 15 ml, 30 ml Tropfen 120 ml Sirup
Ozothin® Dragees	Beecham-Wülfing	Diprophyllin Terpentinöl	50, 100 Dragees
Ozothin® Zäpfchen	Beecham-Wülfing	Paracetamol Oxidationsprodukte von Terpentinöl	10 Zäpfchen für Erwachsene 10 Zäpfchen für Kinder
Ozothin® Tropfen	Beecham-Wülfing	Oxidationsprodukte von Terpentinöl	30 ml, 50 ml Tropfen
Robitussin®	Scheurich	Guaifenesin	135 g Hustensaft
Wybert Salmiak-Pastillen	Wybert	Ammoniumchlorid Süßholzwurzel	75 g Beutel

3. Arzneimittel, die häufig bei Heiserkeit verwendet werden

Emser Pastillen echt® ohne Menthol	Siemens	Natürliches Emser Salz	30 Pastillen
Emser Pastillen echt® mit Menthol	Siemens	Natürliches Emser Salz Menthol	30 Pastillen
Isla Moos®	Engelhard	Extrakt aus Isländisch Moos	30, 50 Pastillen

Arzneimittel gegen Schnupfen

Wirkung

- Schnupfenmittel bewirken durch eine Verengung der Gefäße eine Abschwellung der Nasenschleimhaut und eine verminderte Schleimproduktion in der Nase. Dadurch kommt es zu einer besseren Luftdurchlässigkeit: »freie Nase«.
- Schnupfenmittel bekämpfen nicht die Ursachen eines Schnupfens wie beispielsweise eine Viruserkrankung oder eine Allergie (Heuschnupfen), sondern im allgemeinen nur die Erscheinungen des Schnupfens wie Nasenlaufen und Atemschwierigkeiten.
- Arzneimittel gegen Schnupfen werden zum Beispiel als Dragees oder Kapseln geschluckt oder als Tropfen oder Sprays direkt in der Nase angewendet.

Wirkstoffe

- Die meisten Schnupfenmittel enthalten als wichtigsten Wirkstoff ein sogenanntes Sympathomimetikum. Dazu gehören die Wirkstoffe Ephedrin, Fenoxazolin, Naphazolin, Oxymetazolin, Phenylephrin, Tramazolin, Tetryzolin und Xylometazolin. Diese Wirkstoffe setzen für etwa drei bis neun Stunden die übermäßige Schleimproduktion in der Nase herab.
- Schnupfenmitteln können Mittel gegen eine Allergie, sogenannte Antihistaminika, zugesetzt werden. Diese Mittel werden im Kapitel »Arzneimittel gegen Allergie zum Schlucken« besprochen (siehe gelbe Seite 276).
- Einige Schnupfenmittel enthalten entweder als Zusatz oder ausschließlich ätherische Öle, die ein Gefühl der Erfrischung vermitteln und das Einatmen erleichtern können.
- Bei Schnupfen werden auch homöopathische Arzneimittel wie beispielsweise Sinfrontal® oder Euphorbium verwendet.

Anwendung

- Schnupfenmittel sollten nur dann angewendet werden, wenn die verstopfte Nase zu einer Belastung wird, also bei einer Beeinträchtigung der Arbeit oder des Schlafes oder auch bei Gesprächen mit anderen Personen.

- Schnupfenmittel mit einem sogenannten Sympathomimetikum als Wirkstoff (s. o.) sind *nicht für den Dauergebrauch* geeignet. Sie sollten daher nicht länger als drei Tage eingenommen werden. Sonst besteht die Gefahr einer ständigen Funktionsstörung der Nase, die mit einer dauerhaften Erhöhung der Schleimproduktion verbunden sein kann.

Achtung

- Schnupfenmittel sollten nicht angewendet werden
  - bei ausgetrockneter Nase,
  - bei chronischem Schnupfen.
- Patienten mit grünem Star sollten vor Anwendung von Schnupfenmitteln ihren Arzt fragen.
- Säuglinge und Kleinkinder dürfen Schnupfenmittel nicht als Spray bekommen, da Atemstörungen auftreten können.
- Bei Säuglingen und Kleinkindern daran denken, daß es besondere Schnupfenmittel für Säuglinge und Kleinkinder mit einem niedrigeren Wirkstoffgehalt gibt.

1. Schnupfenmittel zur Anwendung an der Nase
Auswahl häufig verwendeter Mittel

Fragen Sie bei Unsicherheit Ihren Apotheker nach einem für Sie geeigneten Mittel!

Handelsname	Hersteller	Wichtige Wirkstoffe	Handelsformen
Endrine®	Asche	Ephedrin Kampfer Menthol Eukalyptusöl	15 g, 30 g Tropfen 10 g Gel
Endrine® mild	Asche	Ephedrin Kampfer Eukalyptusöl	15 g Tropfen 10 g Gel
Euphorbium compositum	Heel	Verschiedene Inhaltsstoffe in homöopathischen Dosierungen	20 ml Dosierspray
Piniol®	Spitzner	Naphazolin Tripelennamin Chlorobutanol Allantoin	10 ml, 20 ml in Pipettenflasche

Handelsname	Hersteller	Wichtige Wirkstoffe	Handelsformen
Piniol® Nasensalbe	Spitzner	Ephedrin Guajazulen Kampfer Eukalyptusöl	12 g Salbe
Nasivin®	Merck	Oxymetazolin	Für Säuglinge: 5 ml in einer Dosierpipettenflasche Für Kleinkinder: 10 ml in einer Pipettenflasche Für Erwachsene: 10, 20 ml in einer Pipettenflasche 10 ml Dosierspray 10 ml Spray 10 g Gel 20 Einzeldosen Nasivinetten®
Olynth®	Sasse	Xylometazolin	Für Kleinkinder und Säuglinge: 10 ml in einer Pipettenflasche 10 ml in einer Dosiersprayflasche Für Erwachsene und Schulkinder: 10 ml in einer Sprayflasche 10 ml in einer Dosiersprayflasche 10 ml, 20 ml, 100 ml in einer Pipettenflasche
Otriven®	CIBA	Xylometazolin	Für Säuglinge und Kleinkinder: 10 ml in einer Pipettenflasche 20 Einzeldosispipetten (Otrivenetten) Für Erwachsene und Schulkinder: 10 ml, 20 ml in einer Pipettenflasche 20 Einzeldosispipetten (Otrivenetten) 10 ml Dosierspray 10 ml Spray 10 g, 100 g Gel
Rhinopront®	Mack	Tetryzolin	10 ml Spray 10 ml Nasentropfen Für Kinder: 10 ml Nasentropfen

Handelsname	Hersteller	Wichtige Wirkstoffe	Handelsformen
Rhinospray	Mack	Tetryzolin	12 ml Spray 10 ml mit Feindosierer
Snup®	Karlspharma	Fenoxazolin	10 ml Spray 10 ml Tropfen Für Säuglinge und Kleinkinder: 10 ml Tropfen
Tyzine®	Pfizer	Tetryzolin	10 ml Dosierspray 10 ml Nasenspray 10 ml Nasentropfen Für Kinder: 10 ml Nasentropfen
Vibrocil	Zyma	Dimetinden Phenylephrin	12 g Gel 10 ml Spray 10 ml Dosierspray 10 ml Dosiergel 15 ml Tropfen
Wick Schnupfen-spray	Wick	Oxymetazolin Menthol Kampfer Eukalyptusöl	10 ml Spray

2. Mittel zur inneren Anwendung

Handelsname	Hersteller	Wichtige Wirkstoffe	Handelsformen
Balkis®	Dolorgiet	Etilefrin	10, 20 Kapseln 90 ml Saft
Contac® 700	Menley und James	Chlorphenamin Norephedrin	10, 20 Kapseln
Arbid®	Tropon	Buphenin Diphenylpyralin	20 Dragees 25 g Tropfen
Rhinopront® Kapseln	Mack	Carbinoxamin Phenylephrin	10, 20 Kapseln
Rhinopront® Saft	Mack	Carbinoxamin Norephedrin	100 g Saft
Rhinotussal® Kapseln	Mack	Dextromethorphan Phenylephrin Carbinoxamin	10, 20 Kapseln
Rhinotussal® Saft	Mack	Dextromethorphan Norephedrin Carbinoxamin	100 g Saft
Sinfrontal®	Müller	Verschiedene Inhaltsstoffe in homöopathischen Dosierungen	150 Tabletten
Sinupret®	Bionorica	Auszüge aus Frühlingsschlüsselblume Sauerampfer Schwarzer Holunder Enzian	50, 100 Dragees 100 ml Tropfen

Grippemittel

Wirkung

- Grippemittel bekämpfen nicht die Ursachen einer Grippe wie beispielsweise Medikamente gegen eine Infektionskrankheit, sondern mildern nur die unangenehmen Begleiterscheinungen einer Grippe wie Fieber oder Gliederschmerzen.

Wirkstoffe

- Grippemittel enthalten meist mehrere Wirkstoffe, die gegen die verschiedenen Beschwerden bei Grippe wirken sollen.
- Die meisten Grippemittel enthalten einen schmerz- und fiebersenkenden Wirkstoff: (siehe gelbe Seite 266).
- In manchen Grippemitteln sind ferner enthalten:
  - Ein Wirkstoff zur Abschwellung der Schleimhäute (Schnupfenmittel: siehe gelbe Seite 253),
  - ein kreislaufstabilisierender/blutdrucksteigernder Wirkstoff,
  - ein Wirkstoff gegen allergische Reaktionen: siehe gelbe Seite 276,
  - ein Wirkstoff gegen Hustenreiz oder zur Schleimlösung: siehe gelbe Seite 249,
  - ätherische Öle (vor allem in Einreibemitteln),
  - Vitamine (vor allem Vitamin C),
  - Coffein.
- Außerdem gibt es Grippemittel auf homöopathischer Basis, die vorbeugend verwendet werden und insbesondere Wirkstoffe aus Echinacea angustifolia (Kegelblume) enthalten.

Anwendung

- Die typischen Beschwerden bei einer leichteren Grippe wie beispielsweise Fieber oder Husten müssen nicht behandelt werden.
- Grippemittel sind dann sinnvoll, wenn mehrere Beschwerden zusammen auftreten wie Fieber, Gliederschmerzen und Husten und diese Beschwerden so lästig sind, daß ohne Behandlung beispielsweise der Schlaf oder die berufliche Tätigkeit erheblich gestört wird.

- Beachten Sie: Hustenmittel (siehe gelbe Seite 249) können unterschiedlich wirken. Verwenden Sie Hustenblocker nur bei trockenem Reizhusten und schleimlösende Mittel bei verschleimtem Husten.
- Einreibemittel gegen grippale Infekte können auf die Brust und den Rücken aufgetragen oder mit heißem Wasser übergossen und dann inhaliert werden.
- Fragen Sie im Zweifelsfall Ihren Apotheker, ob Ihr Grippemittel gegen die Sie belästigenden Beschwerden wirkt.

Achtung

- Grippemittel können aufgrund mehrerer Wirkstoffe und damit relativ vieler möglicher *Nebenwirkungen* problematisch sein.
- Folgende Personengruppen sollten bei der Anwendung von Grippemitteln vorsichtig sein und die Inhaltsstoffe überprüfen bzw. dazu den Apotheker fragen:
  - Personen, die häufig Magenbeschwerden haben, sollten keine Mittel mit Acetylsalicylsäure und anderen Abkömmlingen der Salicylsäure einnehmen.
  - Asthmatiker sollten mögliche allergische Reaktionen auf Salicylsäurederivate überprüfen.
  - Patienten mit grünem Star sollten vor der Anwendung eines Grippemittels überprüfen, ob ein Schnupfenmittel aus der Reihe der Sympathomimetika (siehe gelbe Seite 253) enthalten ist. Eventuell dazu den Apotheker fragen. Wenn solche Mittel enthalten sind: Vorsicht bei der Anwendung! Eventuell den Arzt fragen.
  - Säuglingen und Kleinkindern sollten keine Grippemittel gegeben werden. Insbesondere sollten keine Einreibemittel mit ätherischen Ölen verwendet werden. Bei starken Beschwerden sollte ein Arzt aufgesucht werden.
  - Autofahrer müssen beachten, daß ein Grippemittel mit einem Mittel gegen allergische Reaktionen (siehe gelbe Seite 276) müde macht. Fragen Sie bei Unklarheit den Apotheker.
  - Vorsicht bei gleichzeitiger Zufuhr von Alkohol.

Grippemittel zur inneren Anwendung

Auswahl häufig verwendeter Mittel

Fragen Sie bei Unsicherheit Ihren Apotheker nach einem für Sie geeigneten Mittel!

Handelsname	Hersteller	Wichtige Wirkstoffe	Handelsformen
Contramutan®	Rorer	Pflanzliche Auszüge aus Kegelblume Eisenhut Tollkirsche Maiglöckchen	40, 100 Dragees 10 Kinderzäpfchen 20 ml, 50 ml Tropfen 150 ml Kindersaft
Doregrippin® N	Rentschler	Ethenzamid Norfenefrin Diphenylpyralin	20 Tabletten
Esberitox® N	Schaper & Brümmer	Pflanzliche Inhaltsstoffe u. a. aus Kegelblume	50, 100 Tabletten 20 ml, 50 ml, 100 ml Lösung 10 Zäpfchen
Fluprim®	Roche	Dextromethorphan Phenindamin Ephedrin Salicylamid Vitamin A Vitamin C	20, 50 Dragees
Grippostad®	Stada	Diphenhydramin Coffein Prophyphenazon Salicylamid	20, 50 Dragees
ilvico® N	Merck	Brompheniramin Vitamin C Coffein Paracetamol	20 Dragees
ilvico® für Kinder	Merck	Brompheniramin Propyphenazon Salicylamid	10 Zäpfchen
ilvico® Saft	Merck	Brompheniramin Methylephedrin Vitamin C Phenazon Natriumsalicylat	125 g Saft
Kolton® grippale Dragees	Promonta	Piprinhydrinat Paracetamol Vitamin C Ethenzamid Coffein	20 Dragees

Handelsname	Hersteller	Wichtige Wirkstoffe	Handelsformen
Kolton® grippale Saft	Promonta	Piprinhydrinat Paracetamol Vitamin C Natriumsalicylat Auszüge aus Arzneipflanzen wie z. B. Thymian	125 g Saft
Kontagripp®	Azuchemie	Paracetamol Salicylamid Coffein Oxeladin Diphenhydramin	20 Tabletten
Kontagripp®-RR	Azuchemie	Paracetamol Salicylamid Coffein Oxeladin Diphenhydramin Pholedrin	20 Tabletten
Metavirulent®	Fackler	Verschiedene Inhaltsstoffe in homöopathischer Dosierung	50 ml, 100 ml Tropfen
Paedisup®	Chephasaar	Paracetamol Doxylamin	10 Kinderzäpfchen 10 Säuglingszäpfchen
Perdiphen®	Schwabe	Ephedrin Paracetamol Diphenylpyralin Vitamin C	40 Dragees
Perdiphen® Kinder- und Säuglingszäpfchen	Schwabe	Paracetamol Ephedrin Diphenylpyralin	10 Zäpfchen
Perdiphen®-N	Schwabe	Paracetamol Ephedrin Auszüge aus Arzneipflanzen wie z. B. Thymian	100 ml Saft
Rhinotussal® Kapseln	Mack	Dextromethorphan Phenylephrin Carbinoxamin	10, 20 Kapseln
Rhinotussal® Saft	Mack	Dextromethorphan Norephedrin Carbinoxamin	100 g Saft
Siguran®	Mack	Derivat der Salicylsäure Paracetamol Coffein Vitamin C	24 Kapseln 10 Retardtabletten

Handelsname	Hersteller	Wichtige Wirkstoffe	Handelsformen
Tempil® N	Temmler	Diphenylpyralin Metamfepramon Acetylsalicylsäure	20 Kapseln
toxi-loges C	Loges	Pflanzliche Inhaltsstoffe u. a. aus Kegelblume	50, 250 Tabletten
Trimedil®	Zyma	Dimetinden Vitamin C Phenylephrin Paracetamol Rutoside	20, 50 Dragees
Wick MediNait®	Wick	Paracetamol Doxylamin Ephedrin Dextromethorphan Anethol	90, 180 ml Saft

Grippemittel zur äußeren Anwendung und zum Inhalieren

Auswahl häufig verwendeter Mittel

Fragen Sie bei Unsicherheit Ihren Apotheker nach einem für Sie geeigneten Mittel!

Handelsname	Hersteller	Wichtige Wirkstoffe	Handelsformen
Babix Inhalat	Mickan	Eukalyptusöl uhd andere ätherische Öle	5 ml
Bronchoforton®	Plantorgan	Eukalyptusöl Kampfer Menthol und weitere ätherische Öle	40 g, 100 g Salbe Kombipackung (100 g Salbe mit Inhalator)
Broncholind® Balsam	Divapharma-Knufinke	Kampfer Menthol Eukalyptusöl und andere ätherische Öle	20 g Salbe
Japanisches Heilpflanzenöl	Rödler	Pfefferminzöl	10 ml, 30 ml, 100 ml Öl
Pinimenthol®	Spitzner	Kampfer Eukalyptusöl Menthol und weitere ätherische Öle	40 g, 100 g Gel 50 ml, 100 ml Flüssigkeit 20 g, 40 g, 100 g Salbe
Piniol® Balsam	Spitzner	Kampfer Guajazulen Eukalyptusöl und andere ätherische Öle	20 g, 40 g Salbenemulsion 40 g Salbenemulsion mit Inhalator

Handelsname	Hersteller	Wichtige Wirkstoffe	Handelsformen
Soledum®	Cassella-med	Eukalyptusöl Kampfer Kamillenblütenextrakt	20 g, 40 g Erkältungsbalsam 20 g, 40 g Balsam forte
stas®	Stada	Guaifenesin Kampfer Menthol Methylnicotinat Eukalyptusöl Latschenkiefernöl	18 g, 48 g Salbe
Transpulmin®	Degussa	Cineol Menthol Salbeiöl Kampfer Kamillenblütenextrakt	20 g, 40 g, 100 g Kombipackung (40 g Balsam mit Inhalator)
Wick Inhalierstift	Wick	Menthol Kampfer Methylsalicylat Bornylacetat	1 Stift
Wick Vapo Rub®	Wick	Menthol Kampfer Eukalyptusöl und andere ätherische Öle	20 g, 40 g, 90 g Salbe

Arzneimittel gegen Halsschmerzen und Entzündungen im Mund

Wirkung

- Desinfizierend (keimabtötend) und/oder
- antibiotisch im Mund- und Rachenbereich und/oder
- lokalanaesthetisch (örtlich betäubend) und/oder
- adstringierend (zusammenziehend) und damit ebenfalls lindernd bzw. keimabtötend und/oder
- entzündungshemmend und/oder
- allgemein lindernd durch Anregung des Speichelflusses.

Wirkstoffe

Entsprechend der Wirkung dieser Präparate gibt es:

- keimabtötende Wirkstoffe wie Chlorhexidin, Cetylpyridinium, Benzalkonium, Hexetidin, Ethacridin, Acriflavinium; ferner sind Salzwasser und Salbeitee zur Keimabtötung geeignet;
- im Mund oder Rachen wirksame Antibiotika (sog. Lokalantibiotika) wie Bacitracin oder Tyrothricin;
- örtlich betäubende Wirkstoffe wie Benzocain, Lidocain oder Polidocanol;
- zusammenziehende Wirkstoffe wie Aluminiumverbindungen;
- entzündungshemmende Wirkstoffe aus Kamille;
- den Speichelfluß anregende und allgemein lindernde ätherische Öle wie Menthol oder Eukalyptusöl.

Anwendung

Je nach Darreichungsform sind die Arzneimittel entweder

- mehrere Male pro Tag zu lutschen oder im Mund zergehen zu lassen
  oder
- mehrere Male am Tag zu gurgeln
  oder
- auf die betroffene Hautstelle im Mund aufzutragen.

Achtung

- Es ist wissenschaftlich nicht erwiesen, daß die desinfizierend und antibiotisch wirkenden Arzneimittel gegen Halsschmerzen und Entzündungen im Mund ausreichend wirksam sind. Suchen Sie bei schweren oder langandauernden Halsschmerzen sowie insbesondere bei Angina (siehe weiße Seite 43) Ihren Arzt auf, der Ihnen je nach Erkrankungsbild ein Antibiotikum zum Schlucken verordnen kann.
- Wenn ein Pilzbefall im Mund vorliegt (weiße, schuppige Zunge) sollten Sie den Arzt aufsuchen.
- Bei einigen desinfizierenden Wirkstoffen (Chlorhexidin, Hexetidin) kann es bei längerer Anwendung zu Geschmacksveränderungen oder zu Verfärbungen der Zunge und der Zähne kommen.

Arzneimittel gegen Halsschmerzen und Entzündungen im Mund
Auswahl häufig verwendeter Mittel

Fragen Sie bei Unsicherheit Ihren Apotheker nach einem für Sie geeigneten Mittel!

1. Arzneimittel zum Spülen und Gurgeln

Handelsname	Hersteller	Wichtige Wirkstoffe	Handelsformen
Chlorhexamed®	Blend-a-med	Chlorhexidin	200 ml Lösung 50 ml Konzentrat
Dobendan®	Merrell	Cetylpyridinium	250 ml Lösung
Doreperol®	Rentschler	Hexetidin Cetylpyridinium	250 ml Lösung
Hexoral®	Gödecke/Sasse	Hexetidin	200 ml Lösung 100 ml Spray
Hexetidin-ratiopharm®	ratiopharm	Hexetidin	200 ml Lösung
Inspirol®	Lyssia	Menthol Eukalyptusöl Pfefferminzöl Ethacridin	50 ml, 250 ml Lösung
Kamillosan®	Degussa	Ätherische Öle aus Kamillenblüten	30 ml, 100 ml, 250 ml und 1 000 ml Lösung
Kavosan®	Oral B	Dinatrium-peroxodi-carbonat	8, 20, 40 Beutel mit 1,5 g
Laryngsan®	Opfermann	Ammoniumiodid Ammoniak Coffein-Natriumbenzoat Verschiedene ätherische Öle	20 ml, 40 ml Tropfen
Lurgyl®	Dieckmann	Chlorhexidin Tramazolin Aluminiumlactat	200 ml Lösung
Mallebrin®	Krewel	Aluminiumchlorat	30 ml, 50 ml und 100 ml Lösung
Meditonsin®	Medice	Verschiedene Inhaltsstoffe in homöopathischer Dosierung, enthält u. a. Cetylpyridinium	35 ml Lösung
Salviathymol®	Galenika Hetterich	Zahlreiche ätherische Öle, u. a. Salbei- und Eukalyptusöl	20 ml, 50 ml und 200 ml Lösung

Trachisan®	Engelhard	Chlorhexidin Menthol Benzoesäure Lidocain Verschiedene ätherische Öle	200 ml Lösung

2. Arzneimittel zum Lutschen und zum Zergehenlassen im Mund

Handelsname	Hersteller	Wichtige Wirkstoffe	Handelsformen
Anginomycin®	Chephasaar	Tyrothricin Bacitracin	20 Tabletten
Dobendan®	Merrell	Cetylpyridinium	20, 50 Lutsch-Pastillen
Dorithricin®	Rentschler	Tyrothricin Benzalkonium Benzocain	20, 50 Lutsch-Tabletten
Frubienzym®	Biotherax	Lysozym Papain Bacitracin	20, 50 Tabletten
Hexoraletten®	Gödecke/Sasse	Chlorhexidin Benzocain Vitamin C	18 Pastillen
Imposit®	Madaus	Gramicidin Cetylpyridinium Dichlorbenzylalkohol Benzocain	20, 50 Tabletten
Inspirol®	Lyssia	Benzethonium Paraformaldehyd Benzocain Menthol Pfefferminzöl Eukalyptusöl	40 Pastillen
Mallebrinetten	Krewel	Aluminiumverbindung	20, 50 Tabletten
Neo-angin®	Divapharma-Knufinke	Anisöl Kampferholzöl Dichlorbenzylalkohol Menthol Pfefferminzöl	24, 48 Lutsch-Tabletten
Salbeibonbons	Dallmann	Extrakt aus Salbeiblättern Salbeiöl Vitamin C	20 Bonbons
Tonsilase®	Pejo	Papain Bacitracin Lysozym Cetylpyridinium	20 Lutsch-Tabletten

Tyrosolvetten®	Tosse	Tyrothricin Cetylpyridinium Benzocain	30, 50 Lutsch-Tabletten
Tyrosolvetten®-C	Tosse	Tyrothricin Cetylpyridinium Vitamin C	30, 50 Lutsch-Tabletten

3. Arzneimittel zum Auftragen und Einpinseln

Handelsname	Hersteller	Wichtige Wirkstoffe	Handelsformen
Ad-Muc®	Merz	Extrakt aus Kamillenblüten Myrrhentinktur Pfefferminzöl	15 g Salbe
Dynexan A®	Kreussler	Lidocain Benzalkonium	10 g, 30 g Gel
Kamistad®	Stada	Benzalkonium Lidocain Thymol Auszug aus Kamillenblüten	10 g Gel
Mundisal®	Mundipharma	Cholinsalicylat Cetalkonium	8 g Gel
Pyralvex®	Norgine	Extrakt aus Rhabarberwurzel Salicylsäure	10 ml, 30 ml Lösung

Arzneimittel gegen Schmerzen, Fieber und Entzündungen

Wirkung

- Die sogenannten Schmerzmittel haben mehrere Wirkungen:
  - sie verringern Schmerzen (Fachausdruck: analgetische Wirkung),
  - sie senken eine erhöhte Körpertemperatur und damit Fieber (Fachausdruck: antipyretische Wirkung),
  - sie vermindern Entzündungen (Fachausdruck: antiphlogistische Wirkung).

  Daher werden im folgenden Arzneimittel gegen Schmerzen, Fieber und Entzündungen gemeinsam beschrieben.

Wirkstoffe

- Die Mittel gegen Schmerzen, Fieber und Entzündungen können in drei große Gruppen eingeteilt werden:
  1. Salicylsäurederivate
     - Wichtigster Stoff ist die Acetylsalicylsäure.
     - Verwendet werden auch Salacetamid und Ethenzamid.
     - Abkömmlinge der Salicylsäure wirken vor allem entzündungshemmend und schmerzlindernd, aber auch fiebersenkend.
  2. Aminophenolderivate
     - Wichtigster Vertreter dieser Gruppe ist Paracetamol. Paracetamol wirkt vor allem fiebersenkend, aber auch schmerzlindernd und schwach entzündungshemmend.
     - Paracetamol hat in vielen Präparaten das früher häufig verwendete Phenacetin ersetzt, das bei langfristigem *hohem Gebrauch* zu *Nierenschäden* führt.
  3. Pyrazolderivate
     - Häufig verwendet werden Phenazon und Propyphenazon.
     - Die Pyrazolderivate wirken vor allem fiebersenkend und schmerzlindernd.

Anwendung

- Arzneimittel gegen Schmerzen dienen ausschließlich der Bekämpfung des schmerzhaften Zustandes, beheben jedoch nicht die Ursache des Schmerzes (sogenannte symptomatische Therapie, keine kausale Therapie).
- Arzneimittel gegen Schmerzen, Fieber und Entzündungen können für einige Tage ohne Arztbesuch angewendet werden. Die meisten Schmerzen und fieberhaften Zustände verschwinden nach wenigen Tagen, da die zugrundeliegende Ursache im allgemeinen ebenfalls innerhalb weniger Tage verschwindet.
- Bei solchen Befindlichkeitsstörungen ist die Anwendung von Arzneimitteln gegen Schmerzen, Fieber und Entzündungen in maßvoller Menge sinnvoll.
- Halten Schmerzen, Fieber und Entzündungen länger als ca. drei Tage an, sollte ein Arzt aufgesucht werden, um die Ursache festzustellen.
- Ein Teil der Wissenschaftler hält Präparate mit einem Wirkstoff für besser. Diese Arzneimittel werden Monopräparate genannt. Andere Wissenschaftler

meinen, daß bestimmte Arzneimittel mit mehreren Wirkstoffen (Kombinationspräparate) zumindest gleichwertig sind.
- Für Kinder empfehlen sich bei Fieber und Schmerzen insbesondere Präparate mit Paracetamol.

Achtung

- Bei allen genannten Wirkstoffen gegen Schmerzen, Fieber und Entzündungen sind schwerwiegende Nebenwirkungen selten.
- Alle Abkömmlinge der Salicylsäure sollten von Personen, die Probleme mit ihrem Magen haben, also z. B. bei zuviel Magensäure oder allgemein häufigen Magenschmerzen, nicht ohne ärztlichen Rat angewendet werden. Auch bei gesunden Personen kann es in Einzelfällen durch Reizung der Magenschleimhaut zu Übelkeit, Erbrechen, Bauchschmerzen oder Sodbrennen kommen. Diese Beschwerden verschwinden im allgemeinen nach Absetzen des Arzneimittels.
- Personen, die leicht zu Blutungen neigen, sollten vor der Einnahme von Schmerzmitteln den Arzt befragen.
- Besonders vorsichtig müssen Personen sein, die leicht allergisch reagieren. Sowohl die Abkömmlinge der Salicylsäure als auch des Pyrazols können allergische Reaktionen hervorrufen, z. B. Hautausschläge oder Asthmaanfälle.
- In Schwangerschaft und Stillzeit sollten generell möglichst wenig Arzneimittel eingenommen werden. Arzneimittel mit Paracetamol sind in dieser Zeit Präparaten mit Acetylsalicylsäure vorzuziehen.
  Bei Mißbrauch (in sehr hohen Dosen) verursacht Paracetamol Leberschäden.
- Coffein soll die Wirksamkeit von Schmerzmitteln erhöhen und insbesondere bei bestimmten Formen der Migräne helfen. Coffein kann jedoch durch die anregende Wirkung einen Dauergebrauch fördern.
- Keine Arzneimittel gegen Schmerzen, Fieber und Entzündungen verwenden, die sogenannte Barbiturate (z. B. Phenobarbital, Barbital, Amobarbital) enthalten. Diese können zu Sucht und Abhängigkeit führen. Diese Mittel sind zwar verschreibungspflichtig, sie werden jedoch häufig in der Hausapotheke aufbewahrt.
- Generell: keine langfristige Anwendung ohne Arztgespräch.

Arzneimittel gegen Schmerzen, Fieber und Entzündungen

Fragen Sie bei Unsicherheit Ihren Apotheker nach einem für Sie geeigneten Mittel!

1. Arzneimittel mit Acetylsalicylsäure als einzigem Wirkstoff

Handelsname	Hersteller	Wirkstoff	Handelsformen
Acetylin®	Heyden	Acetylsalicylsäure	20 Tabletten
Acidum acetylsalicylicum	Engelhard	Acetylsalicylsäure	20, 100 Tabletten
Aspirin®	Bayer	Acetylsalicylsäure	20, 100 Tabletten
Aspirin junior®	Bayer	Acetylsalicylsäure	20 Tabletten
Aspro 500®	Nicholas	Acetylsalicylsäure	4, 12 Brausetabletten
Aspro Tabletten®	Nicholas	Acetylsalicylsäure	30, 60 Tabletten
ASS Dura®	Durachemie	Acetylsalicylsäure	30, 50, 100 Tabletten
ASS-ratiopharm®	ratiopharm	Acetylsalicylsäure	30, 100 Tabletten
ASS-Woelm®	Woelm	Acetylsalicylsäure	10, 20 Tabletten
Halgon®	Togal-Werk	Acetylsalicylsäure	25 Tabletten
Temagin® 600	Beiersdorf	Acetylsalicylsäure	20, 60, 100 Tabletten

2. Arzneimittel mit Paracetamol als einzigem Wirkstoff

Handelsname	Hersteller	Wichtige Wirkstoffe	Handelsformen
Anaflon®	Winthrop	Paracetamol	5, 10 Zäpfchen je 125 mg Wirkstoffmenge 5, 10 Zäpfchen je 250 mg 5, 10 Zäpfchen je 500 mg 20 Tabletten je 500 mg 10, 20 Brausetabletten je 500 mg
ben-u-ron®	bene-Chemie	Paracetamol	100 g Saft (200 mg Wirkstoffmenge in 5 ml Saft) 5, 10 Zäpfchen je 125 mg Wirkstoffmenge 5, 10 Zäpfchen je 250 mg 5, 10 Zäpfchen je 500 mg 10, 20 Tabletten je 500 mg 10, 20 Kapseln je 500 mg 5, 10 Zäpfchen je 1 000 mg

Handelsname	Hersteller	Wichtige Wirkstoffe	Handelsformen
Enelfa®	Dolorgiet	Paracetamol	100 ml Saft (100 mg Wirkstoffmenge in 5 ml Saft) 5, 10 Zäpfchen je 125 mg Wirkstoffmenge 5, 10 Zäpfchen je 250 mg 5, 10 Zäpfchen je 500 mg 10, 20 Tabletten je 500 mg
Eu-Med® Kinderzäpfchen	Pflüger	Paracetamol	6, 100 Kinderzäpfchen je 500 mg Wirkstoffmenge
Eu-Med® Kleinkinderzäpfchen	Pflüger	Paracetamol	6, 50 Kleinkinderzäpfchen je 260 mg Wirkstoffmenge
Eu-Med® Säuglingszäpfchen	Pflüger	Paracetamol	6, 50 Säuglingszäpfchen je 130 mg Wirkstoffmenge
Kinder-Tylenol®	Johnson & Johnson	Paracetamol	15 ml Tropfen (100 mg Wirkstoffmenge in 1 ml) 20 Kautabletten je 160 mg Wirkstoffmenge 5, 10 Zäpfchen je 100 mg 5, 10 Zäpfchen je 200 mg 5, 10 Zäpfchen je 350 mg
Paracetamol-ratiopharm®	ratiopharm	Paracetamol	10 Zäpfchen für Säuglinge je 100 mg Wirkstoffmenge 10 Zäpfchen für Kleinkinder je 250 mg 10 Zäpfchen für Schulkinder je 300 mg 30 Tabletten je 500 mg
Pasolind®	Stada	Paracetamol	10 Zäpfchen je 125 mg Wirkstoffmenge 10 Zäpfchen je 250 mg 10 Zäpfchen je 500 mg
Tylenol®	Johnson & Johnson	Paracetamol	10, 20 Tabletten je 500 mg Wirkstoffmenge

3. Andere Arzneimittel mit einem Wirkstoff

Dolo-Med®	Much	Phenazon	20 Tabletten
Dolamed®	Kanoldt	Phenazon	10 Pulverpackungen
Nicopyron®	Trommsdorff	Nifenazon	50 Dragees

4. Arzneimittel mit mehreren Wirkstoffen
Auswahl häufig verwendeter Mittel

Handelsname	Hersteller	Wichtige Wirkstoffe	Handelsformen
Alka-Selzer®	Miles	Acetylsalicylsäure Zitronensäure Natriumhydrogencarbonat	10, 20, 40 Brausetabletten
Antineuralgie-Tabletten	Scheurich	Acetylsalicylsäure Paracetamol Coffein	20 Tabletten
Aspirin® plus C	Bayer	Acetylsalicylsäure Vitamin C	10, 20 Brausetabletten
Boxazin® S	Thomae	Acetylsalicylsäure Vitamin C	10, 20 Brausetabletten
Dolo-Neurobion®	Cascan	Paracetamol Vitamin B 1, B 6, B 12	20, 50, 100 Dragees 10, 30 Lacktabletten forte
Doppel-Spalt® N	Much	Phenazonsalicylat Ethenzamid Benzylmandelat Coffein	20, 50, 100 Tabletten
Eu-Med®	Pflüger	Propyphenazon Phenazon Salacetamid Coffein	10, 20, 100 Tabletten 6 Zäpfchen
Eu-Med® S	Pflüger	Acetylsalicylsäure Ethenzamid Coffein	10, 20, 100 Tabletten
Malinert® N	Menadier	Acetylsalicylsäure Paracetamol	20, 50 Tabletten

Handelsname	Hersteller	Wichtige Wirkstoffe	Handelsformen
Migränin®	Cassella-med	Phenazon Coffein Zitronensäure	10, 20, 50 Tabletten
Neuralgin® N	Pfleger	Acetylsalicylsäure Paracetamol Coffein	20, 100 Tabletten
Octadon®	Thiemann/Chefaro	Salacetamid Paracetamol Ethenzamid Coffein	10, 20, 50 Tabletten
Prontopyrin®	Mack	Verbindung mit Acetylsalicylsäure Paracetamol Coffein	20, 50 Tabletten
Quadronal® A	Degussa	Acetylsalicylsäure Ethenzamid Coffein Benzylmandelat	20, 50 Tabletten
Ring Tabletten	Mack	Acetylsalicylsäure Coffein Vitamin C	10, 20 Tabletten
Sinpro®	Bayer	Phenazonsalicylat Paracetamol Coffein	10, 20, 100 Pulverbriefe
Spalt® N	Much	Paracetamol Phenazon Coffein	10, 20, 60, 100 Tabletten
Temagin®	Beiersdorf	Propyphenazon Ethenzamid Coffein	20, 60, 100 Tabletten
Thomapyrin® N	Thomae	Acetylsalicylsäure Paracetamol Coffein	10, 20, 100 Tabletten
Togal®	Togal-Werk	Chinin Lithiumcitrat Acetylsalicylsäure	14, 42, 100 Tabletten
		Chinin Paracetamol Salicylamid	10 Zäpfchen 10 Zäpfchen für Kinder
Vivimed®	Mann	Propyphenazon Paracetamol Coffein Vitamin B 1	10, 20, 60, 100 Tabletten

Beruhigungs- und Schlafmittel

Wirkung

- Beruhigungs- und Schlafmittel wirken in Abhängigkeit von Einnahmemenge und Dosierung entweder beruhigend (sedativ) oder schlaffördernd (hypnotisch).
- Beruhigungs- und Schlafmittel können bei besonderen Gefühls- und Temperamentssituationen wie zum Beispiel Übererregbarkeit, innere Unruhe und allgemeine Nervosität helfen.
- Die Wirkung der Beruhigungs- und Schlafmittel kommt durch eine Dämpfung des Zentralnervensystems zustande.

Wirkstoffe

- Beruhigungsmittel enthalten im allgemeinen Auszüge aus Pflanzen wie beispielsweise Baldrian, Hopfen, Melisse, Hafer und Passionsblume.
- Schlafmittel können diese pflanzlichen Auszüge in höherer Konzentration enthalten.
- Nichtverschreibungspflichtige Schlafmittel können auch zwei Wirkstoffe aus der Gruppe der Mittel gegen allergische Erkrankungen enthalten, die stark beruhigend wirken und somit als Schlafmittel eingesetzt werden können. Dabei handelt es sich um die Wirkstoffe Diphenhydramin und Doxylamin.
- Relativ neu ist die Verwendung der Aminosäure L-Tryptophan als Schlafmittel, die bei langfristiger Anwendung Schlafstörungen beheben kann.

Anwendung

- Zunächst ein Arzneimittel mit pflanzlichen Stoffen versuchen.
- Wird insbesondere eine Schlafstörung mit pflanzlichen Präparaten nicht beseitigt, kann ein Präparat mit Diphenhydramin oder Doxylamin beziehungsweise ein Präparat mit Kombinationen dieser Stoffe mit pflanzlichen Auszügen eingenommen werden.

Achtung

- Bei Präparaten auf pflanzlicher Basis sind keine Nebenwirkungen zu erwarten.
- Bei der Anwendung von Arzneimitteln mit Diphenhydramin und Doxylamin ist zu beachten:
  - Patienten mit einem sogenannten Engwinkelglaukom, einer Augenkrankheit (siehe weiße Seite 28), und Patienten mit einer Prostataerkrankung (siehe weiße Seite 148) sollten vor Anwendung ihren Arzt fragen.
  - Bei Kleinkindern Dosierung genau beachten!
  - Als Nebenwirkungen können insbesondere Mundtrockenheit oder Sehstörungen auftreten. Dann Arzneimittel absetzen oder den Arzt fragen.
- Beruhigungs- und Schlafmittel sollten nicht mit anderen Beruhigungsmitteln zusammen genommen werden, ohne zuvor mit einem Arzt oder einem Apotheker darüber gesprochen zu haben.

Beruhigungs- und Schlafmittel
Auswahl häufig verwendeter Mittel

Fragen Sie bei Unsicherheit Ihren Apotheker nach einem für Sie geeigneten Mittel!

Handelsname	Hersteller	Wichtige Wirkstoffe	Handelsformen
Baldrian-Dispert®	Lyssia	Extrakt aus Baldrian	50, 125 Dragees
Baldrianox Baldrian Dragees	Hermes	Extrakt aus Baldrian Hopfen Weißdorn Mistel	50, 150 Dragees
Baldriparan®	Scheurich	Extrakt aus Baldrian Hopfen Weißdorn Mistel	50, 150 Dragees
Baldriparan® stark	Scheurich	Extrakt aus Baldrian Hopfen Weißdorn Mistel	50, 100 Dragees
Baldrisedon®	Scheurich	Extrakt aus Baldrian	20, 60 Kapseln

Handelsname	Hersteller	Wichtige Wirkstoffe	Handelsformen
Betadorm®-A	Woelm	Diphenhydramin 8-Chlortheophyllin	10, 20 Tabletten
Dolestan®	Much	Diphenhydramin	10, 20 Tabletten
Dr. Klingers Bergischer Kräutertee, Nerven- und Beruhigungstee	Mack	Extrakte aus Pfefferminz Melisse Hopfen	200 ml, 400 ml Teegranulat
Euvegal® comp.	Spitzner	Diphenhydramin mit pflanzlichen Auszügen u. a. aus Baldrian und Hopfen	100 ml, 300 ml Saft
Halbmond-Tabletten®	Much	Diphenhydramin	10, 20 Tabletten
Hoggar® N	Stada	Doxylamin	10, 20 Tabletten
Klosterfrau Baldrian Beruhigungs-Kapseln	Klosterfrau	Extrakt aus Baldrian	24, 48 Kapseln
Klosterfrau Melissengeist	Klosterfrau	Ätherische Öle im alkoholischen Destillat u. a. aus Melissenblättern	47 ml, 95 ml, 155 ml, 235 ml, 330 ml Flüssigkeit
L-Tryptophan	A. S.	L-Tryptophan	20, 50, 100 Tabletten
Moradorm®	Bouhon	Extrakt aus Baldrian und Passionsblume Diphenhydramin	20 Tabletten
Moradorm® S	Bouhon	Extrakt aus Baldrian Passionsblume Hopfen	20 Tabletten
Nervenruh forte	Divapharma-Knufinke	Extrakt aus Baldrian und Hopfen	60, 120 Dragees
Plantival®	Schwabe	Extrakt u. a. aus Baldrian und Passionsblume	30 ml Tropfen 60 Dragees
S. 8	Chefaro	Diphenhydramin	20 Tabletten
Valdispert®	Kali-Chemie	Extrakt aus Baldrian	50, 100, 200, 500 Dragees
Valmane®	Kali-Chemie	Extrakt aus Baldrian	20, 50 Dragees
Vivinox-Beruhigungs-Dragees	Mann	Extrakt aus Baldrian Hafer Hopfen Mistel	40 Dragees

Arzneimittel gegen Allergien zum Schlucken

Wirkung

- Bei Erkrankungen, die durch das Gewebshormon Histamin verursacht werden. Beispiele: Nesselsucht und Heuschnupfen (siehe weiße Seite 34).
- Wirksamkeit ist bei Asthma relativ schwach.
- Unabhängig von Histamin soll Calcium gegen Allergien (siehe weiße Seite 121) wirksam sein.

Wirkstoffe

- Häufig verwendet werden Mittel mit den Wirkstoffen Clemastin, Dimetinden, Pheniramin und Terfenadin.
- Calcium-Verbindungen.

Anwendung

- Nur kurzfristig anwenden. Bei länger andauernder Allergie: Arzt aufsuchen.
- Dosierung ist von der Ansprechbarkeit des einzelnen abhängig.

Achtung

- Mit Ausnahme der Calciumpräparate und von Terfenadin machen die Mittel müde: Einschränkung des Reaktionsvermögens beim *Autofahren.*
- Verstärkung dieser Nebenwirkung durch gleichzeitige Anwendung von Schlaf- oder Beruhigungsmitteln und Mitteln gegen psychische Erkrankungen ist möglich.
- Besondere *Vorsicht* bei gleichzeitigem *Alkoholgenuß!*
- Mittel mit Calcium nicht in zu hoher Dosis anwenden, da sonst schwere Nebenwirkungen möglich sind.

Arzneimittel gegen Allergien zum Schlucken
Auswahl häufig verwendeter Mittel

Fragen Sie bei Unsicherheit Ihren Apotheker nach einem für Sie geeigneten Mittel!

Handelsname	Hersteller	Wichtige Wirkstoffe	Handelsformen
Avil®	Albert-Roussel	Pheniramin	20 Tabletten 20, 50 Retarddragees 100 ml Sirup
Fenistil®	Zyma	Dimetinden	20, 50, 100 Dragees
Tavegil®	Sandoz	Clemastin	20, 50 Tabletten 125 ml Sirup
Calcistin®	Hestia	Calciumlactat Histapyrrodin	20, 50 Dragees
Calcium-Sandoz®	Sandoz	Calciumlactogluconat	20, 100 Brausetabletten forte 20 Brausetabletten fortissimum
Frubiase® Calcium 100	Biotherax	Calciumgluconat Calciumlactat Phosphorsäure Vitamin D_2 Vitamin C	20, 100 Trinkampullen
Systral®	Degussa	Chlorphenoxamin	20, 50 Dragees 60 ml Saft
Teldane®	Merrell	Terfenadin	20, 50, 100 Tabletten 120 ml Suspension

Arzneimittel gegen Allergien zur Anwendung auf der Haut

Wirkung

- Gegen allergische Reaktionen der Haut durch Insektenstiche, Sonnenbrand und Verbrennungen anderer Art. Sie können Schwellung, Rötung und Juckreiz verringern und damit das möglicherweise Hautinfektionen hervorrufende »Kratzen« unterbinden.

Wirkstoffe

- Gegen das Gewebshormon Histamin wirken: Bamipin, Chlorphenoxamin, Clemastin, Dimetinden, Diphenhydramin.
- Allgemein entzündungshemmend wirkt Bufexamac.

Anwendung

- Salbe, Gel oder Puder mehrmals täglich dünn auftragen.

Achtung

- Bei großflächigen Hautschädigungen oder schwereren Verbrennungen sowie bei starken allergischen Reaktionen: Arzt aufsuchen.
- Bei Überempfindlichkeit gegen die Arzneimittel kann die Allergie verstärkt werden: Mittel nicht mehr anwenden.
- Nicht auf offene Wunden, an Augen oder an Schleimhäuten anwenden.

Arzneimittel gegen Allergien zur Anwendung auf der Haut

Auswahl häufig verwendeter Mittel

Fragen Sie bei Unsicherheit Ihren Apotheker nach einem für Sie geeigneten Mittel!

Handelsname	Hersteller	Wichtige Wirkstoffe	Handelsformen
Fenistil®	Zyma	Dimetinden	20 g, 50 g, 100 g Gel
Ingelan®	Boehringer Ingelheim	Isoprenalin	30 g, 50 g Gel 35 g Salbe
Ingelan® Puder	Boehringer Ingelheim	Isoprenalin Salicylsäure	25 g, 50 g Puder
Malipuran®	Scheurich	Bufexamac	15 g, 30 g, 40 g Salbe
Parfenac®	Cyanamid-Novalis	Bufexamac	20 g, 50 g Creme 20 g, 50 g Salbe 20 g, 50 g Fettsalbe
Pellit®	Engelhard	Diphenhydramin	30 g Gel
Psilo-Balsam®	Stada	Diphenhydramin Cetylpyridinium Stadacain®	20 g, 50 g Gel
Soventol®	Nordmark	Bamipin	20 g, 50 g Gelee
Systral®	Degussa	Chlorphenoxamin	20 g, 50 g Gelee 20 g, 50 g Salbe
Tavegil®	Sandoz	Clemastin	20 g, 50 g Gel

Arzneimittel zur Desinfektion auf der Haut

Wirkung

- Abtötung von
  - Bakterien
    und/oder
  - Viren
    und/oder
  - Pilzen.

Wirkstoffe

- Oberflächenaktive Substanzen (Detergentien), die in Seifen enthalten sind.
- Alkohol (beispielsweise Propanol).
- Aldehyde.
- Phenol.
- Jod.
- Quecksilberverbindungen.
- Cetylpyridiniumsalze.
- Äußerlich anwendbare Antibiotika wie Tyrothricin.

Anwendung

- Je nach Angaben in der Packungsbeilage ein bis mehrere Male täglich auf die betroffenen Hautstellen auftragen.

Achtung

- Es können Allergien (Überempfindlichkeitsreaktionen) auftreten.
- Keine Anwendung am Auge.
- Keine größeren Mengen ohne ärztlichen Rat auftragen.

Arzneimittel zur Desinfektion auf der Haut
Auswahl häufig verwendeter Mittel

Fragen Sie bei Unsicherheit Ihren Apotheker nach einem für Sie geeigneten Mittel!

Handelsname	Hersteller	Wichtige Wirkstoffe	Handelsformen
Betaisodona®	Mundipharma	Polyvidon-Jod	30 ml, 120 ml, 1 000 ml Lösung 20 g, 100 g Salbe
Brand- und Wundgel Medice®	Medice	Benzethonium Cetylpyridinium Polidocanol Harnstoff	20 g, 50 g, 100 g Gel
DDD® Hautbalsam	DDD	Thymol Salicylsäure Kampfer Methylsalicylat Chlorbutanol Phenol	30 g, 50 g Creme
DDD® Hautmittel extra stark	DDD	Thymol Salicylsäure Phenol Chlorbutanol Methylsalicylat Kampfer	50 ml, 100 ml Lösung
Dermatol®	Chinosolfabrik	Basisches Wismutgallat	25 g, 100 g Streupuder
Hexomedin® transkutan	Rhône-Poulenc	Hexamidindiisetionat Aluminiumlactat Propanol	50 ml Lösung
Fissan®-Silberpuder	Fink	Silberverbindung	20 g Puder
Jodo-Muc® jodfrei	Merz	Hexylresorcin Chlorcarvacrol	3 ml Lösung
Tyrosur® Puder	Engelhard	Tyrothricin	5 g, 20 g Puder
Tyrosur® Salbe	Engelhard	Tyrothricin Cetylpyridinium	5 g, 20 g Salbe

Arzneimittel gegen Pilze zur Anwendung auf der Haut

Wirkung

- Arzneimittel gegen Pilze bekämpfen für den Menschen gefährliche Pilzarten, die grundsätzlich am ganzen Körper auftreten können. Die wohl bekannteste Pilzerkrankung ist der Fußpilz.
- Für den Menschen sind insbesondere folgende Pilzarten gefährlich:
  - Dermatophyten,
  - Hefen (z. B. Candida),
  - Schimmelpilze.

  Auf der Haut können vor allem Dermatophyten und Hefen zu Krankheiten führen.

Wirkstoffe

- Ein relativ breites Spektrum von Pilzarten (Dermatophyten und Hefen) werden bekämpft durch
  - Clotrimazol,
  - Econazol,
  - Miconazol.
- Gegen Dermatophyten wirken Tolnaftat und Undecylensäure.
- Gegen Hefen (Candida) wirkt Nystatin.
- Daneben wird Dichlorophen angewendet.

Anwendung

- Bei bestehender Pilzerkrankung ist im allgemeinen eine *mehrwöchige Behandlung* notwendig. Achten Sie auf die Packungsbeilage!
- Bei zu kurzer Therapie kann zwar oberflächlich der Pilzbefall verschwunden sein, doch sind die Pilze in den unteren Hautschichten nicht völlig abgetötet. In diesen Fällen treten die Beschwerden nach kurzer Zeit erneut auf.
- Vor jeder Anwendung: Betroffene Hautstelle waschen, dann gründlich abtrocknen. Allein durch diese Maßnahme werden Pilze bekämpft.

Achtung

- Gelegentlich können allergische Hautreaktionen auftreten. In diesen Fällen sollten Sie ein Arzneimittel gegen Pilze mit einem anderen Wirkstoff nehmen.
- Bei anhaltenden oder zunehmenden Beschwerden sollten Sie den Arzt aufsuchen, der in solchen Fällen genau bestimmen wird, um welchen Pilz es sich handelt. Eine gezielte Therapie ist dann möglich.

Arzneimittel gegen Pilze zur Anwendung auf der Haut
Auswahl häufig verwendeter Mittel

Fragen Sie bei Unsicherheit Ihren Apotheker nach einem für Sie geeigneten Mittel!

Handelsname	Hersteller	Wichtige Wirkstoffe	Handelsformen
Candio-Hermal®	Hermal	Nystatin	20 g, 50 g Creme 20 g, 50 g Paste 10 g Puder 20 g, 50 g Salbe
Canesten®	Bayer	Clotrimazol	20 g, 50 g Creme 20 g, 50 ml Lösung 75 g Spray 30 g Streudose
Daktar®	Janssen	Miconazol	30 g, 70 g Creme 20 ml Lösung 30 g Lotio 30 g Puder Kombi-Packung (30 g Creme und 30 g Puder)
Epi-Monistat®	Cilag	Miconazol	30 g, 70 g Creme 30 g Puder Kombi-Packung (30 g Creme und 30 g Puder)
Epi-Pevaryl®	Cilag	Econazol	30 g, 70 g Creme 30 ml Lotio 150 g Spraylösung 200 g Spraypuder
Moronal®	Heyden	Nystatin	15 g Puder 10 g, 20 g Salbe
Multifungin®	Nordmark	Bromchlorsalicylanilid Bamipin	30 g Lösung 30 g Salbe
Multilind® Heilpaste	Heyden	Nystatin Zinkoxid	20 g, 50 g Paste
Mycanden®	Asche	Haloprogin	20 ml, 50 ml Lösung 20 ml Spraylösung 20 g, 50 g Salbe
Mykundex®	Jossa	Nystatin Zinkoxid	20 g, 50 g Salbe
Nystatin »Lederle«	Cyanamid-Novalis	Nystatin	20 g, 50 g Salbe 20 g, 50 g Creme 20 g, 50 g Paste
Ovis®	Warner	Dichlorophen	60 ml Spray
Ovis®	Warner	Dichlorophen Salicylsäure Benzoesäure	15 ml Lösung 17 g Salbe

Handelsname	Hersteller	Wichtige Wirkstoffe	Handelsformen
Ovis®	Warner	Dichlorophen Zinkoxid	50 g Fußpuder
Sorgoa®	Scheurich	Tolnaftat	15 ml Lösung 15 g Creme
Tonoftal®	Essex Pharma	Tolnaftat	10 g, 30 g, 50 g Creme 30 ml, 50 ml Lösung 25 g, 50 g Puder 75 g Spray-Lösung 120 g Spray-Puder Kombi-Packung (30 g Creme und 25 g Puder)

Arzneimittel zur Wundheilung

Wirkung

- Die Heilung von Verletzungen (z. B. Verbrühungen, Verbrennungen oder Schürfwunden) kann gefördert werden.

Wirkstoffe

- Auszüge aus Kamillenblüten.
- Dexpanthenol.
- Zinkoxid.
- Allantoin.
- Lebertran.
- Hamamelisextrakte und andere.

Anwendung

- Je nach Angaben in der Packungsbeilage ein bis mehrere Male täglich auf die betroffenen Hautstellen auftragen.

Achtung

- Bei Wunden sind eine Reihe von Maßnahmen zu beachten (siehe weiße Seite 113).
- Die Anwendung von Salben auf offenen, nässenden Wunden ist nicht sinnvoll. Es kann ein Sekretstau auftreten.

Arzneimittel zur Wundheilung
Auswahl häufig verwendeter Mittel

Fragen Sie bei Unsicherheit Ihren Apotheker nach einem für Sie geeigneten Mittel!

Handelsname	Hersteller	Wichtige Wirkstoffe	Handelsformen
Actihaemyl®	Byk Gulden	Getrocknetes Konzentrat aus Kälberblut	20 g, 50 g Gelee 20 g, 50 g Creme 20 g, 50 g Salbe
Azulon®	Degussa	Guajazulen	50 g Puder 20 g, 40 g, 100 g Salbe
Bepanthen®	Roche	Dexpanthenol	20 g, 50 g, 100 g, 500 g Salbe 50 ml, 250 ml Lösung
Contractubex® compositum	Merz	Heparin Allantoin	20 g, 50 g, 100 g Salbe
Echinacin®	Madaus	Auszug aus Kegelblume	20 g, 50 g Salbe
Desitin®	Desitin	Lebertran Zinkoxid	100 g Puder 30 g, 60 g Salbe 200 ml Salbenspray
Hametum®	Schwabe	Auszug aus Hamamelisblättern und -zweigen	35 g, 50 g, 100 g, 200 g Salbe
Kamille® Spitzner	Spitzner	Auszug aus Kamillenblüten	30 ml, 100 ml, 200 ml Lösung
Kamillenbad	Robugen	Auszug aus Kamillenblüten	400 ml Lösung
Kamillobad®	Degussa	Auszug aus Kamillenblüten	200 ml, 400 ml, 1 000 ml Lösung
Kamillosan®	Degussa	Auszug aus Kamillenblüten	30 ml, 100 ml, 250 ml Lösung 20 g, 40 g, 100 g Creme 20 g, 40 g, 100 g Salbe
Luvos® Heilerde 2	Luvos-Heilerde	Naturreiner Löß u. a. mit Kieselsäure Calciumoxid, Aluminiumoxid und Eisenoxid	480 g, 950 g, 4 200 g Pulver
Matmille	Ritsert	Auszug aus Kamillenblüten	100 ml, 200 ml, 500 ml, 1 000 ml Lösung
Mirfulan® Wund-Heilsalbe	Merckle	Lebertran Harnstoff Zinkoxid Hamamelisrindenwasser	35 g, 100 g Salbe

Handelsname	Hersteller	Wichtige Wirkstoffe	Handelsformen
Mirfulan® Salbenspray	Merckle	Zinkoxid Lebertran Allantoin Vitamin A	125 ml Salbenspray
Mitosyl®	Schürholz	Zinkoxid Lebertran	65 g, 135 g Salbe
Panthenol-ratiopharm	ratiopharm	Dexpanthenol	35 g, 100 g Salbe
Peru-Linicet®	Reiss	Aluminiumverbindungen Perubalsam	32 g, 50 g Salbe

Hämorrhoidenmittel

Wirkung

- Die durch Hämorrhoiden (siehe weiße Seite 81) verursachten Beschwerden sind vor allem
  - Blutungen beim Stuhlgang,
  - Juckreiz am After,
  - Schmerzen beim Gehen oder Sitzen durch Blutgerinnsel in Venen am After.
- Arzneimittel gegen Hämorrhoiden können
  - den Juckreiz unterdrücken
    und/oder
  - durch Hemmung der Blutgerinnung die Schmerzen bei Blutgerinnseln verringern
    und/oder
  - desinfizieren
    und/oder
  - die Wundheilung fördern.

Wirkstoffe

- Aufgrund der unterschiedlichen Eigenschaften der Hämorrhoidenmittel gibt es folgende Wirkstoffgruppen:
  - juckreizunterdrückende Stoffe wie Polidocanol,
  - durchblutungsfördernde Stoffe wie Heparin, Hirudin oder Roßkastaniensamenextrakt,
  - desinfizierende Stoffe wie Wismutverbindungen, Dequalinium und Zinkoxid, das auch zusammenziehend wirkt,
  - die Wundheilung fördernde Stoffe wie Allantoin oder Perubalsam.

Anwendung

- Salben können mehrmals täglich aufgetragen werden. Sie sind dann geeignet, wenn sich die Hämorrhoiden außerhalb des Schließmuskels befinden. Befinden sich die Hämorrhoiden im Enddarm, so ist die Salbe mit einem manchen Präparaten beigelegten Applikator (Aufsatz auf die Öffnung der Salbentube) anzuwenden.
- Zäpfchen sind dann angebracht, wenn sich die Hämorrhoiden im Enddarm befinden. Anwendung nach dem Stuhlgang.
- Feuchttücher dienen der Reinigung der Hämorrhoiden nach dem Stuhlgang.
- *Wichtig* ist ein *weicher Stuhlgang* durch Zufuhr ausreichender Mengen an Flüssigkeit und Ballaststoffen.

Achtung

- Es können Hautreizungen auftreten, die im allgemeinen nach Absetzen des Arzneimittels wieder verschwinden.
- Bei anhaltenden Schmerzen und Jucken sowie Blutungen am After sollte ein Arzt aufgesucht werden.

Arzneimittel gegen Hämorrhoiden
Auswahl häufig verwendeter Mittel

Fragen Sie bei Unsicherheit Ihren Apotheker nach einem für Sie geeigneten Mittel!

Handelsname	Hersteller	Wichtige Wirkstoffe	Handelsformen
Aescorin®	Steigerwald	Roßkastaniensamen-extrakt Hamamelisrinden-extrakt Allantoin	50 g Salbe 10 Zäpfchen
Alcos-Anal®	Heyden	Natriumoleat Polidocanol Chlorcarvacrol	20 g, 50 g Salbe 10 Zäpfchen Kombi-Packung (20 g Salbe, 10 Zäpfchen)

Handelsname	Hersteller	Wichtige Wirkstoffe	Handelsformen
Anusol®	Gödecke	Wismutoxid Zinkoxid Perubalsam	10, 25 Zäpfchen 30 g Salbe
Hämo-Europuran®	Scheurich	Dequalinium Heparin Polidocanol	25 g Salbe 10 Zäpfchen
Haemo-Exhirud®	Plantorgan	Hirudin Guajazulen Allantoin Polidocanol	40 g, 100 g Salbe 10 Zäpfchen Kombi-Packung (20 g Salbe, 10 Zäpfchen)
Hametum®	Schwabe	Hamamelisrindenextrakt Roßkastaniensamenextrakt	12 Zäpfchen Kombipackung (12 Zäpfchen, 20 g Salbe)
Hexamon®	Beiersdorf	Menthol Zinkoxid Polidocanol	50 g Salbe 12 Zäpfchen Kombi-Packung (20 g Salbe, 12 Zäpfchen)
Isochinol®	Chemipharm	Quinisocain	30 g, 50 g Salbe 10 Feuchttücher
Mastu® NH	Stada	Roßkastaniensamenextrakt Wismutnitrat Zinkoxid	20 g Salbe 10 Zäpfchen Kombi-Packung (20 g Salbe, 10 Zäpfchen)
Posterisan®	Kade	Stoffwechselprodukte von dem Bakterium Escherichia coli	25 g, 50 g Salbe 10, 20 Zäpfchen Kombi-Packung (25 g Salbe, 10 Zäpfchen)
Rectosellan®	Mann	Guajazulen Allantoin Aluminiumverbindung Polidocanol Zinkoxid	20 g Salbe
Sperti Präparation H	Much	Bierhefe-Dickextrakt Haifischleberöl	27 g, 50 g Salbe 12, 24 Zäpfchen Kombi-Packung (10 g Salbe, 10 Zäpfchen, 5 Pflegtüchlein)
Varitan®	Warner	Allantoin Wismutoxid Zinkoxid Perubalsam Polidocanol	30 g Salbe 10 Zäpfchen

Durchblutungsfördernde Mittel

Wirkung

- Durch Hemmung der Blutgerinnung Linderung bei
  - Durchblutungsstörungen,
  - Entzündungen und Schwellungen bei oberflächlichen Krampfadern,
  - Blutergüssen z. B. durch Prellungen, Quetschungen, Verstauchungen, Verrenkungen.
- Bei einigen Wirkstoffen (z. B. Aescin) kommt die Durchblutungsförderung über eine Stabilisierung der Blutgefäße zustande, die Krampfadern und Wasseransammlungen in den Beinen entgegenwirken sollen.
- Die Darreichungsform hat eine wichtige Funktion: Bei manchen Erkrankungen hat ein Gel gegenüber einer Salbe eine vorteilhafte kühlende Wirkung.

Wirkstoffe

- Heparin, das auch im menschlichen Körper vorhanden ist, oder synthetisierte, dem Heparin ähnliche Verbindungen, sogenannte Heparinoide (Mucopolysaccharidpolyschwefelsäureester). Die Stärke von Heparin wird in Internationalen Einheiten (I. E.) angegeben, die zwischen 15 000 und 150 000 liegen. Zahlen hinter dem Arzneimittelnamen geben meist die Internationalen Einheiten an.
- Hirudin, ein Drüsensekret des Blutegels.
- Aescin, ein pflanzlicher Wirkstoff aus Roßkastaniensamen.

Anwendung

- Im allgemeinen mehrere Male täglich dünn auf das betroffene Gebiet und dessen Umgebung auftragen und leicht einmassieren.
- Bei akuter Entzündung nur nach ärztlichem Rat und dann ohne Einmassieren.

Achtung

- Nicht auf offenen Wunden, am Auge oder an Schleimhäuten anwenden.
- Gelegentlich können Unverträglichkeiten auf der Haut auftreten, die nach Absetzen des Mittels im allgemeinen verschwinden.

Durchblutungsfördernde Arzneimittel zum Autragen auf der Haut
Auswahl häufig verwendeter Mittel

Fragen Sie bei Unsicherheit Ihren Apotheker nach einem für Sie geeigneten Mittel!

Handelsname	Hersteller	Wichtige Wirkstoffe	Handelsformen
Arnica Kneipp®	Kneipp	Heparin Guajazulen Lecithin Auszüge aus Arnika und Kamillenblüten	45 g, 100 g Salbe
Essaven® Gel	Nattermann	Aescin Heparin	40 g, 100 g Gel
Essaven® 50 000 Gel	Nattermann	Heparin Auszüge aus Arnikablüten und Roßkastanien	40 g, 100 g Gel
Exhirud®	Plantorgan	Hirudin	40 g, 100 g Salbe 40 g, 100 g Gel 40 g, 100 g Spezialsalbe
Heparin 30 000-ratiopharm®	ratiopharm	Heparin Dexpanthenol	100 g Salbe
Heparin 50 000-ratiopharm®	ratiopharm	Heparin Dexpanthenol	100 g Salbe
Hepathrombin-30 000 Adenylchemie®	Adenylchemie	Heparin Allantoin Dexpanthenol	40 g, 100 g, 160 g Salbe 40 g, 100 g Gel
Hepathrombin-50 000 Adenylchemie®	Adenylchemie	Heparin Allantoin Dexpanthenol	40 g, 100 g Salbe 40 g, 100 g Gel
Hirudoid®	Luitpold	Heparinoid	40 g, 100 g Gel 40 g, 100 g Salbe
Hirudoid® 40 000	Luitpold	Heparinoid	40 g, 100 g Gel 40 g, 100 g Salbe
opino®	Tropon	Buphenin Aescin Rosmarinöl Latschenkiefernöl Melissenöl	40 g, 100 g Gel 100 g Gel spezial
Phlebodril®	Lipha	Ruscogenin Cumarin Dextransulfat	40 g, 100 g Creme
Reparil®	Madaus	Aescin Heparinoid Derivat der Salicylsäure	40 g, 100 g Gel

Handelsname	Hersteller	Wichtige Wirkstoffe	Handelsformen
Thrombare-duct®-30 000	Azuchemie	Heparin	100 g Gel und Salbe
Thrombare-duct®-40 000	Azuchemie	Heparin	40 g, 100 g Gel 40 g, 100 g Salbe
Thrombare-duct®-60 000	Azuchemie	Heparin	40 g, 100 g Gel 40 g, 100 g Salbe
Thrombo-phob®-20 000	Nordmark	Heparin	40 g, 100 g Salbe
Thrombo-phob®-30 000	Nordmark	Heparin	40 g, 100 g Salbe
Thrombophob® und Thrombo-phob® S	Nordmark	Heparin	40 g, 100 g Gel mit 20 000 I. E. bzw. 30 000 I. E.
Venalitan® 30 000 Gel	Kettelhack Riker	Heparin Panthenol	40 g, 100 g Gel
Venalitan® 150 000 Salbe	Kettelhack Riker	Heparin Benzylnicotinat	40 g, 100 g Salbe
Venoruton®	Zyma	Auszug aus Roßkastaniensamen	40 g, 100 g Gel 50 g, 100 g Salbe
Venostasin®-Salbe	Klinge	Auszug aus Roßkastaniensamen Vitamin B_1	50 g, 100 g Salbe
Venostasin®-Gel	Klinge	Aescin Heparin Derivat der Salicylsäure	50 g, 100 g Gel

Arzneimittel gegen Muskel- und Gelenkschmerzen zur Anwendung auf der Haut

Wirkung

- Meist durch Förderung der Durchblutung und damit verbunden angenehmes Wärmegefühl mit Schmerzlinderung.
- Einige Präparate enthalten ätherische Öle, die kühlend und beruhigend wirken sollen.
- Ob Mittel wirken, die einen schmerzlindernden Wirkstoff enthalten, ist umstritten, da nicht sicher ist, ob genügend Wirkstoff durch die Haut dringt.

Wirkstoffe

- Capsaicin oder Nonivamid im Pfeffer und Derivate der Nikotinsäure wie Benzylnicotinat oder Nicoboxil fördern die Durchblutung.
- Abkömmlinge der Salicylsäure zur Schmerzbekämpfung.
- Ätherische Öle wie Menthol, Kampfer und Rosmarinöl.
- Bienengift.
- Blutgerinnungshemmende Stoffe (Heparin oder Heparinoide).

Anwendung

- Salben, Gele, Emulsionen und Linimente mehrere Male täglich auf die betroffenen Körperteile aufbringen.
- Bäder und Pflaster nach Gebrauchsanleitung.

Achtung

- Nicht in Augen, auf Schleimhäute oder auf offene Wunden bringen.
- Keine längere Behandlung auf großen Flächen.
- Keine längere Behandlung bei Schwangeren, Säuglingen und Kleinkindern!
- Mittel mit Capsaicin und Derivaten der Nikotinsäure nicht auf entzündete und erwärmte Körperteile auftragen.

Arzneimittel gegen Muskel- und Gelenkschmerzen zur Anwendung auf der Haut

Auswahl häufig verwendeter Mittel

Fragen Sie bei Unsicherheit Ihren Apotheker nach einem für Sie geeigneten Mittel!

Handelsname	Hersteller	Wichtige Wirkstoffe	Handelsformen
ABC-Pflaster	Beiersdorf	Auszüge aus Arnikablüten, Pfeffer und Tollkirsche	1 oder 2 Pflaster 14 × 22 cm aus Flanell
ABC-Salbe	Beiersdorf	Derivat der Salicylsäure Benzylnicotinat Nonivamid	50 g Salbe
Allgäuer Latschenkiefern Franzbranntwein	Allga-Pharm	Franzbranntwein mit Latschenkiefernöl	100 ml, 250 ml, 500 ml, 1 000 ml Lösung

Handelsname	Hersteller	Wichtige Wirkstoffe	Handelsformen
Alpenkräuter Franzbranntwein	Sixtus	Franzbranntwein	100 ml, 175 ml, 500 ml Lösung
Dolo-Arthro-senex®	Brenner	Derivat der Salicylsäure Heparin Kampfer Auszüge aus Arnikablüten und Lavendel sowie Thymianöl	50 g, 100 g Gel oder Salbe
Dolo-Mentho-neurin®	Tosse	Derivate der Salicylsäure Heparin Menthol	50 g, 100 g Gel
Dolo Mobilat®	Luitpold	Phenylephrin Heparinoide Derivat der Salicylsäure	50 g, 100 g Gel
Enelbin®-Paste	Cassella-med	Aluminiumsilikate Zinkoxid Salicylsäure Thymianöl Eukalyptusöl Lavendelöl	300 g Paste
Enelbin®-Salbe	Cassella-med	Heparin Salicylsäure Eukalyptusöl Thymianöl Lavendelöl	40 g, 100 g Salbe
Etrat® Sportgel	Schwab	Heparin Menthol Derivat der Salicylsäure	50 g, 100 g Gel
Etrat® Sportsalbe	Schwab	Heparin Benzylnicotinat	50 g, 100 g Salbe
Finalgon®	Thomae	Nonivamid Nicoboxil	50 g Creme 50 ml Liniment 20 g Salbe extra stark
Forapin®	Mack	Bienengift Benzylnicotinat Bornylsalicylat Kampfer Methylnicotinat	100 g Liniment
Forapin®	Mack	Bienengift Benzylnicotinat Nonivamid Bornylsalicylat	50 g Salbe

Handelsname	Hersteller	Wichtige Wirkstoffe	Handelsformen
Klosterfrau Franzbranntwein	Klosterfrau	Menthol Kampfer Thymianöl	130 ml, 250 ml, 500 ml, 1 000 ml Flüssigkeit
Kytta-Balsam	Kytta	Derivat der Salicylsäure Eukalyptusöl Capsaicin Methylnicotinat	50 g, 100 g, 250 g Salbe
Lindofluid®	Lindopharm	Bornylacetat Isobornylacetat Ätherische Öle Auszüge aus Arnikablüten und Melissenblättern	140 ml, 250 ml Lösung 160 ml Sprühlösung
Menthoneurin®	Tosse	Derivat der Salicylsäure Benzylnicotinat Methylnicotinat	100 ml, 250 ml Liniment 100 ml, 1 000 ml Lösung Teilbad 100 ml, 1 000 ml Lösung Vollbad Kombinationspackung (100 g Salbe und 100 ml Vollbad)
Menthoneurin®	Tosse	Derivat der Salicylsäure Menthol	50 g, 100 g Salbe
Mobilat®	Luitpold	Heparinoide Salicylsäure Nebennierenhormon	50 g, 100 g Gel 50 g, 100 g Salbe
Ostochont®	Adenylchemie	Heparin Derivat der Salicylsäure Benzylnicotinat	50 g, 100 g Gel 50 g, 100 g Salbe 50 g, 100 g Thermosalbe
Pernionin®	Krewel	Derivat der Salicylsäure Benzylnicotinat Methylnicotinat	50 g, 100 g Gel 30 g, 50 g Salbe
Pernionin® Teil-Bad	Krewel	Fichtennadelöl Derivat der Salicylsäure Benzylnicotinat Methylnicotinat Nonivamid Salbeiöl Auszug aus Roßkastanien	100 ml, 500 ml, 1 000 ml Lösung
Pernionin® Vollbad	Krewel	Kampfer Fichtennadelöl Benzylnicotinat Methylnicotinat	100 ml, 500 ml, 1 000 ml Lösung

Handelsname	Hersteller	Wichtige Wirkstoffe	Handelsformen
Rheumasan®	Reiss	Derivate der Salicylsäure und Nikotinsäure Kampfer	50 g, 100 g Salbe 55 ml Lösung zum Einreiben
Salhumin® Gel	Bastian	Derivat der Salicylsäure Benzylnicotinat Kampfer Huminsäuren Salicylsäure	40 g, 100 g Gel
Salhumin® Bad	Bastian	Salicylsäure Salicylierte Huminsäuren	3, 6, 12 Beutel Vollbad 3, 6 Beutel Sitzbad 6 Beutel Teilbad

Arzneimittel gegen Durchfall

Wirkung

- Gegen gehäufte Entleerung wäßriger oder breiiger Stühle (Durchfall siehe weiße Seite 76).
- Wirkung einiger Mittel gegen leichte Reise- oder Sommerdurchfälle kommt zustande durch
  - Bindung der Giftstoffe
    und/oder
  - Desinfektion
    und/oder
  - zusammenziehende (adstringierende) Effekte auf die Darmschleimhaut.
- Andere Mittel gleichen den Wasser- und Salzverlust aus.
- Verringerung der mit Durchfall einhergehenden unangenehmen Begleiterscheinungen.

Wirkstoffe

- Aktivkohle, Kaolin oder Pectin: Bindung der Giftstoffe.
- Ethacridinlactat: desinfizierende Wirkung.
- Tanninalbuminat: »zusammenziehende« Wirkung.
- Krampflösend auf die Darmmuskulatur: Uzarawurzel.

- Gemische verschiedener wichtiger Salze gleichen Salzverluste aus.
- Milchzucker erhöht den Säuregehalt des Darms und tötet damit Bakterien.

Anwendung

- Wichtigste Maßnahme bei häufiger Entleerung wäßriger oder breiiger Stühle: Ausgleich von Wasser- und Salzverlusten.
- Sinnvolle Mischung zum Ersatz von Wasser- und Salzverlusten:

Kochsalz	3,5 g	in einem Liter Wasser auflösen
Traubenzucker	20,0 g	
Kaliumchlorid	1,5 g	
Natriumhydrogencarbonat	2,5 g	

  Alle Teile dieser Mischung sind in der Apotheke zu erhalten.
- Die Mittel längstens 3 Tage anwenden.

Achtung

- Es gibt durch Arzneimittel keinen zuverlässigen Schutz vor schwererem Reise- oder Sommerdurchfall. Daher ist Vorsorge besonders wichtig.
- Vorsorge ist durch hygienische Maßnahmen möglich:
  - Kein Leitungswasser trinken.
  - Kein offenes Eis und keine offenen Getränke.
  - Nur abgepackte, gekochte oder geschälte Nahrungsmittel.
- Nehmen Sie noch andere Arzneimittel ein, kann deren Wirkung bei Durchfall und durch Mittel gegen Durchfall verringert werden oder nicht mehr auftreten (z. B. bei der Antibabypille).
- Dauert der Durchfall länger als drei Tage, keine Selbstbehandlung. Arzt aufsuchen.

Arzneimittel gegen Durchfall
Auswahl häufig verwendeter Mittel

Fragen Sie bei Unsicherheit Ihren Apotheker nach einem für Sie geeigneten Mittel!

Handelsname	Hersteller	Wichtige Wirkstoffe	Handelsformen
Edelweiß Milchzucker	Edelweiß	Milchzucker	250 g, 500 g
Kaoprompt-H®	Upjohn	Kaolin Pektin	180 ml, 480 ml Suspension
Kohle-Compretten®	Merck	Medizinische Kohle	20, 50 Kompretten 12, 24 Beutel Granulat
Metifex®	Cassella-med	Ethacridinlactat	20, 50 Dragees mit 200 mg 20 Dragees mit 100 mg 20 Dragees mit 25 mg
Oralpädon®	Fresenius	Kaliumhydrogencarbonat Glucose Natriumchlorid Extrakte aus Kamillenblüten Fenchelfrüchten schwarzem Tee	10, 20, 30 Tabletten
Perenterol®	Thiemann	Saccharomyces cerevisiae Hansen Milchzucker Rohrzucker	20, 50, 100 Kapseln
Tannacomp®	Nordmark	Tanninalbuminat Ethacridinlactat	20, 50 Filmtabletten Für Kinder: 50 Filmtabletten
Tannalbin®	Nordmark	Tanninalbuminat	20, 50 Tabletten 50 g Pulver
Uzara®	Elpimed	Extrakt aus Uzara-Wurzel	30 Dragees 30 ml, 50 ml, 100 ml Lösung

Abführmittel

Wirkung

- Beschleunigung und Erleichterung der Stuhlentleerung durch Vergrößerung und Erweichung des Darminhalts. Dabei kommt es zu
  - Quellung des Darminhaltes durch Wasseraufnahme (Quellstoffe),
  - Wasseransammlung im Darm,
  - Förderung der Gleitfähigkeit des Darminhalts,
  - Erhöhung des Stuhlreizes.
- Vergrößerte Stuhlmenge führt zu Steigerung der Darmbewegungen und Stuhldrang.

Wirkstoffe

- Quellstoffe: Unter anderem Weizenkleie, Leinsamen, Agar-Agar, Indischer Flohsamen (Plantagosamen).
- Wasserbindende Abführmittel: Ansammlung von Wasser im Darm bewirken
  - Natrium- und Magnesiumsulfat, bekannt als Glauber- und Bittersalz,
  - Mannit, Sorbit, Lactulose.
- Darmreizende Mittel: Ansammlung von Wasser im Darm durch Hemmung der Natriumionen- und Wasseraufnahme aus dem Darm und Steigerung des Einstroms von Elektrolyten und Wasser in den Darm. Wichtigste Mittel:
  - pflanzliche Inhaltsstoffe aus Aloe, Faulbaumrinde, Sennesblättern, Sennesfrüchten, Rhabarber,
  - chemisch-synthetisierte Stoffe wie Bisacodyl und Natriumpicosulfat,
  - Rizinusöl.
- Zäpfchen mit Glycerin erhöhen den Stuhlreiz.
- Auch sogenannte Schwedenkräuter enthalten meist mehrere abführende Pflanzenteile aus der Reihe der darmreizenden Mittel.
- Generell gilt: Pflanzliche Inhaltsstoffe sind nicht besser als chemisch-synthetisierte Substanzen.

Anwendung

- Ursache einer Verstopfung sind häufig falsche Lebens- und Eßgewohnheiten. Diese sollten zunächst verändert werden:
  - Ausreichende Flüssigkeitszufuhr. Häufig behebt bereits ausreichendes Trinken eine Verstopfung.
  - Kalorienreduzierte, ballaststoffreiche Mischkost wie Salate, Gemüse, Vollkornbrot und Obst, bei ausreichender Flüssigkeitszufuhr.

- Viel Bewegung, insbesondere bei sitzender Berufsausübung.
- Stuhlgang nicht unterdrücken.
- Eine nur zwei- bis dreimalige Stuhlentleerung pro Woche kann normal sein.
- Daraus folgt:
  Abführmittel erst, wenn Veränderungen der Lebens- und Eßgewohnheiten erfolglos sind und die Stuhlentleerung schwierig oder schmerzhaft ist.

• Die Anwendung ist sinnvoll
  - bei Schmerzen in der Aftergegend (z.B. Hämorrhoiden) zur Aufweichung des Stuhls,
  - zur Vermeidung von Bauchpressen beim Stuhlgang beispielsweise nach einem Herzinfarkt,
  - zur Darmentleerung vor chirurgischen Eingriffen oder Röntgenuntersuchungen im Darmbereich.

• Bei allen Abführmitteln ist wichtig:
  Ausreichend trinken!

• Alle Abführmittel sollten nicht über einen längeren Zeitraum ohne Konsultation eines Arztes eingenommen werden.

Achtung

• Keine Abführmittel, wenn nicht vorher Lebens- und Eßgwohnheiten umgestellt worden sind (ausreichende Flüssigkeitszufuhr, ballastreiche Kost, Bewegung).

• Bei langfristiger Anwendung von Abführmitteln sind besonders Personen mit hohem Blutdruck oder Herzkrankheiten durch die hohe Natriumzufuhr im Glaubersalz oder durch Kaliumverluste durch darmreizende Abführmittel gefährdet.

• Kaliumverluste können die Wirkung bestimmter Herzmittel (Digitalis) in unerwünschter Weise verstärken. Abführmittel sollten mit diesen Herzmitteln zusammen nicht ohne ärztlichen Rat angewendet werden.

• Bittersalz nicht mit bestimmten Antibiotika (Tetracyclinen) einnehmen, da Aufnahme des Antibiotikums im Darm verringert wird.

• Arzneimittel mit Bisacodyl nicht zusammen mit Milch oder Arzneimitteln gegen zu hohen Säuregehalt im Magen anwenden, da sonst der Wirkstoff schon im Magen freigesetzt werden und zu Unverträglichkeiten führen kann.

- Fragen Sie Ihren Apotheker oder Arzt um Rat, wenn Sie unsicher sind, ob Sie Abführmittel mit anderen Arzneimitteln oder Lebensmitteln gleichzeitig anwenden können.

Abführmittel

Auswahl häufig verwendeter Mittel

Fragen Sie bei Unsicherheit Ihren Apotheker nach einem für Sie geeigneten Mittel!

Handelsname	Hersteller	Wichtige Wirkstoffe	Handelsformen
Agiolax®	Madaus	Plantagosamen Sennesfrüchte	100 g, 250 g, 1 000 Granulat
Bad Heilbrunner Abführ-Tee	Bad Heilbrunner	Sennesblätter	8 Filterbeutel zu 2 g 90 g Tee 160 ml Tee tassenfertig
Bekunis®	roha	Sennesfrüchte bzw. deren Extrakte	45, 105 Kräuterdragees
		Sennesblätter	70 g Feintee
		Sennesfrüchte und Sennesblätter	80 g, 175 g Tee 15 g in 10 Filterbeutel
		Sennesfrüchte und -blätter pulverisiert Auszug aus Sennesfrüchten Bisacodyl	45, 100, 300 Dragees
Bifiteral®	Duphar	Lactulose	200 ml, 500 ml, 1 000 ml Sirup
Depuran®	Nattermann	Extrakt aus Sennesfrüchten Anisöl Kümmelöl	10, 20, 50 Kapseln
Dragees 19	Much	Extrakt aus Sennesblättern, Aloe, Faulbaumrinde	30, 75, 150 Dragees
Drix® extra	Hermes	Extrakt aus Faulbaumrinde und Sennesblättern Bisacodyl	50, 100, 200 Dragees
Dulcolax®	Thomae	Bisacodyl	10, 30, 75, 200 Dragees 6 Zäpfchen
Glycilax®	Engelhard	Glycerol	5, 10 Zäpfchen für Erwachsene 5, 10 Zäpfchen für Kinder

Handelsname	Hersteller	Wichtige Wirkstoffe	Handelsformen
Grünwalder Kräuter-Tabletten	Grünwalder Arzneimittel	Faulbaumrinde Fenchel Kümmel Sennesfrüchte Rhabarber Aloe	60 Tabletten
Jacobus-Schwedenkräuter	Pharma Labor	Aloe Süßholzsaft Rhabarberwurzel Angelikawurzel Pommeranzenschale Sennesfrüchte Fenchel	40 g Kräutermischung im Beutel
Kräuterlax®	Henk	Aloeextrakt Sennesblätter Javanischer Gelbwurz Extrakt aus Alraunwurzel	10, 25, 50, 100 Dragees
Laxoberal®	Biotherax	Natriumpicosulfat	15 ml, 30 ml Tropfen
Liquidepur®	Nattermann	Extrakt aus Sennesfrüchten Anisöl Kümmelöl	100 ml, 200 ml Flüssigkeit
Midro	Midro	Sennesblätter Kümmel Süßholzwurzel Pfefferminzblätter	40 Kapseln 120 Tabletten 70 g Tee
Neda®	Neda	Sennesfrüchte pulver. Sennesblätter pulver.	6, 15, 30 Würfel
Ramend®	Schieffer	Sennesfrüchte	40, 80 Dragees 90 g Tee 150 ml, 300 ml Instant-Tee
Tirgon® Dragees	Woelm	Faulbaumrindentrokkenextrakt Rhabarberextrakt Bisacodyl	30, 60, 200 Dragees
Tirgon® Zäpfchen	Woelm	Bisacodyl	5 Zäpfchen
Schwedenbitter	Naturwaren Theiss	Auszug aus Aloe Rhabarberwurzel Sennesblätter Enzianwurzel	100 ml, 250 ml, 500 ml Flüssigkeit
Schwedentrunk	Infirmarius Rovit	Auszug aus Sennesblätter Rhabarberwurzel	250 ml Flüssigkeit
Wörishofener Darmpflege	Dronania	Wacholderbeeren Faulbaumrinde Sennesblätter Aloe	60, 120, 240, 700 Tabletten

Arzneimittel gegen zu viel Magensäure

Wirkung

- Verringerung des Säuregehalts im Magen. Beschwerden, die durch einen zu hohen Säuregehalt bedingt sind wie beispielsweise Sodbrennen (siehe weiße Seite 67) können gelindert werden. Erkrankungen wie Magenschleimhautentzündung oder ein Magen- oder Zwölffingerdarmgeschwür (siehe weiße Seite 69) können günstig beeinflußt werden.

Wirkstoffe

- Früher wurde besonders häufig Natriumhydrogencarbonat, auch als Natron bezeichnet, angewendet.
- Heute werden vor allem Präparate mit den Wirkstoffen
  - Magnesiumoxid oder -hydroxid,
  - Aluminiumhydroxid,
  - Magnesium-Aluminium-Verbindungen,
  - Calciumcarbonat verwendet.
- Einige Präparate enthalten zusätzlich Milchpulver.
- Zur Krampflösung enthalten einige Mittel Butinolin. Dieser Stoff kann jedoch eine Reihe von Neben- und Wechselwirkungen hervorrufen.

Anwendung

- 1 und eventuell nochmals 3 Stunden nach dem Essen und vor dem Schlafengehen.
- Es sind Präparate im Handel, welche die Magensäure nicht ausreichend binden. Fragen Sie deshalb beim Kauf Ihren Apotheker nach dem Säurebindungsvermögen.
- Aluminiumverbindungen wirken stopfend, Magnesiumverbindungen abführend. Bei normalem Stuhlgang sind daher Kombinationspräparate mit beiden Bestandteilen besonders zu empfehlen.

Achtung

- Mittel gegen zu viel Magensäure nicht auf nüchternen Magen einnehmen. Sie werden dann schnell in den Dünndarm transportiert und sind kaum wirksam.
- Mittel gegen zu viel Magensäure
  - nicht in größeren Mengen anwenden,
  - nicht über einen längeren Zeitraum anwenden, da Aluminium- und Magnesiumvergiftungen möglich sind. Dies gilt vor allem für Patienten mit einer nicht ausreichenden Nierenleistung.
- Präparate mit Natriumhydrogencarbonat (Natron) sollten nicht mehr verwendet werden:
  - Gasproduktion im Magen,
  - nur kurzfristig wirksam,
  - Anregung der Säureproduktion,
  - Belastung des Organismus mit Natrium kann schädlich sein.
- Präparate mit Calciumcarbonat sollten nicht in hohen Dosierungen angewendet werden:
  - Erhöhung der Magensaftproduktion,
  - Erhöhung der Magensäureproduktion.
- Mittel gegen zuviel Magensäure können zu einer verzögerten oder beschleunigten Aufnahme anderer Arzneimittel führen.

  Vor allem Antibiotika aus der Reihe der Tetracycline und Herzmittel mit Wirkstoffen aus Digitalis (Fingerhut) sollten nur nach vorheriger Absprache mit dem Arzt mit Mitteln gegen Magensäure zusammen eingenommen werden.

Arzneimittel gegen zu viel Magensäure
Auswahl häufig verwendeter Mittel

Fragen Sie bei Unsicherheit Ihren Apotheker nach einem für Sie geeigneten Mittel!

Handelsname	Hersteller	Wichtige Wirkstoffe	Handelsformen
gastropulgit®	Nordmark	Aluminium-Magnesium-Verbindungen	20, 50 Beutel 40, 100 Kautabletten
Gelusil®	Gödecke/ Parke-Davis	Aluminiummagnesium-silicathydrat	20, 50, 100 Tabletten 20, 50 Beutel Suspension 300 ml Flasche Suspension

Handelsname	Hersteller	Wichtige Wirkstoffe	Handelsformen
Gelusil®-Lac	Gödecke/ Parke-Davis	Aluminiummagnesiumsilicathydrat Fettfreies Milchpulver	10, 100 Beutel mit 6,5 g Pulver Dose mit 150 g Pulver 20, 50, 100 Tabletten 10, 100 Beutel mit 4,5 g Granulat sofort löslich
Kompensan®	Pfizer	Aluminiumnatriumcarbonatdihydroxid	20, 50, 100 Tabletten 20, 50 Beutel mit 5 ml Flüssigkeit Flasche mit 150 ml Flüssigkeit
Kompensan®-S forte	Pfizer	Aluminiumnatriumcarbonatdihydroxid Aluminiumhydroxid Magnesiumhydroxid Dimeticon	20, 50 Beutel mit 10 ml Suspension 200 ml, 500 ml Suspension in der Flasche 20, 50, 100 Tabletten
Locid®	Röhm Pharma	Calciumcarbonat Magnesiumhydroxid Aminoessigsäure Aluminiumhydroxid	20, 50 Beutel
Maaloxan®	Arznei Müller-Rorer	Aluminiumhydroxid Magnesiumhydroxid	20, 50, 100 Tabletten 250 ml Suspension in der Flasche 20, 50 Beutel mit 10 ml Suspension 20, 50, 100 Kautabletten
Rennie®	Nicholas	Basisches Magnesiumcarbonat Calciumcarbonat	24, 36, 60, 120 Tabletten
Solugastril®	Heumann	Aluminiumhydroxid Calciumcarbonat	20, 50, 100 Tabletten
Spasmo-Nervogastrol®	Heumann	Calciumcarbonat Basisches Wismutnitrat Butinolin	20, 50, 100 Tabletten
Spasmo-Solugastril®	Heumann	Aluminiumhydroxid Calciumcarbonat Butinolin	20, 50, 100 Tabletten 20, 50 Beutel Gel
Talcid®	Bayer	Hydrotalcit	20, 50 Kautabletten 200 ml Suspension

Verdauungsfördernde Arzneimittel

Wirkung

- Blähungen, das heißt die verstärkte Gasentwicklung und -ansammlung im Darm, werden verringert und/oder
- Mangel an Verdauungssäften in Magen und/oder Darm wird durch Anregung der körpereigenen Produktion von Verdauungssäften ausgeglichen.

Wirkstoffe

- Gegen Blähungen: Dimeticon (Dimethylpolysiloxan), das häufig durch den Zusatz von Siliciumdioxid besonders aktiv ist.
- Ebenfalls gegen Blähungen: Kümmel, Anis, Fenchel, Kamille, Pfefferminz und Melisse, die alle ätherische Öle enthalten.
- Es ist unsicher, ob Mittel mit Magensäure und Pepsin ausreichend wirken.
- Bei unzureichender Aktivität der Bauchspeicheldrüse: Pankreatin, ein Enzym, das die Zersetzung des Speisebreis fördert.
- Zur Anregung der körpereigenen Produktion von Verdauungssäften: Bitterstoffe, z. B. aus Enzianwurzel oder Pommeranzenschale.
- Zum Aufbau eines gesunden Darms werden auch ungefährliche Bakterien und deren Stoffwechselprodukte verwendet.

Anwendung

- Mittel mit Dimeticon: Mehrere Male über den Tag verteilt einnehmen.
- Mittel mit Pankreatin: Kurz vor oder zum Essen einnehmen.
- Mittel mit ätherischen Ölen oder Bitterstoffen: Je nach Anweisung in der Packungsbeilage zu den Mahlzeiten oder über den Tag verteilt anwenden.

Achtung

- Arzneimittel mit Pankreatin sollten dann bei gesunden Personen nicht verwendet werden, wenn lediglich eine überreiche oder zu fette Mahlzeit eingenommen worden ist.
- Bei anhaltenden Verdauungsproblemen: Arzt aufsuchen!

Verdauungsfördernde Arzneimittel
Auswahl häufig verwendeter Mittel

Fragen Sie bei Unsicherheit Ihren Apotheker nach einem für Sie geeigneten Mittel

Handelsname	Hersteller	Wichtige Wirkstoffe	Handelsformen
Carminativum-Hetterich	Galenika Hetterich	Auszug aus Kamillenblüten Melissenblätter Pfefferminzblätter Kümmel Coriander Fenchel	30 ml, 100 ml, 200 ml Tropfen
Carvomin®	Madaus	Tinkturen aus Angelicawurzel Calamuswurzel Kümmel Schöllkraut Condurangowurzel Pfefferminz	25 ml, 50 ml, 100 ml Tropfen
Cholspasminase®	Lipha	Pankreatin Hymecromon	20, 50, 100 Filmtabletten
Elugan® Tabletten	Menadier	Dimeticon Hochdisperses Siliciumdioxid Pankreatin β-Amylase	20, 50, 100 Tabletten
Elugan® Tropfen	Menadier	Dimeticon Hochdisperses Siliciumdioxid	30 ml Tropfen
Enzynorm®	Nordmark	Magenextrakt Salzsäure	20, 50, 100 Bohnen 200 ml, 500 ml Flüssigkeit 20, 50, 100 Dragees forte
Enzym-Lefax®	Asche	Dimeticon Hochdisperses Siliciumdioxid Bromelaine Pankreatin β-Amylase Pepsin	20, 50, 100 Kautabletten
Hylak®	Merckle	Stoffwechselprodukte (u. a. Aminosäuren) von Bakterien Milchzucker Eisen(III)-citrat	30 ml, 100 ml Tropfen 30 ml, 100 ml Forte-Tropfen
Lefax®	Asche	Dimeticon Hochdisperses Siliciumdioxid	20, 50, 100 Kautabletten 200 ml Emulsion

Handelsname	Hersteller	Wichtige Wirkstoffe	Handelsformen
Kompensan® S	Pfizer	Aluminium-natrium-carbonat-dihydroxid Dimeticon	20, 50, 100 Tabletten 200 ml, 500 ml Suspension 20, 50 Beutel mit 10 ml Suspension
Kreon®	Kali	Pankreatin	20, 50, 100 Kapseln 20 Dosisbeutel
Mutaflor	Ardeypharm	Bakterien (Escherichia coli)	20 Kapseln 20 Kapseln schwach 20 Kapseln für Kinder
Omniflora®	Pflüger	Gefriergetrocknete Reinkulturen von Bakterien	30 Kapseln
Pankreon®	Kali	Pankreatin	20, 50, 100 Tabletten 25 g Pulver 60 g Granulat
Pankreon® compositum	Kali	Pankreatin Getrocknete Ochsengalle	20, 50, 100 Dragees
Pankreon® für Kinder	Kali	Pankreatin Vitamin A Vitamin B_{12} Folsäure	50 g, 150 g Granulat 50 Briefchen
Paractol® Kautabletten	Degussa	Dimeticon Hochdisperses Siliciumdioxid Aluminiumhydroxid	20, 50, 100 Kautabletten
Paractol® flüssig	Degussa	Dimeticon Hochdisperses Siliciumdioxid Aluminiumhydroxid Magnesiumhydroxid	200 ml, 1 080 ml Saft
Pepsin-Wein	Blücher-Schering	Pepsin in Dessertwein	350 ml, 700 ml Medizinalwein
Pepsin-Wein für Diabetiker	Blücher-Schering	Pepsin in Jerez-Sherry	350 ml, 700 ml Medizinalwein
sab® simplex	Parke-Davis	Dimeticon aktiviert	30 ml Suspension
Solu-Vetan®	Heumann	Auszüge aus Süßholzwurzeln Pfefferminzblättern Brombeerblättern Guajazulen Pfefferminzöl	150 ml, 300 ml tassenfertiger Wirkstoffextrakt
Symbioflor I®	Mikro-Labor	Lebende und tote Bakterien (aus Streptococcus faecalis)	20 ml, 50 ml Tropfen

Arzneimittel gegen Übelkeit

Wirkung

- Gegen Übelkeit und Erbrechen, teilweise auch gegen Schwindel.
- Übelkeit und Erbrechen können viele Ursachen haben. Sie treten relativ häufig bei Schiffs-, Flug-, Auto- oder Bahnreisen auf (siehe weiße Seite 74).

Wirkstoffe

- Diphenhydramin.
- Dimenhydrinat.
- Chlorphenoxamin.
- Vitamin B_6.
- Homöopathische Mittel.
- Manche Mittel enthalten Coffein oder Chlortheophyllin, um eine Nebenwirkung von Diphenhydramin und Chlorphenoxamin (Müdigkeit) auszugleichen. Dimenhydrinat ist eine Verbindung von Diphenhydramin und Chlortheophyllin.

Anwendung

- Spätestens eine halbe Stunde vor Reisebeginn, dann ca. alle 4 Stunden.
- Vitamin B_6 und homöopathische Mittel sind über einen längeren Zeitraum anzuwenden.
- Bei Übelkeit während der Schwangerschaft wird Vitamin B_6 empfohlen.

Achtung

- Bei Vergiftungen keine Arzneimittel gegen Übelkeit, denn Erbrechen führt zur Entleerung des Magens und damit zur Ausscheidung giftiger Stoffe.
- In den ersten 4 Monaten der *Schwangerschaft keine Mittel* mit Diphenhydramin, Dimenhydrinat und Chlorphenoxamin.
- Diphenhydramin, Dimenhydrinat und Chlorphenoxamin machen müde. Achtung *Autofahrer!* Die Müdigkeit wird durch Alkohol verstärkt.

Arzneimittel gegen Übelkeit
Auswahl häufig verwendeter Mittel

Fragen Sie bei Unsicherheit Ihren Apotheker nach einem für Sie geeigneten Mittel!

Handelsname	Hersteller	Wichtige Wirkstoffe	Handelsformen
Reisegold®	Scheurich	Diphenhydramin Coffein	10 Depotdragees
Rodavan®	Degussa	Chlorphenoxamin Chlortheophyllin Coffein	10, 20, 50 Dragees 5, 10 Zäpfchen für Erwachsene 5 Zäpfchen für Kinder
Superpep®	Hermes	Dimenhydrinat Vitamin B_6	5, 10 Kaugummidragees 10 Kaugummidragees forte
Vertigoheel®	Heel	Präparat mit verschiedenen Inhaltsstoffen in homöopathischer Dosierung	30 ml, 100 ml Tropfen 50, 250 Tabletten
Vertigo-Vomex	Endopharm	Dimenhydrinat Nicotinsäure bzw. deren Salze Vitamin B_6	20, 50, 100 Kapseln 10, 100 Zäpfchen 30, 50, 100 Retardkapseln
Vomex A®	Endopharm	Dimenhydrinat	20 Depot-Dragees 5, 10 Zäpfchen 5, 10, 50 Kinderzäpfchen 5, 10 Kinderzäpfchen forte 100 ml Sirup
Vomex A® Dragees	Endopharm	Dimenhydrinat Coffein	10, 20 Dragees
Vomex A® retard	Endopharm	Dimenhydrinat Vitamin B_6	10, 20 Kapseln

Eisenhaltige Arzneimittel

Wirkung

- Eisenhaltige Arzneimittel können Eisenmangel und damit in vielen Fällen sogenannter Blutarmut (siehe weiße Seite 189) entgegenwirken.

Wirkstoffe

- Wichtigster Wirkstoff ist Eisen, der meist in der »zweiwertigen« Form (Eisen(II)), zum Beispiel als Eisen(II)-sulfat, vorliegt. Dreiwertiges Eisen (Eisen(III)) wird im Darm weitaus schlechter als Eisen(II) aufgenommen.
- Neben Arzneimitteln, die nur Eisen als Wirkstoff beinhalten, gibt es auch Arzneimittel mit weiteren Bestandteilen. Diese können enthalten:
  - Folsäure und/oder Vitamin B_{12}, die bei Mangel im Körper auch für Blutarmut verantwortlich sein können,
  - Vitamin C (Ascorbinsäure) und Serin, welche die Aufnahmefähigkeit des Eisens erhöhen sollen.

Anwendung

- Die Einnahme von Eisenpräparaten ist aus zwei Gründen schwierig:
  - Auf nüchternem Magen ist zwar die Eisenaufnahme ins Blut recht hoch, doch treten relativ häufig Übelkeit, Druckgefühl im Magen und mitunter auch Erbrechen auf.
  - Bei Einnahme mit den Mahlzeiten treten zwar weniger Nebenwirkungen auf, die ins Blut aufgenommene Eisenmenge ist dann jedoch häufig gering.
- Wenn Sie auf Eiseneinnahme mit Übelkeit oder Erbrechen reagieren, verringern Sie die Eisenmenge pro Anwendung. Häufig verschwinden die Beschwerden, wenn Sie nicht mehr als 50 mg Eisen jeweils eine halbe bis eine Stunde vor den Mahlzeiten einnehmen. Wieviel Eisen in Ihrem Arzneimittel enthalten ist, steht auf der Packungsbeilage. Bei Unsicherheit: Apotheker fragen.
- Die Einnahme eisenhaltiger Arzneimittel erfolgt am besten mit Mineralwasser. Tee, Kaffee oder Milch sind weniger geeignet, da sie die Eisenaufnahme verringern können.

Achtung

- Eisenhaltige Arzneimittel sollten nicht bei bestimmten Eisenverwertungsstörungen oder Überempfindlichkeiten gegen Eisen angewendet werden. Diese sind jedoch selten.
- Als Nebenwirkungen können Übelkeit, Druckgefühl im Magen, Erbrechen oder Verstopfung auftreten. Weiterhin färbt sich der Stuhl dunkel (ungefährlich). Auch eine Dunkelfärbung der Zähne ist möglich.
- Wechselwirkungen treten auf mit
  - Arzneimitteln gegen zu hohen Säuregehalt im Magen; dies führt zu einer verringerten Eisenaufnahme ins Blut;
  - bestimmten Antibiotika (sogenannten Tetracyclinen), die bei gleichzeitiger Anwendung eisenhaltiger Arzneimittel schlechter aus dem Darm ins Blut gelangen können.

Eisenhaltige Arzneimittel

Auswahl häufig verwendeter Mittel

Fragen Sie bei Unsicherheit Ihren Apotheker nach einem für Sie geeigneten Mittel!

Handelsname	Hersteller	Wichtige Wirkstoffe	Handelsformen
Aktiferrin®	Merckle	Eisen(II)-sulfat Serin	50 Kapseln 100 ml, 200 ml Sirup
Aktiferrin® F	Merckle	Eisen(II)-sulfat Serin Folsäure Vitamin B_{12}	50 Kapseln
B 12 compositum	Siegfried	Eisen(II)-gluconat Vitamin B_{12} Folsäure	20, 50, 100 Dragees 125 g, 300 g Sirup
Ce-Ferro® forte	Nordmark	Eisen(II)-sulfat Vitamin C	20, 50 Dragees
Eryfer®	Cassella-med	Eisen(II)-sulfat Vitamin C Natriumhydrogencarbonat	20, 50, 100 Kapseln

Handelsname	Hersteller	Wichtige Wirkstoffe	Handelsformen
Eryfer® comp.	Cassella-med	Eisen(II)-sulfat Vitamin B_{12} Folsäure Vitamin C Natriumhydrogen-carbonat	20, 50, 100 Kapseln
Ferlixir® Ferlixir® triplex	Nattermann	Eisen(III)-natrium-citrat-Komplex Vitamin B_1 Vitamin B_6 Vitamin B_{12} Folsäure	jeweils 200 ml, 500 ml Flüssigkeit
Ferrlecit® Ferrlecit® forte	Natrapharm	Eisen(III)-natrium-citrat-Komplex Eisen(II)-sulfat Vitamin B_1 Vitamin B_2 Vitamin C	20, 50, 100 Dragees
Ferro-Folsan®	Kali	Eisen(II)-sulfat Folsäure	20, 50, 100 Dragees
		Eisen(II)-gluconat Folsäure	100 ml Saft
ferro sanol®	Sanol	Eisen(II)-glycin-sulfat-Komplex	20, 50, 100 Dragees 30 ml Tropfen
ferro sanol® duodenal			20, 50, 100 Kapseln
Ferrum Hausmann®	Degussa	Eisen(II)-fumarat	20, 50, 100 Kapseln 200 ml Saft 30 ml Tropfen
Ferrum-Klinge®	Klinge	Eisen(II)-fumarat Bernsteinsäure	20, 50, 100 Kapseln
Hämatopan®	Wolff	Eisen(II)-sulfat Vitamin A Vitamin B_1, B_2, B_6, B_{12} Vitamin C Vitamin E	60, 120 Dragees
Kendural® C	Abbott	Eisen(II)-sulfat Vitamin C	20, 50 Tabletten
Kendural® Plus	Abbott	Eisen(II)-sulfat Vitamin B_1, B_2, B_6 B_{12} Vitamin C	20, 50 Tabletten
Kendural® Fol-500	Abbott	Eisen(II)-sulfat Folsäure Vitamin C	20, 50 Tabletten
Lösferron	Beiersdorf	Eisen(II)-gluconat	20, 50 Brausetabletten

Handelsname	Hersteller	Wichtige Wirkstoffe	Handelsformen
Parkevit®-Fe	Parke-Davis	Eisen(II)-fumarat Vitamin B_1, B_2, B_6, B_{12} Vitamin C Vitamin E Folsäure	20 g, 50 g Pulver
Spartocine®	UCB	Eisen(II)-aspartat	20, 50 Pulver für Erwachsene und Jugendliche 20, 50 Pulver für Kinder und Säuglinge
Tardyferon®	Boehringer Ingelheim	Eisen(II)-sulfat	20, 50 Dragees

Register

A

B

C

D

H

I

J

K

N

O

P

T

U

V

W

X

Z